中医螺旋状圆运动

自学一本通（上册）

主编◎李太云

辽宁科学技术出版社
LIAONING SCIENCE AND TECHNOLOGY PUBLISHING HOUSE
FU SHI MEDBOOK 拂石医典
FU SHI MEDBOOK

图书在版编目（CIP）数据

中医螺旋状圆运动自学一本通 . 上 / 李太云主编 . -- 沈阳 : 辽宁科学技术出版社 , 2025. 8. -- ISBN 978-7-5591-4368-6

Ⅰ. R2

中国国家版本馆 CIP 数据核字第 2025QL2144 号

出版发行：辽宁科学技术出版社
　　　　　北京拂石医典图书有限公司
地　　址：北京海淀区车公庄西路华通大厦 B 座 15 层
联系电话：010-88581828/024-23284376
E-mail：fushimedbook@163.com
印 刷 者：天津淘质印艺科技发展有限公司
经 销 者：各地新华书店

幅面尺寸：170mm × 240mm
字　　数：257 千字　　　　印　　张：17.25
出版时间：2025 年 8 月第 1 版　　印刷时间：2025 年 8 月第 1 次印刷

责任编辑：臧兴震　陈　颖　　责任校对：梁晓洁
封面设计：君和传媒　　　　封面制作：王东坡
版式设计：君和传媒　　　　责任印制：丁　艾

如有质量问题，请速与印务部联系　　联系电话：010-88581828

定　　价：62.00 元

主　编　李太云

副主编　刘　贵　梁辛金

编　委　蔡宝珍　彭馨钰　杨懿琳　宋志豪
陈才安　曹卫平　李　敏　刘玉霞

校　对　李　莉　杨　洁　田　宇　郑雅琴
彭建亚　邢献煜　蓝　慰　陈洪贵
彭伟华　周振锐　吴小玶　刘海亮
徐岩荣　苏文燕　林丹凤　吴彩娥
李丽平　张秀文　李　菊　林　西
李　剑　周　林　张　鹏　张　静
汪　涛　陈伟峰　胡少东

王序

十几年来的医友交往，对于太云君的为人处世、学术思想以及他对中医尤其是民间中医的深厚感情，认识和了解愈来愈多。太云君毕业于中医高等学府，自己创办中约堂中医馆悬壶济世，后来又创办御纯书院推广中医。在诊治市区内外前来就诊患者的同时，经常抽出时间走访民间中医，了解中医的现状及面临的处境。他利用业余时间写下大量随笔文集，提出现时中医教育、中医院校存在严重西化的问题，并大胆地写出自己的设想与建议，三年前自费出版了《李太云说中医复兴》，计 43 万字。

为了中医复兴，他积极地呼吁、呐喊，并上书上级领导，有时触动某些人或利益集团，受到质问或恐吓，他不畏困难，仍然不断地努力工作。近年来在全国不同地方举办了六届“民间中医疑难病研讨交流会”，多次举办中医夏令营，以及各种中医讲习班，积极参与民间中医发展的社会事务。这些充分说明太云君为中医的复兴，尤其是为民间中医的生存与发展做出了呕心沥血的努力。他曾痛心地说：“中医护佑华夏五千年而折戟于近百年，现代医学占据九成江山，学院派中医于西化路上发足狂奔，而民间中医却萎靡于世。”这正说明了中国当前医学的格局和现状。

繁忙诊务中，他夜以继日，未停耕耘，《中医螺旋状圆运动自学一本通（上册）》已脱稿，即将问世。观其内容，全书涵盖并运用了中医的阴阳、五行、经络、气血津液、藏象等基础理论，将具有循环、递进、旋转特性的圆运动理论应用到人体的健康与疾病诊治之中。太云君把清朝乾隆御医黄元御首次提出的“圆圈”，利用现代物理学理论融入圆运动理论之中，使中医理论融会贯通。他矢志不渝地努力，将“圆运动理论”推广学习，以更好地提升中医治疗效果。是为序。

王玉生

2025 年 4 月 19 日于山东省德州市新湖家园

（王玉生，78 岁，中医主任医师，德州市首届名中医师，曾就职于德州市中医院，现已退休。自学加师承出身，1963–1966 年师从山东中医学院张谨墉教授、董秀文教授、德州市名中医靳源宗老师。1981–1982 年拜全国著名中医学家董德懋教授为师，系施今墨先生的第二代传人。中华中医学会肿瘤专业委员会委员、山东省中医肝病专业委员会委员，晋江御纯书院高级学术顾问。在《中国中医药报》先后发表学术论文 145 篇，出版医学专著 8 部，参编 5 部。擅长治疗各种肿瘤、各种肝病等。）

赵序

中医，华夏之瑰宝，源远流长，博大精深，历千载而弥新。其独特理论体系与疗法，为人类健康事业作出了卓越贡献。今有太云先生，著《中医螺旋状圆运动自学一本通》一书，分基础与应用两篇，梓行于世，余甚喜之，愿为之序。

《中医螺旋状圆运动自学一本通（上册）》，体系完备，结构清晰。自导论始，详述中医之哲学基础、脏腑形体，以及四诊、辨证、治则治法等，为初涉杏林者筑牢坚实之基。此篇内容翔实，使读者得以初步领略中医之奥秘，奠定自学中医之根基。下册则专注于实践应用，深入探讨中药、针灸应用之道，以及常见病自查自调之法，更兼中医养生之术。此篇内容，使读者得以学以致用，解决实际问题，造福苍生。

尤值大书者，太云凭深厚之中医功底与独到之见，创造性地将“螺旋状圆运动理论”贯穿全书。自圆运动之理论模型始，抽丝剥茧，深入剖析圆运动之病因病机，进而据以展开圆运动辨证施治。此独特之阐述方式，提纲挈领，揭示中医理论之内在逻辑，为中医临床提供全新思路与方法，亦大增读者之学习兴趣与效果，使中医之精髓奥秘易于理解与掌握。

余与太云之相识，源于其对中医之不懈传播与辛勤付出。太云不辞辛苦，奔走于各地，举办讲座、研讨会，只为让更多人了解中医、热爱中医。余为太云之热情与执着所感动，从此与太云结下不解之缘。每每相聚，余与太云总爱探讨中医之发展与未来，分享彼此之见解与心得。太云之学识渊博，见解独到，使余受益匪浅。

太云不仅是一位深谙中医之道的学者，更是民间中医的杰出贡献者。他无私奉献，致力于中医的宣传与传播，多次在全国举办民间中医疑难病研讨会，为中医界搭建交流与合作的平台。他还常举办中医夏令营、中医班等活动，引领大家认识中医、学习中医，为中医之传承与发展奠定基础。

螺旋状圆运动理论，中医理论之璀璨明珠也。太云将其系统呈献于读者，实为中医界之大幸。此书之出，必将为中医之传承与发展注入新活力，成为中医爱好者与从业者之自学宝典，启其深入学习中医之门。

中医不仅是一门医学科学，更是中华文化的重要组成部分，承载着中华民族的智慧与文明。中医的独特疗法与理念，为人类健康事业提供了更多可能，也为世界医学的多元化发展贡献了力量。太云此书正是顺应时代潮流，将中医之精髓以新颖独特的方式呈现于世人面前，为中医之传承与发展开辟新的道路。

愿此书广传天下，引领有缘人入中医之殿堂，领略中医之美，感受中医之奇，共襄人类康健事业。使读者由入门至进阶，循序渐进，终得中医之真谛。亦期望此书能激发更多人对中医之兴趣与热爱，共同推动中医之发展，为构建健康和谐社会、促进人类文明进步贡献力量。是为序。

赵光辉

2025 年 4 月 6 日

（赵光辉，古中医实践者，潍坊市非物质文化遗产燕青门医术医药第九代掌门人，晋江御纯书院高级学术顾问，中国抗癌协会会员，特医联盟（北京）医学研究中心会员，潍坊市康复医院中医专家顾问。1963 年出生于山东昌乐中医世家，从小酷爱中医，熟读经典。后入燕青门学习医术医药，擅用经方，1 至 3 服药起效，改变了人们对中医是慢郎中的认识。业医之余，不断修炼中医各类内功，博采众家之长，融会贯通，并将所学知识和技能再传承，达到事理圆融、理事无碍。）

目 录

导 论

第一章 哲学基础

第二章 脏腑形体

第三章 经络腧穴

第四章 体质学说

第五章 疾病基础

第六章 四诊基础

第七章 辨证辨病

第八章 治则治法

导论

一、中医的起源和发展

1. 秦汉以前的中医学

距今约8000年前，母系氏族社会进入繁荣时期，人类开始定居，各类生产生活工具越来越多，制作也越来越精细，人类大量驯养和繁育动物，植物种植也越来越普遍，手工业越来越发达，衣着越来越完善。可以推测，医疗保健应该就是在这一时期得到比较系统的发展。原始社会初期，生产力比较低下，人们共同出猎采集食物，有时会误食一些有毒的植物，引起腹泻、呕吐、昏迷，甚至造成死亡。经过长期的尝试和实践，人们逐渐掌握了一些植物的形态和性能，了解哪些植物对人体有害、哪些植物对人体有益，这样便积累了一些植物药的知识。包括动物药、矿物药等，也是人们在日常生产生活中不断尝试和实践总结出来的。砭石是我国最早的原始医疗工具。人类发明和使用火以后，逐渐掌握了热熨法，后来又产生了艾灸。在“尧”的时代，人们就已知晓舞蹈能增强体质，并产生了“导引”之术。

战国、秦、汉时期是中国古代文化的鼎盛时期。这一时期，文化、经济、科技迅速发展，尤其是战国时期的“百家争鸣”形成了儒家、道家、墨家、法家、名家、阴阳家等不同的学术流派。秦国统一中国之后，为中国古代文化发展提供了良好的环境。汉代科学技术和工业、农业、手工业发展非常迅速，经济繁荣，人们的文化自信空前增长。《黄帝内经》《难经》《神农本草经》《汤液经》《伤寒杂病论》等经典，均完成于这一时期，它们标志着古代长期存在和发展的中医学，终于上升为系统理论体系，并趋于成熟。据《汉书·艺文志》记载，战国至西汉时期问世的中医著作有《黄帝内经》18卷、《黄帝外经》37卷、《扁鹊内经》9卷、《扁鹊外经》12卷、《白氏内经》38卷、《白氏外经》36卷、《白氏旁篇》25卷等。遗憾的是这些医经中，只有《黄帝内经》

得以流传下来。

炎帝神农氏，中国上古部落联盟首领，农业部落的卓越领袖，中国古代农业、医学的鼻祖之一。神农氏亲尝百草以辨别药物作用，并以此撰写了人类最早的医学著作《神农本草经》，教人种植五谷、豢养家畜，使中国汉族农业社会结构趋于完善。神农氏是我国原始社会时期一位勤劳、勇敢、睿智的部落首领，他是中华民族之祖、农业之祖、医药之祖、商贸之祖、音乐之祖等，对中华文明有着不可磨灭的巨大贡献，被后世尊称为“三皇”之一。

《神农本草经》又名《神农本草》，简称《本草经》或《本经》，其成书年代自古就有不同考论，或谓成于秦汉时期，或谓成于战国时期。原书早佚，现行本为后世从历代本草书中集辑的。《神农本草经》是现存最早的药物学专著，为中国早期临床用药经验的第一次系统总结，历代被誉为中药学经典著作。全书分三卷，载药 365 种（植物药 252 种，动物药 67 种，矿物药 46 种），分上、中、下三品，文字简练古朴，承载着中药理论精髓。书中对每一味药的产地、性质、采集时间、入药部位和主治病症都有详细记载。对各种药物怎样相互配合应用，以及简单的制剂都做了概述。更可贵的是早在两千年前，祖先通过大量的治疗实践，已经发现了许多特效药物，如麻黄可以治疗哮喘，大黄可以泻火，常山可以治疗疟疾，等等。这些都已用现代科学分析的方法得到证实。在中国古代，大部分药物是植物药，所以“本草”成了它们的代名词，这部书也以“本草经”命名。

伊尹，商初大臣。名挚，尹是官名。以其高超之烹调术游说于汤，汤王礼聘之，后为相。伊尹深明本草药性，古代传说其为汤液之祖，著有《汤液经》。

《汉书·艺文志》中记载《汤液经》内容主要以方剂为主。根据学者考据，《伤寒杂病论》原名《论广汤液经》，即源出此书。《脉经》《辅行诀》及《千金翼方》中也引用了本书许多条文。可惜此书在唐代之后失传，使得历代医家皆忽略了本书的重要性。民国三十七年（1948 年），杨绍伊先生以王叔和《脉经》和孙思邈《千金翼方》为底本，校勘考订重建出《汤液经》一书。

黄帝轩辕氏，上古时期我国中原各族的共同首领。姬姓，号轩辕氏、有熊氏。

为少典之子。相传黄帝为中华民族文化的创始者。举凡兵器、舟车、算术、音律、文字、养蚕、弓箭、衣服、医药等，皆创于黄帝时代。相传黄帝曾与其臣岐伯、伯高、少俞等谈论医道，故后世习称中医为“岐黄之术”。中医历来尊黄帝为创医药之始祖。

《黄帝内经》简称《内经》，中医学奠基之作，现存最早的中医理论经典著作。共 18 卷，162 篇，由《素问》与《灵枢》各 9 卷组成。《黄帝内经》之书名，最早见于刘向《七略》和班固《汉书 · 艺文志》。这是一部托名黄帝的著作，撰者已难以稽考。《黄帝内经》与《难经》《伤寒杂病论》《神农本草经》并称中国传统医学四大经典著作。它是研究人的生理学、病理学、诊断学、治疗原则和药物学的医学巨著。在理论上建立了中医学的“阴阳五行学说”“脉象学说”“藏象学说”“经络学说”“病因学说”“病机学说”“病症”“诊法”“论治”及“养生学”“运气学”等学说。其医学理论是建立在中国古代道家理论的基础之上的，反映了中国古代天人合一的思想。《黄帝内经》内容十分丰富，《素问》偏重人体生理、病理、疾病治疗原理，以及人与自然等基本理论；《灵枢》则偏重于人体解剖、脏腑经络、腧穴针灸等。二者之共同点均系有关问题的理论论述，并不涉及或基本上不涉及疾病治疗的具体方药与技术。因此，它成为中国医学的理论基础，是历代医学家论述疾病与健康的理论依据。现代人学习研究中医，也必须首先攻读《内经》。

扁鹊（公元前 407 年—公元前 310 年），真名秦越人，战国时医学家，战国初年齐国渤海郡莫州（今河北任丘）人，为我国历史上一位承前启后、大有成就的著名医学家。扁鹊曾学医于长桑君，不仅精于内科，而且精通妇产科、小儿科、五官科等。相传他在总结前人经验的基础上，创造了望、闻、问、切四大诊法，尤其擅长望诊和切诊。扁鹊每到一地，都注意了解当地的习俗和多发病、常见病情况，为百姓解除病痛。晚年时，在秦国为秦武王治病，受太医令李醯忌妒，被李醯派人杀害。两千多年来，扁鹊一直受到人们的怀念和敬仰。

《难经》原名《黄帝八十一难经》，共 3 卷。原题为秦越人撰，但据考证，该书是一部托名之作，约成书于东汉以前（一说在秦汉之际）。该书以问难的形式，亦即假设问答，解释疑难的体例予以编撰，故名为《难经》。内容包括脉诊、经络、脏腑、阴阳、病因、病理、营卫、俞穴、针刺等基础理论，同时也列述了一些病证，丰富和发展了中医学的理论体系。全书内容简赅，辨析精微，在中医学典籍中常与《内经》并提，被认为是最重要的古典医籍之一。

淳于意（约前205年—？），姓淳于，名意，世称仓公或太仓公，西汉初齐临淄（今山东淄博东北）人。淳于意曾任齐太仓令，精医道，辨证审脉，治病多验。曾从公孙光学医，并从公乘阳庆学黄帝、扁鹊脉书。后因故获罪当刑，其女缇萦上书文帝，愿以身代，得免。《史记》记载了他的二十五例医案，称为“诊籍”，是中国现存最早的病史记录。

《天回医简》是名医扁鹊、仓公所传医书。2012年，4座汉墓在成都被抢救性发掘，在位于天回镇的3号墓中，考古人员发现了大量医学简书，并将其命名为“天回医简”。它们成为中国医史文献研究的天赐之宝。近1100支医简，全书共25000余字，共包括8种医书。成都中医药大学中国出土医学文献与文物研究院院长柳长华教授及其团队，经反复求证后得出结论：确信该批简书即司马迁《史记·扁鹊仓公列传》中扁鹊、仓公所传之医书，汉景帝时由齐鲁传入蜀地。《天回医简》是国内迄今为止发现的内容最丰富、体系最完整、最具理论和临床价值的古代医学文献。2024年4月，李太云曾在重庆当面向《天回医简》总负责人柳长华教授请教该书的相关问题。

张仲景，名机，字仲景，东汉末年著名医学家，被后世尊称为“医圣”。南阳郡（今河南南阳）人，生于公元150年正月十八日，卒于公元219年。一说因曾任长沙太守，故又称“张长沙”。幼年即嗜医学，后从同郡名医张伯祖学医，得其所传，通经方。适逢建安（196年—220年）期间，疫疠流行，死伤枕藉。仲景有感于此，撰成《论广汤液经》16卷。书中创立六经辨证，审因立法，依法定方，理法方药自成体系。后代辨证论治，即在此基础上发展而成。这是中国第一部从理论到实践、确立辨证论治法则的医学专著，是中国医学史上影响最大的著作之一，是后学者研习中医必备的经典著作，广泛受到医学生和临床大夫的重视。

《论广汤液经》是中国最早的理论联系实际的临床诊疗专著，作者张仲景，成书约在公元200年—210年。该书系统地分析了伤寒的原因、症状、发展阶段和处理方法，创造性地确立了对伤寒病的“六经分类”的辨证施治原则，奠定了理、法、方、药的理论基础。该书后经王叔和整理更名为《伤寒杂病论》，并被拆分成《伤寒论》和《金匮要略》二书传世，其中《伤寒论》被称为“方书之祖”，22篇397条，立113方，后世称之为“经方”。

2. 晋唐时期的中医发展

晋唐时期前后近700年，是中国古代封建社会的上升时期。政治、经济、文化、科技得到进一步空前发展，玄学、佛教、道教等不断壮大盛行，尤其是隋唐时期实行中央集权，国家得到了一个较长时期的休养生息，为医学的发展提供了良好的社会环境。南北朝开始出现国家创办的中医教育机构。到隋唐时期日臻完善，太医署包括行政、教学、医科、药学等部门，设太医令、太医丞、医监、医正等职，由太常寺领导。晋唐时期中医发展的一个显著特点就是，继承整理《黄帝内经》和《伤寒杂病论》成为研究重点。杨上善撰写《黄帝内经太素》，王冰编撰《补注黄帝内经素问》，王叔和编次《伤寒论》，孙思邈著《千金翼方》开始对《伤寒论》进行类方研究，吕广改编《八十一难经》，杨玄操撰《黄帝八十一难经注》……同时，这一时期以王叔和《脉经》为代表，标志着中医脉学理论体系形成；以隋巢元方《诸病源候论》为代表，标志着病因病机学说得到进一步发展；唐代苏敬组织编撰的《新修本草》，是我国第一部国家颁行的药典，也是世界上最早的药典；以雷敩《雷公炮炙论》为代表，标志着中药炮制规范的建立；以皇甫谧《针灸甲乙经》为代表，标志着针灸学理论完全成形；葛洪《肘后救卒方》一书，更是在急救、针灸、骨伤、中药等多方面集大成……这一时期的著名医家还有：全元起、王焘、姚僧垣、陶弘景、孟诜、李珣、陈藏器、龚庆宣、徐之才、于法开、陈延之、诸澄、蔺道人、崔浩、刘休、唐昝等。

3. 两宋金元时期的中医发展

两宋金元时期，是中医学“新学肇兴”阶段，晋唐以来长期的理论与临床积累，结出了丰硕的果实。北宋建立翰林医官院及太平惠民局等众多官方医药管理机构，尤其是设置了“校正医书局”，整理了大量古典医籍，纠正了不少谬误，使许多濒临亡佚的重要医籍得以保存流传，功德殊盛。北宋政府组织编撰了《开宝重定本草》《嘉祐补注神农本草经》《太平惠民和剂局方》《铜人腧穴针灸图经》等大型医书。北宋设立太医局，大力发展中医教育，为中医的传承发展作出重要贡献。北宋九位皇帝中至少有五位略通医药，著名政治家范仲淹提出“不为良相，当为良医”的思想，文人学医成为风尚，这些都对中医的发展起到了重要作用。以《欧希范五脏图》《存真图》为代表的解剖学研究得到长足的发展；以刘温舒、刘完素、滑寿、李元立、纪天锡、李駉、张元素、陈瑞孙、王少卿、袁坤厚、谢绍孙等为代表的《内经》《难经》研究继续推进；以庞安时、许叔微、成无己、朱肱、王履、郭雍、王洙、朱丹溪、赵良仁等为代表的《伤寒论》《金匮要略》研究进一步深入；以《本草正经》《本草成书》《本草图经》《嘉祐本草》《绍兴本草》《宝庆本草》《纂类本草》《本草集议》《大观本草》《证类本草》《本草衍义》《开宝本草》《日华子本草》等为代表的本草研究空前发展；以《太平圣惠方》《太平惠民和剂局方》《易简方》《济生方》《普济本事方》《苏沈良方》《饮膳正要》《圣济总录》等为代表的方书更是宋代一大特色。诊断学，尤其是望诊、脉诊在这一时期取得了较大发展。《敖氏伤寒金镜录》是第一部舌诊专著；钱乙丰富和发展了儿科诊断方法……

总之，宋金元时期出现了一大批优秀的医家：刘完素（守真）、张元素（洁古）、张从正（子和）、李东垣（李杲）、滑寿、陈言、王好古、朱丹溪（朱震亨）、苏颂、林亿、掌禹锡、陈自明、杨士瀛、齐德元、危亦林、钱乙、窦材、曾世荣、傅仁宇、王惟一、窦默、王执中、杨介、宋慈、王与、陈直、蒲虔贯、姚称、曾伯瑞、张伯端、张君房、王重阳、忽思慧、贾铭、崔嘉彦、刘开将、高保衡、马宗素、张杲、文宥、史崧、纪天锡、刘开、韩祗、寇宗奭、杨天惠、王硕、施发、董汲、杨康候、虞流、刘昉、陈文中、阎季忠、张涣、滕伯祥、王怀隐、楼钥、洪迈、周守中、许希、刘党、庄卓、何若愚、王国瑞、李鹏飞等。

4. 明清民国时期的中医

明清时期大体沿袭宋元旧制，中医学依靠宋元医学的惯性继续发展。儒道佛三教融合渗透，程朱理学、陆王心学及一些思想家的实学，经世致用、尊经风气，以及“文字狱”、西医入侵等复杂因素交织在一起，对中医的发展产生了深远影响。这一时期，中医学理论体系日臻成熟，理论思维日益深化，临床各科诊疗水平不断提高，中医全书、类书、丛书及各科著作大量出现，尤其是温病学的形成，成为明清医学的突出贡献。明清均设置太医院负责国家医药行政管理与中医教育管理，明代实行世医制度，清代政府组织编辑了大型医学全书《医宗金鉴》。明代开始有大批西方传教士来华，他们在传教的同时，翻译介绍一些西方科学文化知识，其中利玛窦、汤若望、邓玉函、罗雅谷、龙华民等传教士不断将西医解剖、生理学知识介绍到中国。康熙在这一过程中起到了很重要的作用，他曾感染疟疾，被传教士用金鸡纳霜治愈，因此对西药极为推崇。

鸦片战争后中国沦为半殖民地，外国传教士如入无人之境，在中国开设了一大批诊所和医院，包括西医学校，以及西药房和西药厂等。著名史学家王吉民说：医药是基督教的先锋，而基督教又是推销商品的先锋。可见西方利用医药达到了对中国进行文化入侵和经济剥削的两重目的。

明清时期，温病辨证论治体系得以确立，吴又可（吴有性）、叶天士（叶桂）、吴鞠通（吴瑭）、薛生白（薛雪）、王孟英（王士雄）等人分别提出了温热病或湿热病的病因、感邪途径、传变规律、防治方法等，总结出戾气说、卫气营血辨证、三焦辨证等理论，填补了中医史上较大的一块空白。明清时期首次出现了“辨证施治”“辨证论治”的说法，八纲辨证完全确立。尤其是八纲辨证理论成熟之后，至今仍为中医辨证之圭臬。

这一时期的著名医家较多：万全、薛立斋（薛己）、李时珍、张志聪、陈修园（陈念祖）、刘纯、李梴、孙志宏、李中梓（李士材）、陈司成、杨济时、龚廷贤、徐春甫、张景岳（张介宾）、王肯堂、唐大烈、周雪樵、何廉臣、裘吉生、李濂、王宏翰、徐灵胎（徐大椿）、孙一奎、汪绂、郑钦安（郑寿全）、费启泰、赵献可、王清任、龚信、吴鞠通（吴瑭）、傅青主（傅山）、陈实功、喻嘉言（喻昌）、张杲、海淳、普照、湛池、江德濡、释住想、释景隆、释傅杰、陈定泰、罗定昌、朱沛文、汪昂、汪蕴谷、吴又可（吴有性）、俞樾、胡澍、顾观光、孙怡让、马莳、吴昆、薛生白（薛雪）、黄元御、汪机、张世贤、王九思、丁锦、叶霖、方有执、张遂辰、张锡驹、柯琴（柯韵伯）、尤在泾（尤怡）、钱潢、包诚、张璐（张路玉）、张登重、吴仪洛、程应旄、周扬俊、张吾仁、陈长卿、王履、戈维城、陈恭溥、吕震名、周学海、陆九芝、高学山、徐彬、程林、魏荔彤、孙星衍、孙冯翼、卢复、卢之颐、黄奭、王闿运、汪宏、孟起、姜国伊、缪希雍、姚球、戴天章、余霖、陈无择、叶天士（叶桂）、周慎斋、章楠、申拱辰、张三锡、吴昆、李延昰、楼英、方隅、程国彭、鲍相敖、韩懋、赵学敏、陈嘉谟、兰茂、朱橚、张叡、虞抟、王纶、秦昌遇、林佩琴、戴思恭、吴师机、汪绮石、熊笏、唐宗海（唐容川）、张伯龙、孙文胤、姜礼、龚居中、胡慎柔、蒋宝素、雷丰、柳宝诒、张凤逵、徐子默、窦梦麟、沈之问、萧晓亭、俞茂鲲、王维德、祁坤、顾世澄、马培之、申斗垣、高秉钧、陈文治、赵宜真、赵濂、高文晋、陈自明、武之望、亟斋居士、陈复正、薛铠、傅允科、黄庭镜、顾锡、郑梅涧、陈风典、高濂、杨继洲、徐凤、朱权、韩贻丰、高武、尤乘、汪启贤、张映汉、钱昌秀、赵廷海、胡廷光、江考卿、王文禄、周于蕃、异远真人、胡文涣、陈玉廷、杨露禅、罗洪先、徐文弼、颜伟、汪晸、曹庭栋、王象晋、郑观应、陈梦雷、蒋廷锡、吴谦等。

进入 20 世纪以后，中医发展屡遭挫折，至今未能恢复元气。1929 年民国政府发起了骇人听闻的“废止中医案”，虽经冉雪峰、张锡纯等一大批中医人士抗议请愿，此案未被施行，但中医界在图存抗争中，不自觉地落入了西方医学预设的话语系统，并由此走向了逐渐西化的道路，至今未能回归正途。

二、中医是什么

中医的“中”字有三层意思：①中国的医学。中医的“中”字指的是中国，这是毋庸置疑的。古时候并没有“中医”这个词，平常老百姓称之为汉医、国医或是传统医学。19 世纪初第一次提出“中医”的称呼，1936 年民国政府以立法的形式将“中医”一词写进了法律。②中庸的意思。自古以来，中庸的思想是我们儒家思想的核心，也是中国传统哲学中非常重要的一种思想。不偏谓之中，不倚谓之庸。中庸之道，平衡阴阳。中医就是为了达到这种中庸平衡的状态。③中和的意思。中和就是持中守一，古人讲的“持中守一而医百病”，中医是一种“致中和”的医学。

我们从中医的起源可以发现，中医属于自然医学，是中国古代农业社会的产物，是数千年普通劳动人民的生活实践与经验总结，从不断尝试到初级临床，再上升到理论，进而上升为生命哲学，即人与自然和谐相处。中医建立在中国古代朴素天文学与生物学的基础之上，利用基本的统计学原理总结而成，是对宏观宇宙与人类生命规律的科学总结。

中医首先是一种生活方式，它来源于我们远古祖先的日常生活；其次它是一种哲学，具备哲学的所有要素和特征；中医是一种文化，它既需要学更需要修和悟；中医有时候还可以看成是一门艺术；中医是一种超前的全面的科学，它所揭示和遵循的是最普遍的宇宙真理；中医确实也是一种科学技术，可以用现代科学去实验证明之，在某些方面可以系统化和公式化，成为人类的生产工具之一。但是，科学的范围过于狭窄，根本无法装下“中医”这两个字。中医涵盖了哲学、医学、天文、地理、历法、数学、生物学、物理学、化学、心理学、统计学、经济、政治、文化、社会、生态文明等诸多领域或学科。

中医主要包括中医理论体系和中医临床体系。其中理论体系包括哲学理论和医学理论。哲学理论是指精气学说（气一元论）、阴阳学说、五行学说、运气学说等理论。医学理论主要包括脏腑学说、经络理论、精气血精液学说、形体官窍理论、病因理论、体质学说、发病理论、病机理论、防治理论、养生理论、康复理论等。临床体系包括中药、方剂、内科、外科、妇科、儿科、五官科、经络腧穴、针灸、拔罐、刮痧、推拿、正骨、气功、祝由等。由于中药是中医体系的一部分，中医与中药是包含关系，不是并列关系，因此，“中医药”的说法并不准确。

中医是能治病的医学。经过 8000 多年的不断实践和发展，中医已经能预防和治疗到目前为止人类所遭遇的绝大部分疾病。中医诊疗疾病的基本原则是辨证论治，根据这一中医思维，不管多复杂的疾病，都可以找到相应治则和治法。这是中医最大的优势。

中医是最接地气的医学。虽然说中医理论高深，但中医的临床实践却简单方便，并不一定要在高楼大厦或装备精良的医院或实验室里。在田间、在地头、在工厂、在工地、在办公室、在家里……随时随地都可以用中医治病。

在乡村，草根树皮，即是良药。古时的中医治病并不需要执业医师资格，却能随手见功，应针取效。

中医诊疗简单且有效。中医诊断不需要机器设备，三个手指即可诊脉；中医治疗或用手，或用针，或用中药。中医能治疗几乎所有的常见病症，疗效确切。而且，中医诊疗的伤害性是最小的，诊疗费用相对西医来说也是极其低廉。因此，中医才是普适的、草根的、接地气的、易于推广的医学体系。

中医自古以来就是中华民族健康的守护神，战胜过至少300余次较大规模的瘟疫。中华文明历8000多年而绵延不绝，中医为民族的繁衍作出了巨大的贡献。中医是人类历史文化长河中的璀璨明珠，是中华传统文化参天大树开出的智慧之花，是中国古代劳动人民在战胜疾病与疫情中总结的实践经验而结出的智慧硕果。

中医从中华传统文化中源源不断地汲取养分，如天人合一的世界观、阴阳平衡的认识观、义利相济的价值观、医者仁心的道德观、执中致和的方法论、未病先防的忧患意识、知常达变和司外揣内的思维模式等，都是中华传统文化的体现。

中国医药学是一个伟大的宝库，应当努力发掘，加以提高。中医药学凝聚着深邃的哲学智慧和中华民族几千年的健康养生理念及其实践经验，是中国古代科学的瑰宝，也是打开中华文明宝库的钥匙。党的十八大以来，国家高度重视中医药的振兴发展，把中医药工作摆在突出位置，中医药改革发展取得显著成绩。尤其是2020年大规模疫情发生后，中医药全面参与疫情防控救治，表现优异，贡献突出，充分彰显了中医的智慧与力量，展现了中医的巨大魅力。

医学的终极目的，是提高全民身体素质、减少疾病发生率、提高临床治愈率、降低危急疑难重症致死率、有尊严地延长生命。中医可以从预防、诊治、康复、养生、心理等全过程全方位照顾我们的身心健康，是真正的生命医学。

当前，我们应当努力传承精华，守正创新，推动中医传统化、生活化、家庭化，人人学用中医，这是中国医学发展的唯一正确方向，也是推进实现全民健康的唯一正确途径。

中华民族的伟大复兴，首先需要中国传统文化的复兴；中医是中国传统文化中最具实用性的优秀代表，没有中医的复兴，就没有中国传统文化的复兴；没有中国传统文化的复兴，就没有中华民族的伟大复兴。

三、中医定义的健康标准

中医定义的健康概念包括了五个方面或层次的内容，它们的核心就是一个“和”字。

（1）身体阴阳调和。这是最基本的，也就是我们的身体要达到一个基本的五脏调和、六腑通畅、阴阳平衡的状态，才能少生病或者不生病。

（2）身心调和。除了我们的躯体之外，还有我们的精神和心理。身心整体达到一个比较平和的状态，不焦虑、不愤怒，也不七情太过，就达到了“身心调和”的状态。

（3）家庭和睦。我们个人的身心平和之后，再往上一个要求就是要家庭和睦。也就是说，光解决一个人的身心问题还不够，还要解决所有家庭成员的身心灵健康问题和整个家庭的氛围问题。家庭是最小的社交范围，我们和自己的父母、配偶、子女之间要和睦友爱。家庭是社会的最小单位，如果所有的家庭都和睦了，那么整个社会就能更加安宁。

（4）人与人相处随和。我们跟社会上的其他人相处要随和。这里解决的是我们作为一个自然人与社会相处的过程。随和的意思就是随缘，跟所有人都能够和平友好、轻松自然地相处。

（5）人与自然和谐相处。我们要跟大自然、整个宇宙和谐相处。《黄帝内经》开篇就讲了要“天人相应”，要适应四时变化，这是人与自然的关系总纲。

四、为什么要学中医

中医来自生活，与我们普通老百姓的日常生活紧密结合、无法分割。面对全社会日益严峻的健康问题，我们相信，唯有自己学好中医，才是守护自己和家人健康的最佳途径。

中医很实用，而且随手可得、随时随地可用，用之必效，养生保健更是其他医学无可替代的。学好中医，上可疗君亲之疾，下可救贫贱之厄，中可保身长全，护佑自己一家人健康长寿。学了中医之后，从思维方式、性情脾气到技术手段，都会让自己变得更好更完善，面对自己或家人的疾病，都可以从容淡定应对，根本不需要去医院接受过度医疗。大部分疾病，西医都治不好，像高血压、糖尿病、痛风、风湿等很多常见病，西医都无能为力。说句更实际的话，学西医的人，自己和家人的身心健康都无法保障。

中医是一种生命哲学和生命医学，对儒释道诸子百家无所不容，对文史哲理化生兼收并蓄。它教会我们做一个中正平和的人，教会我们敬畏生命、善待生命，教会我们从整体和全局看待分析解决问题，教会我们从根本上辨证地解决问题，而不是头痛医头脚痛医脚，更不是“三素一汤”包治百病。中医教会我们“大医精诚、仁心仁术”，做一个不唯利是图的高尚的人，做一个追求“道”和真理、脱离低级趣味的人，做一个能真正治病救人、有利于他人的人。只有学习中医，我们才有可能去接触、了解、学习和践行这些传统文化的精髓，成为一个有理想、有信仰、有德、有爱、有道、有术的堂堂正正的中国人。

学习中医基本没有门槛，只要认识汉字，说中国话，就能学中医。中医原本就是来自老百姓的日常生活，不是那种高高在上的实验室医学。很多时候，我们都是日用而不知，比如感冒喝姜汤、女性来月经的时候喝红糖姜茶、心脏病患者随身备的“丹参滴丸”或“保心丸”，又比如端午插艾蒿、春捂秋冻、“要想小儿安，三分饥和寒”，还有急救掐人中、便秘喝蜂蜜或吃香蕉、哺乳期乳汁少多吃猪蹄汤、回乳吃韭菜……这些都是中医，可能我们都见过甚至体验过，但是不一定知道这就是中医。所以学中医是非常简单的事，中国人天生就会。

中医重视生命的全体，相比其他医学，中医更科学、更全面、更触达本质，而且更有疗效。中医既从宏观的角度看待人与宇宙的统一性，也从微观的角度研究气的构成与运动规律；中医既从“物质”的角度研究可见的人体组织器官，也从“暗物质、能量、暗能量、信息”的角度研究人体肉眼不可见的其他组成部分；中医既能防治调养身体的疾病，也能防治调养“心”和“灵”方面的疾病；中医既从局部“治标”，也从整体“治本”……中医是最接近宇宙真理的生命科学，学习中医就是向道而行，就是学道、悟道、修道的过程。

五、怎样学好中医

学习中医最重要的事情是建立中医思维，并且运用中医思维看待、分析和解决问题。只有拥有了正确的中医思维，才知道如何正确面对和处理疾病。建立中医思维是我们的终极目标，为了达到这个目标，我们需要全面系统地学习中医理论，然后再学诊断辨证、中药针灸、内外妇儿等，这就叫作系统化学习。

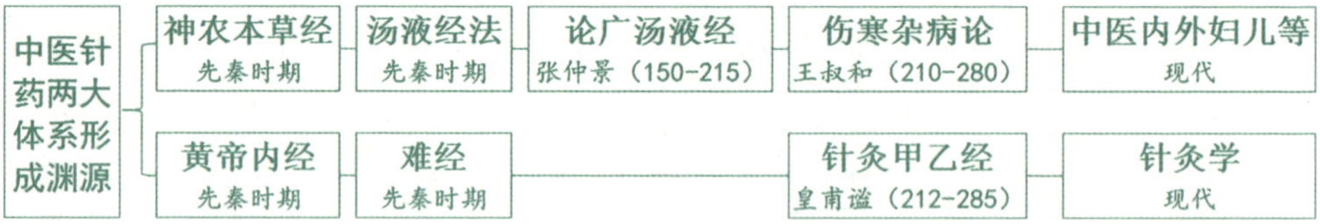

中医针药两大体系

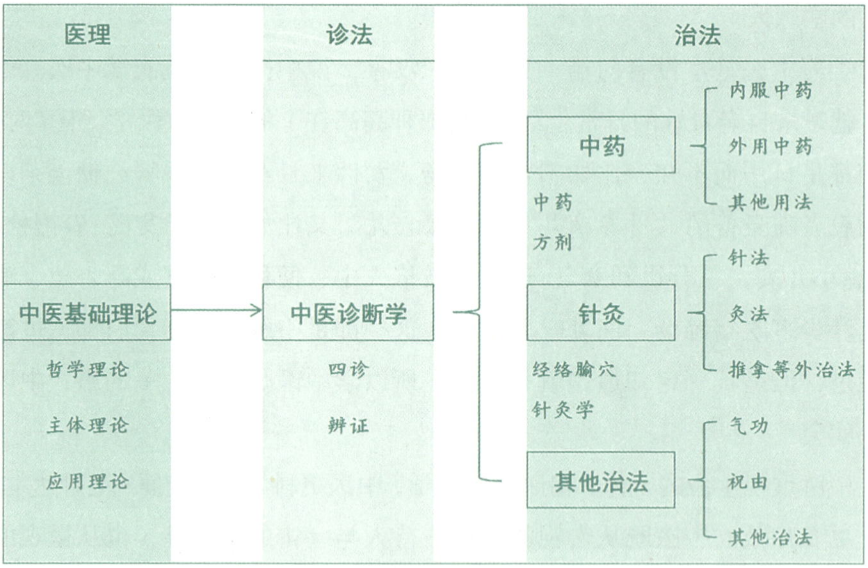

中医体系图

中医思维的第一个内容是整体思维。整体性、全局性地看待问题、看待世间万事万物，包括所有的人、事、物及其变化，都要运用整体思维。对于疾病来说，面对疾病、分析疾病、治疗疾病，都需要运用整体思维。我们的身体是一个整体，人和人共同组成的这个社会是一个整体，人和大自然、整个宇宙也是一个整体。上面讲的健康的五个层次，也是中医思维很重要的组成部分，需要我们用整体思维去调和、处理它们之间的关系，从而达到一个比较平和的状态。

中医思维第二个最重要的就是辨证论治思维。中医最核心的重点是辨证。一个中医的水平怎么样，绝大部分取决于辨证的水平，只有辨证准确才有可能治好疾病。在治法方面，中医有很多种方法，可以用中药，也可以针灸，还有推拿、正骨、气功、祝由等。只有把诊法和治法全都学会了，才能游刃有余地进行辨证施治。

成年人的时间大多是碎片化的，所以喜欢碎片化学习。碎片化学习的精神可嘉，但是局限性也很明显，就是缺乏系统性。东一榔头西一棒槌，虽然看起来学了很多东西，却没办法真正解决多少实际问题。所以时间可以碎片化，但是知识不可以碎片化。

学中医贵在明理。如果医理没弄懂，就会发现后面步步都是问题。这个“理”主要来源于《黄帝内经》。《中医基础理论》这本教材按照现代逻辑重新梳理了一遍，会更适合初学者。因为《黄帝内经》是极其古老的文言文，一般人不容易看懂，而且《黄帝内经》有一个问题，同一个知识点可能打散、分解在很多不同的篇章里，初学者很难把它们重新归纳分类。

学习没有捷径，但是一定有方法。我们从最基础的开始，把《中医基础理论》这本书搞通了，再去看《黄帝内经》，收获绝对是事半功倍。中医最好的理论在《黄帝内经》，最好的方子在《伤寒论》。学习中医没有什么捷径，我们所学的东西可能百分之七十都来自这两本书。我们学任何东西都是：慢就是快，快就是慢。学中医，不要想着一口吃成胖子，更不要想着走捷径，或者说利用碎片化的时间东拼西凑乱学一通，而是应该静下心来，进行系统化的有效学习，才能够掌握真正的医道和医术。

同时需要从内心里建立起文化自信。学习中医，要从内心里深信中医是最好的医学、中医是能治病的医学。如果没有这种信心，而是抱着一种抵触、批判、质疑的心态，学习起来就会事倍功半，或者半途而废。

延伸阅读（一）

论读书和学习

我始终相信，学习是这世上成本最低、回报最高的事。我也始终相信：世上万般皆下品，思量惟有读书高。学习（包括自学）是我们普通人改变人生命运的最好途径，是实现人生梦想与价值的捷径，同时也是保持和改善我们个人和家庭身心健康的最佳方法。书是这世上最便宜的商品之一，但它应该是回报率最高的一种投资。

学习需要强烈的求知欲和自我驱动。因为学习是一件非常自我的事，别人强求不来，也代替不了。正如那些不爱学习的孩子，家长怎么逼都没有用。罗素说："对爱情的渴望，对知识的追求，对人类苦难难以遏制的同情，是支配我一生的单纯而强烈的三种感情。"我为什么喜欢读书，是因为我对知识和宇宙人生真理的渴求，并不是因为没事干所以才读书。这是一种强烈的内驱力。记得1997年的暑假，我去永州姑妈家玩，去之前爸爸给了我十几块零花钱。有一次我一个人逛到零陵大桥下面，桥洞下是一条公路，路边有人摆摊卖各种东西，其中一个旧书摊吸引了我，结果我连续去那个书摊看了几天的书，最后还买了四五本书回家。那年我16岁。2007年7月，我从西藏回来路过成都，顺便在成都呆了几天。在天府广场附近的一条巷子里，我发现一家很古旧的书店，然后在成都的那几天，我白天出去玩，傍晚就回那个书店看书，后来买了几本很厚的书背回泉州。

我一直说，学习没有捷径，但一定有方法。在漫长的学习过程中，我尝试、体验和反思了各种不同的方法，找到了一些学习各种新知识的有效途径，尤其是中医。对于自学中医的朋友来说，如何选择书、以什么样的顺序开启学习之路，非常重要。黄元御闭门自学《伤寒论》三年即成为一代医宗。张锡纯14岁开始背诵《黄帝内经》《神农本草经》，18岁开始给人治病。现代大学教育，从《人体解剖学》开始学中医，培养了一大批西化中医。孰好孰劣，不言而喻。书选对了，怎么读，又是一个问题。古人云，书读百遍，其义自见。上个月一位中医自学者对我说，自己年龄大了，学不了《伤寒论》，打算只学点简单的针法就好了。我说学《伤寒论》不分年龄，条文背不下来没关系，理解就好。他说《伤寒论》看不懂。我说你一遍看不懂，就看十遍，十遍看不懂，就看一百遍，看到一百遍的时候，就算是智力障碍者都看懂了。问题是，现在的人都很聪明，没有几个"智力障碍者"会这样去坚持。我也反复强调，比读书更重要的，是思考。当我们遇到一本好书时，思考的时间应该是读书时间的一倍甚至几倍。比如你用一个月看完了一本好书，你至少需要花一个月的时间对它进行深度思考，这样才算是真正把书看进了自己的思想里面。这几年在讲解传授中医的时候，我花了很多心思来设计课程，试图以最快的速度让大家系统学会最深奥难懂的中医。正如学员周新军所说："老师总结的学习模型，定是老师多个晚上静思冥想的成果，是老师致力于中医传承事业的一个缩影。"世上的事，没有随随便便的成功。

学习贵在坚持。也就是古人说的"活到老、学到老"，现代人讲的"终身学习"。中医尤其如此，几乎所有中医人都是一生中都在学习。我曾经跟大家分享过一个我亲眼见证的故事：某年正月初二，我们路过老家镇上的一个诊所，诊所大门开着，里面坐着一位老先生，正聚精会神地看书。我对家人说，大年初二在埋头看书，这肯定是一位中医。第二天碰巧我刚好要去镇上拿药，我就进了这家诊所，发现老先生果然是中医——虽然也有年轻的护士在给人输液拿药，但是老先生是以诊脉看病的，桌子上放了十多本破旧的中医书。拒绝学习和持续学习的人，后面的差别是很大的。

当然，也有个别同学没有定心，今天东学一下明天西学一下，看起来很好学，实际上自己也不知道自己到底在学些啥。学习没有中心，不成体系，也属于浪费时间。与其这样，不如在一个较长的时间段里，把所有精力集中在一个点上，哪怕是最不起眼的一个方面，也会有更多的收获。

对于成年人来说，要在工作生活之余坚持学习，确实是一件非常不容易的事情。但是，这世上除了躺平、摆烂外，又有什么事情是容易的呢？古人说，人之为学有难易乎？为之，则难者亦易矣；不为，则易者亦难矣。毛主席从青少年时代就非常喜欢看书，在长沙求学期间，因为长期坐在地上看书，把图书馆的地板磨出了一个坑来。后来在革命战争年代，无论条件多么艰苦，生活多么颠沛流离，他始终手不释卷，所以才能写出《毛泽东选集》这样的光辉著作。直到生命最后一刻，老人家床上依然堆满了书，即使眼睛已经看不见字，他也要让护士念书给他听。

对我来说，学习、读书，是我最幸福的时刻，没有什么事情比这个更能让我开心的。每次与古人对话，总能感受到古人智慧的魅力，接受到古圣先贤的智慧加持，体会到一种无上的心灵愉悦。这种快乐，岂是手机或美食能带给我们的？期待更多人能体会到这种乐趣。

延伸阅读（二）

略论中医与道家的关系

关于道家与中医的关系，这是一个宏大的主题，不敢轻易下笔讨论。但是目前这方面的科普文章较少，应该有不少朋友想花最少的时间弄清楚二者之间的关系，所以不揣冒昧，写下以下文字，还请方家指正。

一、道家思想、道教文化与中医的关系

我们日常所说的“道家”其实包括两个方面：一是道家思想，以老子、庄子为代表的哲学思想体系，是诸子百家中与儒家旗鼓相当的一家；二是世俗的道教，是中国本土固有的大型传统宗教。

1. 道家思想是中医学理论的基石

先秦诸子百家，道家独盛，汉武帝罢黜百家之前，道家一直是中华传统文化的主干。黄帝和老子是道家的代表人物，所以道家思想也称“黄老之学”。长沙马王堆汉墓出土了亡佚两千多年的帛书《黄帝四经》，确证了黄帝为道家之宗。

道家思想体系以“道”为核心，道既是宇宙的本体本原，也是宇宙生成演化的规律法则。道家同时提出了“道一元论”和“气一元论”，将“气”上升为万物之源，道即是气，气即是道，并且提出“天人合一合于气”等观点。

以现代物理学的观点来看，“气”就是组成万物的最小单位，它包括了物质、能量、暗物质、暗能量及信息等。气的和合聚散，形成了整个宇宙的基本形态，同时维持着宇宙的基本运行规律。

中医学的天人相应、阴阳五行、五运六气、藏象经络等理论，大多都跟道家的“道”“气”有密切关系。《黄帝内经》很明显受《道德经》《庄子》（也称《南华真经》）《黄帝四经》等道家经典的影响，很多地方都是直接沿用道家的语言，内容也有很多相似之处。

比如说《素问·上古天真论》里面的“其民故曰朴”与《道德经》二十八章“复归于朴”、五十七章“我无欲而民自朴”、八十章“甘其食、美其服、安其居、乐其俗”等语句与思想都极其相似。《素问·上古天真论》中关于真人、至人、圣人、贤人的认识，基本上与《庄子》和《道德经》中一致。

又比如说《黄帝内经》的“上工治未病”思想，与《道德经》六十四章有异曲同工之妙。《黄帝内经》的“周天”“清净”“根、门”“天符、岁直”等概念，在《道德经》《庄子》里早有更详尽的论述。

2. 道家内丹术与中医气功

最初出现的气功叫导引、吐纳，后来又有服气（食气）、行气、守神、守形、内视、存想（印度瑜伽里面的冥想可能来源于中医气功的这一支）。道家运用阴阳五行八卦理论模型，在这一系列养生运动方法与经验的基础上，建立了具有独立理论体系和功法体系的内丹术，对中医气功的发展产生了巨大影响，甚至可以说道家内丹术是中国气功的核心。

内丹术是道家养生修炼的法术，也就是现在通俗讲的周天功，其实就是以“黄老之学”为依据，以《周易参同契》为基础，借用外丹炼丹过程与火候来描述修炼过程的道家气功。

小周天吸气意想从鼻根入两目，向下会于舌尖，经喉、气管、直达小腹气海，然后过会阴连通“三关”（尾闾、夹脊、玉枕）达百会，经颅内至舌尖。这就是任督二脉周流。

大周天也是直接循经运气，口诀就是十二经歌诀：手之三阴从胸走手，手之三阳从手走头，足之三阳从头走足，足之三阴从足走腹。加上任督二脉，大周天运气与经络之气流向保持一致。

二、道门医学、《道藏经》与中医的关系

目前民间中医有很多非常推崇道医，但是通常又分不清道医跟中医的关系。广义的中医，包括道医、儒医、佛医等医学体系，也包括汉医、藏医、蒙医等民族医学。

自古以来，我们常说“医道同源”“医道相通”，或称“医易同源”，都证明中医源于道家思想。为什么中医始终强调“天人相应”“天人合一”“人与天地相参也，与日月相应也”，把中医学摆在天地人这样一个浩大的叙事中来加以研究，主要是因为中医来源于道家。

《素问·著至教论》曰:“以教众庶，亦不疑殆，医道论篇，可传后世，可以为宝。”《黄帝内经》把对中医的要求与道家的标准完全等同起来，这是医道相通的一种表现。

1. 内丹术与经络学说

经络学说是中国特有的发明，被世界公认为中国的“第五大发明”。针刺、艾灸、气功等中医理论与疗法，都是建立在经络学说的基础之上，而经络腧穴的发现，主要源于道家的导引、行气、内炼之术。经络的本质本人曾在《论经络之气》（见《李太云说中医复兴》第 375-379 页）一文中有详细论述，而针刺与艾灸的区别也在近期《浅论针灸:“能量池”与“能量搬移”》一文中有所提及。

很多人可能认为是先有穴，后有经，若干穴连成一串，从而“画”出经络路线图。其实，这种想当然的思维方法，是现代人习惯看经络平面图造成的。经络学说是立体的，由内部五脏六腑到外部四肢百骸筋骨肌膜，无所不包。经络的发现，最初是由导引行气实修实证体验出来的，而不是凭空画出来的，也不是在实验室通过小白兔和小老鼠试验出来的。

导引行气在我国古代很早就盛行了，庄子的吐纳导引，老子的专气致柔，《灵枢·九针十二原》的“神气之所游行出入也”，《素问·调经论》的“守经隧”，都是内炼气诀的证据。内炼家通过内丹气功修炼，仔细体验自身体内之气（经气）运行的情况和规律，发现了经络，并进一步发现了经穴，以及某些经外奇穴，如常居、天真、山源、华庭、风徊、曲津、蓬瀛、三峰、守中、保城等穴。

内炼之时，经气运行，无论小周天还是大周天，修炼者都会有所体会。经气运行通过之处，即为经络。经气积聚之处或通关之处，即为穴位。所以道家实证中发现的经穴，一般会比医家通过实践总结出来的穴位超前。

2. 道医导引与中医气功

我们现在几乎人人听说过“气功”，也有不少喜欢传统文化的朋友在修炼气功，但是你要问“气功”一词何时出现、何人命名，恐怕没几个人知道。《素问·上古天真论》的“恬淡虚无，真气从之，精神内守，病安从来”，讲的就是中医气功，并且放在《黄帝内经》开篇第一章，足见气功在中医学中的重要地位。

老子的“吹呴玄牝”，彭祖的“吐纳导引”，都是气功。第一个创“气功”之名的，则是东晋道士许逊，这是一位典型的道医高人，他认为气功是传统医学的一个分支，有养生和祛病的作用，他在《灵剑子》一书中以“气功”统称服气、炼气一类的养生术。

现代气功界习惯于将“导引”看作一种特别的运动，实际上它包括了调心、调息、调身三个方面，包括意念、呼吸、姿势（体位）、吐音、经气、外气等导引之法，所以它是身心同调，既有呼吸和肢体运动，还有意念引导内气的含义。

道家吐纳法，包括纳气、闭气、服气、调气、行气、胎息，大多与中医气功调息相通或相似。道家的想法与中医气功调心炼意也基本相似，包括印度瑜珈里面的冥想，以及瑜珈里面最高境界的皇冠瑜伽，大都是这个意思。黄帝内视（观想）法与涓子内想法、老子的“守一法”，与中医气功调心基本上同宗同源同流同归。

3.《道藏》的医学成就

《道藏》之名，始于唐代。道家和道教的典籍汇编起来就叫《道藏经》，简称《道藏》(佛教典籍汇编起来叫《大藏经》,简称《大藏》)。第一个结集《道藏》的人，是南北朝刘宋的陆修静，他编成的《三洞经书目录》，被后世公认为第一部《道藏》。

自唐玄宗下令编成《开元道藏》，历经宋太宗、宋真宗、宋徽宗、金章宗，到元初，《道藏》内容不断丰富。目前的《道藏》主要以明正统和明神宗的正续《道藏》5485卷版为主。100年前，上海商务印书馆出版了1120册的上海版《道藏》，成为今天通行的版本。

《道藏》主要按“三洞”“四辅”分类，“三洞”系指洞真、洞玄、洞神，其中每洞又分十二类：本文、神符、玉诀、灵图、谱录、戒律、威仪、方法、众术、记传、赞颂、表奏等。

《道藏》中关于医药的书，包括金丹、方药、服食、导引、吐纳、辟谷、养生、药草、各家气诀及理论性的著述，可谓浩如烟海。大约90年前，上海商务印书馆从《道藏》中录出十四种医书，出版了《道藏医书十四种》，其中就包括很多最具影响力的中医经典，如《素问》《灵枢》《素问遗篇》《难经》《肘后备急方》《备急千金要方》《本草衍义》《素问入式运气论奥》《急救仙方》《仙传外科秘方》《四气摄生图》《养性延命录》等。

此外，尚有几部值得特别一提的道书——《太平经》。《太平经》包括医学理论与临床两方面，其中医学理论方面包括阴阳学说、脏腑学说、精气神学说等，内容与《黄帝内经》基本一致，并且有所发展。临床方面包括药物疗法、针灸疗法和气功养生方法、符咒治病方法等。

《周易参同契》，该书为东汉魏伯阳所著，简称《参同契》。参字在篆书或隶书中经常与三字相同，所以此处参即三，周易（大易）为一，黄老为二，炼丹为三。同为通，契为契合，参同契意为周易黄老丹道三者通同契合。《周易参同契》被称为“万古丹经王”。

《黄庭经》，包括《黄庭内景经》《黄庭外景经》《黄庭中景经》。《黄庭经》是内丹典籍，也是气功经典著作。由于修炼内丹，内气运行历历在目，因此对中医藏象、经络学说的形成与发展，有着非常重大的贡献。

《悟真篇》，北宋张伯端紫阳真人代表作，道家养生功法主要经典。本书求真务实，不做奇幻之论，不为鬼神之言，以人身精气神三宝为基础，积极探索生命本源，将气功分为四段功夫：筑基；炼精化气；炼气化神；炼神还虚。书中首论阴阳，次论金丹，三论采药，四论气化。同时他还发现了丹功四密穴：阴跷、丹田、玉枕、玄关，没有长期实修的功夫是不可能发现的。

此外，《太清金液神丹经》《太清石壁记》《太清玉碑子》《五厨经注》《天隐子》《入药镜》等《道藏》经典，以及它们在医学方面取得的巨大成就，无不昭示着道家经典与中医的深厚渊源。

三、道医与中医

古代一般将中医分为四类：儒医、世医、时医、草泽医（草泽医是古代的民间中医，也称铃医），并无道医一说。但是自古以来，道家不乏医学高手，比如葛洪、陶弘景、孙思邈、陈抟、马钰等人均既精于道，也精于医。

道医的前身是“丹医”，是因为炼丹术日趋成熟，丹药广泛流行之后才形成独立一派。所以应该称为“丹道医学”更为合适，它在内丹、内景、养生、房中术等方面的认识，实际上是独树一帜且高于传统中医的。

现代关于中医的定义是：中医是指中国传统医学，是研究人体生理、病理，以及疾病的诊断和防治等的一门学科。根据这个定义，凡是古代在中国境内产生并实践的传统医学，都可以称为中医；根据哲学宗教思想来源，可以分为儒医、道医、佛医等；根据民族或地域，可以分为汉医、藏医、蒙医、苗医、瑶医、回医、壮医等。这些都是在中国境内长期存在的传统医学，都是中医的组成部分，都统属于中医。

所以总结一句话就是，道医是广义中医的一个重要组成部分。

延伸阅读（三）

浅论中医与民俗的关系

中国传统医学是主要发源于民间、流行于民间、在民间执业、为民间服务的医学，民间中医自古以来是中国传统医学的主体，是中华民族健康事业的守护神，为中华民族的繁衍生息、中华传统文化的创造传承与发展作出了卓越的历史贡献。

作为民间的医学，中国传统医学与中国传统民俗有着非常紧密的联系。

一、民俗与医药

百度百科：民俗又称民间文化，是指一个民族或一个社会群体在长期的生产实践和社会生活中逐渐形成并世代相传、较为稳定的文化事项，可以简单概括为民间流行的风尚、习俗。中国当代民俗文化学奠基人钟敬文先生说："民俗是标志人类存在的一种文化。"民俗的英语词汇是"folklore"，意为民众的知识或民间的智慧。我个人的理解：民是民众、民间，俗是风俗、习俗、约定俗成。

民俗的定义包括四个方面的特点：一是来源于民间并流行于民间；二是具有世代相袭的传承特征（包括思想和行为）；三是民间的劳动人民在日常生活中创造，并为人们长久承袭；四是对人们的行为和意识具有一定的约束作用。（从这四点来说，中国传统医学基本上符合，所以中医本质上是不是就是一种民俗医学？）

民俗所涉及的范围及其在现实生活中所体现的主要方面包括但不限于：土地和村落、房屋建筑、劳动（农业、林业、畜牧、渔猎、手工业等）、民间技术、民间历法、民间医药、服饰、器物或工具、饮食、交通方式、交换贸易、家族和亲族、民间组织、交际活动、人生礼仪、岁时风俗、吉庆娱乐或游戏竞技、认识和观念、祭祀礼仪、巫术、宗教、伦理道德、习惯法、语言民俗、民间艺术等。可以看出，民俗所包括的内容非常广泛，其中就包含了民间医药。

比如人们在寻觅食物的过程中产生的“尝百草”习俗，便孕育了我国最早的本草学；比如民间从事药材采集都有自己特定的采集季节、用什么方法都相沿成习，世代相传；比如入山采挖人参至今仍保留着特殊的山规、习俗和一套带有神秘色彩的信仰、禁忌……

传统医学中很多的专业名词术语来自俗语。比如“疰夏”“秋燥”等病证名来自气候的俗名；“百日咳”“鸬鹚咳”“鸡鸣泻”“五更泻”“鼠瘘”“狐惑病”等专业术语都是来自俗名。传统医药保健养生方面更是很多民间俗语：药补不如食补；三分治，七分养；若要小儿安，三分饥和寒；饭后百步走，活到九十九；笑一笑，十年少；心病还须心药医；两片生姜一根葱，能治感冒和伤风……

二、文化层面的关系

中国传统医学在两千多年的发展过程中逐渐形成两个方向，一是作为精英文化的中医药学的不断发展完善，二是作为世俗文化形式的民间医药技术继续发展。到近几十年则成为：一是作为体制内精英文化的官方中医逐渐西化，二是作为继承传统中医精髓的民间中医继续挣扎苟延残喘。

我们可以看出，官方中医在往精英文化方向发展的过程中，就是他们所称的“科学化”，是在主动不断地摒弃民间医药技能和民俗文化的过程，慢慢脱离中医原本的核心内涵，背离中医产生之源与存活之源，逐步西化，向西方文化靠拢。

民间中医作为世俗文化的践行者，传承民间医药技能和传统中医经典理论与传统形式，在近几十年间遭到毁灭性的打击迫害，从业人员规模不断萎缩，很多有效的优秀医技药方都失去传承，在西方资本集团的围追堵截中艰难生存，随时都可能消失在历史长河中。

民间青草医就是一种典型的民间医药，还有遍布于乡间的各种偏方、单方草药，多种多样的治病“土方法”，甚至掺杂巫术的治法，五花八门，不一而足。这些医技药方一般没有成系统的书面知识体系，是各地的风俗民情的一部分。

串雅铃医的行医方法就有很典型的民俗特征，包括坐堂、葫芦和悬壶、药店幌子都来自民俗，还有关于杏林、橘井、青囊、世医、药王的说法都是民间约定俗成。

我们说中医是具有深厚的民族特色的文化遗产，是中华传统文化中最优秀最实用的代表，而中医在数千年的发展过程中，深受其他多种文化因素的影响，其中民俗文化的影响尤其不可轻视。

三、临床层面的关系

俗语云："藕节止血，出自庖厨；牵牛逐水，起于野老。"事实上，很多中药的药效，是在普通百姓的日常生活中认识或流传的。民间蕴藏着极其丰富的医药知识，在乡村野老中口口相传、代代沿习，保留并传承于民间。这也是现代民间中医依然流传着"单方一味，气死名医"的说法的原因。这些民俗医药来源极其方便，入不了官方中医那些高大上的中医科学院研究室的台面，但是效果往往很好。

《神农本草经》收载了365种药，到《唐本草》增至844种，到北宋《经史证类备急本草》收载药品1746种。这个主要原因在于唐宋时期国家进行了两次全国性的药物"普查"，大量的民间俚俗用药或药食同源的药用经验被总结出来，甚至变成道地药材。

焚香是民俗生活中的一件大事。敬天地祖宗、拜神佛仙家、祛邪辟秽，还有焚香抚琴读书。中医从远古时期就开始应用香，到汉武帝通西域开始，香料伴随佛教从西域大量传入中原。在唐代的时候，芳香药物应用达到一个高峰。比如至今仍广泛应用于治疗心脑血管系统急症的苏合香丸。

温病学突破中医经典《伤寒论》的藩篱，其用药习惯完全迥异于经方。桑叶、桑枝、桑白皮、桑葚、桑寄生、桑螵蛸、蚕砂、僵蚕……都跟南方的蚕桑经济有关。这是南方农业生产生活习俗对医药文化的影响之一。

中医骨伤科的少林寺派，与民间流传的武术方面的少林寺派有密切关系。

许多能人既习武艺，又掌握正骨治疗经验，既是技击家，也是伤科医。像清代王瑞伯、赵廷海、民国王子平、当代杜自明等人，既是拳术高手，又是骨伤名医。

因此，像正骨、推拿、气功、拔罐、热熨、熏蒸、敷贴、香佩、捏脊、点穴、泥疗、刮痧、刺血、烧蚀、火烙、灯火灼疗等疗法，很多都是长期以来作为民间医技存在于普通百姓生活之中，简便廉验。

四、社会生活层面的关系

日常生活主要是指衣食住行。

穿衣是人们物质消费生活的主要内容，衣服既可御寒，保护身体，又有装饰、美化、遮蔽的作用。《素问·上古天真论》说“虚邪贼风，避之有时”，所以必须适时穿衣，民间说“春捂秋冻”，就是人们日常生活经验的总结。小儿穿“百家衣”、陕西山东等地流行穿“五毒背心”、东北人穿“乌拉”、穿蓑衣戴斗笠、女子穿抹胸、小儿穿肚兜、佩戴香囊等习俗，都有深刻的医学原理。

饮食方面，流传至今的全国范围的“补冬”习俗、道家修炼的服饵、“开门七件事”的柴米油盐酱醋茶、全国范围的茶文化茶习俗等。

居住方面，比如古代房屋设天窗的习俗、北方睡火炕的民俗、房屋坐北朝南的习俗等，比如“头对风，暖烔烔，脚对风，请郎中”“有钱不住东西房，冬不暖，夏不凉”等民间俗语都与健康有关。

岁时风俗是跟日常生活和医学高度相关的民俗。比如：春节放爆竹、喝屠苏酒，广东福建部分地区的新年赠橘，北京地区的走百病、摸丁，立春吃春盘（也称五辛盘）；二月二熏虫儿；上巳节祓禊；端午节被称为“卫生节”，以艾和菖蒲插户、饮菖蒲雄黄酒、佩香囊等习俗；重阳节登高佩茱萸囊、饮菊花酒等习俗；立冬“补冬”“扫疥”；腊八节各地的习俗；除夕洒扫除残等习俗，大多与健康有关。

所以说，这些世俗生活中的吃穿住用行的风俗习惯，很多都有一定的医学逻辑，都是从健康长寿的初心出发，都是人们对人生和生活的一种美好寄望。

结 论

中医不是实验室医学，它来源于普通百姓的日常生活，应用于民间日常生活，不应该脱离普通民众，也离不开民间民俗。我们学习中医，就应该了解相关民俗。讲中华传统文化，不讲民俗不行；讲中医的产生和发展，也离不开民俗，尤其是民间中医，与民俗有非常紧密的关联，有的则是民俗与医药融为一体，你中有我，我中有你，密不可分。从物质生活、生产生活，到民间信仰等精神生活，民俗与医药始终相伴存在、互相影响、同步发展。

延伸阅读（四）

浅论中医与佛家的关系

在讲佛家与中医的关系之前，得先弄清楚佛家的定义。潘麟导师在《〈金刚经〉的智慧》前言中说道，佛家可分为三个组成部分：佛教、佛法、佛学。佛教是一个信仰体系；佛法是通过系列的身心修行而达到开显本有智慧以实现生命之究竟觉醒与人生之终极关怀的生命科学；佛学是关于佛教和佛法的学术性研究。

一般认为，佛家是由佛学、佛法和佛教共同组成的一个宗教哲学文化体系。佛学是研究与佛家相关的一切学问，统称为佛学。佛学的概念非常大，只要是研究与佛有关的都可以叫佛学。佛教是一种宗教，有供人信仰的一个鬼神系谱，它具备所有宗教的基本要素：第一要素是要有神谱，由很多神构成的一个体系；第二要素是必须有解释这些神的经典；第三要素是要有宗教活动场所；第四要素是要有神职人员向信众传播、讲解这些神学思想，以引起民众对它的关注和信仰；任何一门宗教，它之所以能形成宗教，一定要有自己的宗教仪式，这是构成宗教的第五要素，而佛法是指导人们走向究竟、圆满觉醒的种种途径和方法。

所以也可以认为，佛学是用来研究的，佛教是用来信仰的，佛法是用来修行的。因此，我们本文所讲的，主要是佛学与中医之间的关系。

一、佛理与医理的关系

魏晋南北朝时期，中国传统文化基本形成儒、道、佛三家并立的形态，佛理对中国传统文化，包括传统医学都产生了一定的影响。

佛家的“四大”是佛学理论中非常重要的一个概念。四大是指地、水、火、风，源于古印度对物质世界的认识和分析，认为它们是构成物质的四种基本元素。古希腊哲学家则认为“气、水、土、火”是宇宙间不变的四大元素，中国古代哲学则认为“木、火、土、金、水”五行是构成这个物质世界的五种基本元素。

佛家认为，宇宙万物都是四大元素暂时聚合生成的，所以没有一样是永恒不变的，四大合则生，四大散则灭。人身也是由四大构成。《金光明最胜王经》曰：“地水火风共成身，随彼因缘招异果。”《五王经》曰：“人有四大，和合而成自身……一大不调，百一病生，四大不调，四百四病同时俱作。”《圆觉经》曰：“我今此身，四大和合……四大各离，今者妄身，当在何处？”《圆觉经》里有关于四大对应人体四个不同的方面的论述。也就是说，佛家认为，人身是四大和合所生，如果身体有一大不调，就会出现疾病。

佛教传入中国之后，四大理论逐渐对中医产生影响。陶弘景在增补《肘后备急方》时提到：“人用四大成身，一大辄一百一病。”并因此将《肘后备急方》改名为《补阙肘后百一方》。孙思邈在《备急千金要方》中说：“地水火风，和合成人……凡四气合德，四神安和，一气不调，百一病生，四神动作，四百四病，同时俱发。”（《孙思邈医学全书》第20页《备急千金要方卷第一·诊候第四》）

中国古代的中医理论是以阴阳五行学说为其哲学基础的。五行是指木、火、土、金、水，跟佛家四大有相似之处，所不同的是，五行有相生相克的关系，而四大理论里面没有提到这一点，这是它的局限所在。所以四大理论最终没有在中医理论中流传下来。

除了“四大”理论，佛家的“中道”理论（包括“八正道”“八不中道”“唯识中道”“三谛说”等，佛家认为中道是佛教的最高真理，常自称为“中道教”），跟中国古代哲学中的“中庸”“整体平衡观”“阴阳平衡”“相生相克”等观念殊途同归。

佛家的“缘起法”理论（核心是一切事物或现象相互依存、互为因果、互为条件这样一种关系），跟中医理论里面的“天人相应”理论核心相近，而佛家讲的“无常”，与中医理论中的气机“恒动”理论基本是同一个意思。不得不感叹，同为东方文化，古印度和古代中国的思维方式与认识论如此相似。

二、佛家思想与中医医道的关系

佛家讲“自利利他”“救苦救难”“大慈大悲”“普度众生”“诸恶莫作，众善奉行”，如《妙法莲花经·譬喻品》曰：“大慈大悲，常无懈倦，恒求善事，利益一切。”《八支集要方》曰：“医生应当聪明能干，知识精深，行动灵巧，清净纯洁。”《妙闻本集》讲到医生的四德为：“正确的知识，广博的经验，聪敏的知觉和对患者的同情。”

佛家的这些说法，与孙思邈《大医精诚》中所说颇为相似：“凡大医治病，必当安神定志，无欲无求，先发大慈恻隐之心，誓愿普救含灵之苦……”也就是说，千百年来，佛家的慈悲利他思想，在中医界里广泛流传，深入骨髓，成就了中医“大医精诚”“医者仁心”“仁心仁术”“救死扶伤”等医德医道精神。

三、佛教修行与中医养生的关系

1. 禅与气功

关于气功的历史以及气功与中医的关系，我们在上一篇《略论中医与道家的关系》一文讲得比较详细，此处不再赘述。

佛家以坐禅为修炼之法。坐禅属于气功里面静功一类，静功讲究身心之静。佛家讲的“禅”，本身就是静虑的意思，瑜伽称之为冥想，所以坐禅本质上是气功里面的一支或一个法门一个流派。禅功长于调心，强调修性，追求明心见性，大彻大悟，同时也能延年祛病。

郭元兴在《佛法与长寿》一文中共统计了571人，其中100岁以上12人，90岁以上42人，80岁以上142人，70岁以上361人，占63.7%；65岁以上433人，占75.8%。这个比例比古代平均寿命要高不少。我在《中国古代人均寿命研究》一文中得出的结论是：70岁以上占38.5%，60岁以上占68.4%（没有统计65岁以上的占比，见《李太云说中医复兴》第349页）。

2. 修行与养生

修行的意思是指具有自我意识的客观主体在为实现自主进化这一目的，而主动对自身施加一系列约束的总称。佛教修行并不是大家平常看到的烧香拜佛、念经打坐、行善放生等行为，这些只是修行的一部分外在形式，实际上它是一种心性的历练。佛教徒需要通过毕生的修行，达到修清静心、断分别心、立平等心的目的，使自己的意、言、行逐渐达到圆融的境界。很多修行者，他们可能并没有刻意保养自己的肉身，但是因为拥有比较豁达的心态，从而获得了内心的宁静与身体的健康，因而能够更健康长寿。

很多人对佛教的第一印象甚至唯一印象可能就是“吃素”。实际上古代印度佛教是没有这个戒律的，印度僧侣是以乞食为生的，他们每天早上沿街托钵，施主给什么吃什么，寺院不开火。《金刚经》开篇就讲了释迦牟尼与众弟子一起乞食的情况，佛祖与大家一样，光着脚丫，一脚泥巴。直到今天，南方佛教仍以乞食为主。中国佛教为什么没有乞食的习惯呢？因为从西晋以后，佛教日益兴盛，很多寺院都建在名山大川之中，远离人烟，所以他们就开始自己耕种，自食其力。刚开始也没有严格要求完全吃素，而是可以吃“三净肉”，到梁武帝时开始形成完全素食的教义。

僧人食素，在饮食上融合了不少中医学知识。明代少林寺长寿高僧清泰和尚写有《少林寺还少丹》《少林寺素食谱》等书，对每天素食品种搭配及烹饪方法有详细讲解。《佛说佛医经》中记载了很多饮食宜忌，以及疾病的九种原因和饮食之间的关系。

除了饮食之外，佛家的按时作息、住寂静处，以及饮茶、梵呗（佛音）、书画等，都有明显的养生作用，而且在长期的发展中，与中医养生结合起来。事实上，佛家除上述方面的影响之外，在中国古代哲学、文学、雕塑、美术、音乐、建筑等传统文化方面，都互相融合，产生了深远的影响。

结 语

中医产生并形成系统科学的时间早于佛学，但是古印度佛学传入中国之后，与中国传统文化完全自洽融合，并且与中医发生了相互的影响。这是两个优秀的人类文明的碰撞和交融，也是身心同调同修的完美结合，彼此增益，是人类文明成果中极其璀璨的相遇。

第一章

哲学基础

第一节 气

古代哲学中很多内容是从古代朴素天文学发展而来的。比如通过立竿测日影、描点画图画出了古太极图。现代天文学研究的内容跟古代不一样，包括天体测量学、天体力学、天体物理学、射电天文学、空间天文学等。现代天文学内容，看起来好像很科学，实际上并没有研究到宇宙本质的东西。

西方物理学界认为是“宇宙大爆炸”形成了现在这个宇宙。但是“宇宙大爆炸理论”解释不了物质、能量、信息、暗物质、暗能量的来源问题，也解释不了为什么能够形成最初爆炸之前的那一团爆炸物，以及为什么会爆炸，然后形成了宇宙的这个样子？这些都解释不通。试想一下，没有物质来源，如何形成这样一个物体？而这一团物体需要多大才能爆炸形成现在这个无边无际的宇宙？

但是如果用我们古代哲学里面“气”的概念就可以完美解释这一切。精气生化万物的机理，中国古代哲学家常用“天地之气交感，阴阳二气和合”来解释。老子说：“有物混成，先天地生”，在宇宙天地还没有形成之前，混沌之中就已经充满了气，这些气在不断地运行。气的基本单位可以理解成无数的夸克小粒子，在这个宇宙中有各自的运动轨迹，有的碰撞之后结合到一起，有的碰撞之后会逐渐分离，也就是说，它们在碰撞过程中不断地和合聚散，有的合到一起，有的散开了，经过漫长的时间，我们的宇宙空间里面形成了各种星系、星云、星团，形成各种不同的聚合，之后就形成了我们现在这个宇宙最初的样子。

宇宙直到现在还在不断地运动，但是因为我们人类的历史太短，或者说我们有文字记录的历史太短，所以无从知道宇宙历史演化的脉络。人类历史实在过于短暂，尤其是有文字记录的历史到现在只有几千年而已，所以对那些过于远古的东西几乎一无所知，只能是各种猜测。但是在这些猜测里面，我认为我们老祖宗讲的是更符合逻辑、更有道理的。

中国古代哲学一直讲“无”不等于没有，那么“无”的意思是什么？就是我们暂时观察不到或检测不出来的东西，它包括暗物质、暗能量，也包括过于细微、接近无形的物质，需要用显微镜或其他专业设备才能检测出来的物质、能量、信息，比如光、电、磁等。这些足够细微的物质，以及看不见、检测不出来的能量、暗物质、暗能量等，古人称之为“无”。但是古人反复说了，“无”不是没有，只是我们看不到，看不到不等于没有，它有“气”在里面，而且这个“气”是以多种形式形态存在，它有可能是电，有可能是磁，有可能是引力，有可能是光，有可能是那些足够细的物质，还有一些是目前人类所观测不到的，哪怕你利用目前人类最先进的工具、仪器也观测不到“无形”的存在。暗物质、暗能量占了整个宇宙的95%，我们能够看到或观测到的只有5%。所以对于整个宇宙来说，我们看到的其实就约等于“无”，那能说这个宇宙是没有吗？显而易见，“无”不等于没有。

我们平常讲无极生太极，太极生阴阳，阴阳就是两仪，两仪再生四象，四象生八卦。我们所讲的天人合一、气一元论、精气学说、阴阳学说、五行学说、五运六气……它们的核心全都是“气”。所以不能分成几个部分来看，而是要把它们结合起来一起看，一起理解。

“精气学说”认为宇宙中的一切事物都是由“气”构成的，宇宙万物的生成皆为“气”自身运动的结果。这里指的是宏观的、广义的“气”。宇宙一切的物质、能量、信息、暗物质、暗能量都是来源于“气”，或者说它们本身就是“气”，所以“气”是我们这个物理世界和宇宙的基础。

一、气是构成宇宙的本源

人体是一个小宇宙，我们需要先弄明白这个大宇宙，才有可能弄明白我们的人体。

物理学家目前能够观测到的构成宇宙的物质基础粒子叫做夸克。物理学上的定义：夸克是由一个质子和一个反质子互相撞击而产生的一个最小的基本粒子，它是构成所有物质的最基本的单位。但是一个质子和一个反质子高速撞击是怎么撞的并没有解释清楚。一个夸克里面有质子，有反质子，还存在一个互相之间产生的磁场引力作用，从而产生了一个运动的规律。质子和反质子互相撞击、互相影响，这样就形成了一个夸克。在夸克的单位里面，它们互相撞击旋转，所以夸克包括了电荷、色荷、自旋和质量，它自己是有重量的，能够被观测到的。有质量，有色荷（色荷就是颜色），还能自旋（自旋就是它自己能够在里面旋转），旋转才能够让它产生能量，产生能量才能够运动。所以这里面一环扣一环，电荷、色荷、自旋和质量，物理学上称为四种基本属性，夸克是构成我们物理世界的基本粒子。首先需要有电磁，即由电子产生的电磁场，有电磁才能产生引力，引力之间有强相互作用、弱相互作用，有互相作用才能够运动，运动之后才能产生能量。因此现代物理学认为，我们的物质世界是由夸克组成的。至于能量、信息、暗物质和暗能量是否也是通过这个过程而产生形成的，目前不得而知。因为物理学家还研究不到这些东西，也可以说这些东西是属于物理学以外的研究。所以我们在讲中医、中国传统哲学里面的“气”的时候，只能说夸克约等于“气”。

在有形的物质世界里面，我们可以认为“气”约等于是由无数的夸克所组成的，具有电荷、色荷、自旋和能量这四种基本作用的一个基本单位。那只能说是物质和能量等这些可以被观测、检测到的物理世界是这样，但对于暗物质和暗能量来说，这些作用不一定存在。如果以中国传统哲学“气”的概念来说，它是完全没有问题的。气的概念是属于一个自洽的广谱理论，它能够对应或包含宇宙里所有的东西。也就是说我们讲的“无中生有”。宇宙从无到有，最开始的时候肯定是暗物质、暗能量，这些是看不见的物质和看不见的能量，然后不断地运动，最后产生了这个有形的世界，然后才有了物质和能量，才有了我们现在肉眼所能够看得到的这个世界。那些 95% 以上看不见的、观测不到、目前物理学家研究不出来的东西，都是我们古代哲学里面的“气”的范畴里面的。“气”包括了有形的和无形的，看得见和看不见的，它包罗万象，能解释这个宇宙是怎么生成、怎么变化，以及它们的运动变化规律。明白了宇宙的生成和变化规律，就能够理解人体是怎么生成的，以及会怎样生长变化。

二、气的基本内容

1. 气是存在于宇宙中的运行不息而含有巨大能量的无形可见的极细微物质

其一是运行不息。气是无始无终、一直在运动的，如果不运动它就不叫气，也不可能存在宇宙之中，宇宙中不存在绝对静止的东西，所以它肯定是在运动的。其二，气含有巨大的能量，大到无穷大，小到无穷小。整个宇宙没有气就不可能形成，也不可能持续存在。小到任何一个粒子或细胞的运动都需要气，没有气它们也无法存在。其三，气是无形的，因为在最开始的时候它就是混沌一团，是看不见的。所以老子说“有物混成，先天地生”，宇宙形成之前，先有了气，而这个气是肉眼不可见的，所以古人把它定义为“无”，并告诉我们，“无”不是“没有”，也不是“空”，只是肉眼不可见而已，因此才有“无中生有”。“气”经过上百亿年的和合聚散，慢慢形成了看得见的物质和看不见的能量信息，当然还有更多的 95% 以上目前仍看不到的暗物质、暗能量等。物理学家经过研究确认整个宇宙中暗物质占 26.8%，暗能量占 68.3%。还有 4.9% 的重子。所以人类能够看到和观测到的世界非常有限。

2. 气是构成宇宙万物的共同本源或者本体

宇宙万物都是由气构成的，没有气就没有这个宇宙，没有这些星球，也没有空气，没有生命。气本身的运动推动了宇宙万物的发生、发展和变化。气是一直在运动的，而且是螺旋状的圆运动，是推动宇宙万物，包括我们人类自身的发生、发展和变化的动力源泉。如果气不运动了，那么宇宙万物都不会发生，不会发展、变化，要么就静止下来，要么就直接消散没有了，宇宙也就根本不存在了，那就真正地回到了“无”，那是真正的没有了。只要宇宙存在，那么它就一定是有气的存在，以及气的运动存在。

3. 气的运动不息维系着宇宙的发展和变化

我们现在所观察到的宇宙，它是接近于静止的。现代物理学从出现到现在只有两三百年，对于宇宙来说，两三百年实在是太短暂了，就一刹那间，相当于基本上没变。所以归根结底整个宇宙都是气在维系着它的变化或者不变。

4. 气是宇宙万物的中介

气充塞于宇宙万物之间，跟万物相互渗透，成为它们之间相互联系的中介，使万物相互感应而构成一个整体。我们的宇宙万物之间看起来是空的，但是“气”却充塞于所有的这些物体之间形成中介。比如我们说话为什么周围的人能够听见？是因为我们周围有这些空气的存在，让声音能够传播。如果空气里真的一无所有，声音是无法传播的。所以“气”联系着所有的万事万物，成为它们之间联系的纽带。

5. 精气是构成人的形体和发生精神的本源物质

这跟宇宙形成的原理是一样的，人也是由气形成的，构成的形体是有形的。作为物质的形体是由气发生出来的，而我们的精神更是一种“气”，包括空气、水谷精气以及由它们合成的宗气，然后化生为脾气、肺气、心气、肝气、肾气等，而且这些气还充散于我们身体的四肢百骸、五脏六腑，包括精气神、经络之气……所以“气”构成了我们的形体和精神，看得见的、看不见的全都是由“气”所构成。

6. 狭义的气是人体生命的体现

狭义的气即气血的气。有气，人就是活的；没有气，生命就结束了。人，本质上也是物质、能量与信息的聚合体。《素问·宝命全形论》曰：“天地合气，命之曰人。”人是天地阴阳之气和合而成，阳是能量与信息，阴是物质，这是活人；人死之后，能量与信息消失或转换分离，只剩下作为物质的尸体，没有了阳气，没有了能量与信息，生命结束，这是作为能量和信息的生命结束了，而作为物质的身体（尸体），它还将继续存在一段时间，直到被微生物或其他动物最终完全分解，也就是说作为物质的身体最终也是会消失的。

人类与宇宙中其他物质不同，不仅有生命，还有精神活动，所以叫做精气，由气中最精粹的部分所化生出来的。气聚则成形，气散则形亡，人的生死过程就是气的聚散过程。《难经》里面讲的更清楚，说气就是人的根本，“根绝则茎叶枯”，就是如果人没有“气”，那么整个身体就会枯萎，不复存在。

所以我们应该明白：“空”即是“色”，我们看不到的，本质上也都是物质；

“色”即是“空”，我们所有能肉眼看到的物质，都是由我们看不到的气组成的（此处的物质包括能量和信息）。

人体的腧穴（俗称“穴位”）是经气聚积的地方，是气进入、传出、交汇、聚积之处，经络沿着固定的路径将能量运输到特定部位。比如针灸可以通过经络穴位实现能量搬移，从而治疗疾病；而艾灸则通过选择“能量池”较大的穴位实现外界能量的输入，以达到扶正而祛邪的目的。（本段文字详细内容请参阅《李太云说中医复兴》中《论经络之气》一文，或微信公众号“李太云说”《浅论“能量池”与“能量搬移”》一文。）

《抱朴子·至理篇》曰：“夫人在气中，气在人中，自天地至万物，无不须气以生者也。”气在人中，说明人体内含有气血之气；人在气中，说明整个宇宙都是气构成的。这是狭义之“气”与广义之“气”的辩证统一。

7. 气是道德精神

我们讲“人活一口气”“养浩然正气”，这个“气”就是精气神的气，是人的道德品质、精神面貌、精神状态的体现。所以气的概念非常广泛。

精气学说的七条定义或概念，是气的基本含义与内涵。精气理论的结构层次，包括了宇宙本源之精、自然环境之精和人体之精，而人体之精又分为先天之精和后天水谷之精、脏腑之精和生殖之精。

由于“气”的概念和内涵过于广泛，曾多次建议国家重新创制一些新的“气”字，来分别表达不同范围或内涵的“气”。比如：广义的宇宙的气可以在“气”字上面加一个“宝盖头”；人体生命之气可以在“气”字的左边加一个“单人旁”；体内不同的气，在“气”字的左下部加不同的字根，如经络腧穴之气可以在“气”字的左下部加一个“穴”字；脏腑之气可以在“气”字的左下部加一个“月”字，气功的气可以在“气”字的左下部加一个“炁”字……

三、精气学说在中医学中的应用

精气学说构建了中医学的精气生命理论。中医学的精气学说是研究人体内精和气的内涵、来源、分布、功能、相互关系，以及脏腑经络关系的系统理论。

2022 年 4 月 27 日首次公开展出的太平公主为上官婉儿写的《墓志铭》开

篇即云:“夫道之妙者,乾坤得之而为形质;气之精者,造化取之而为识用。”天地之道的神奇之处就是将“无”化为“有”,使天地万物得以成形;而气的精华被万物所用。相当于把有形之“物”与无形之“气”,即体和用、物质和能量信息辩证统一了。

古代哲学的精气学说,关于精和气是宇宙万物本源的认识,对中医学“精是人体生命的本源,气是人体生命的维系,人体的脏腑、形体、官窍都是由精化生的,人体的各种生理功能是由气推动和调控的”等理论的产生,具有重要影响。中医学的精气理论接纳了古代哲学精气学说、气一元论的精髓,将其作为一种思维方法引入其中,是中国古代哲学在人体医学方面的应用和延伸。

精气学说构建了中医学的整体观念。因为气能够把人体联系成一个整体,也能够把我们的古典哲学理论与中医和人体联系成一个整体。 中医学认为人体自身是一个有机整体,生活在自然、社会环境中,必然受到自然与社会环境各种变化的影响,人类以适应自然与社会环境的斗争维持着机体的生命活动。古代哲学的精气学说涵盖了自然和社会、人类的各个层面,精气是自然、社会和人类及其道德精神获得统一的物质基础;精气是宇宙万物的构成本原,人类只是自然万物之一,与自然万物存在着共同的化生之源;宇宙中各个有形之物间充塞着不停运行、又具有中介作用、传递信息的精气,使万物之间产生感应。这些哲学思想渗透到中医学中,促使中医学形成了同源性思维和相互联系的观点,构建了表达人体自身完整性和人与自然社会环境统一性的整体观念。(本篇内容可与第一章第六节关于“气”的部分相互参阅)

第二节 螺旋状圆运动理论模型

一、宇宙的圆运动

圆运动这个概念,我们自始至终会一直讲,我们的整个中医课程是以圆运动这个基础理论来串起所有的知识点。我讲的圆运动,都是指螺旋状圆运动,这个是目前其他书上找不到的。从李东垣《脾胃论》提出脾升胃降开始，到黄元御提出“圆圈”理论，再到彭子益提出“圆运动”理论，至今为止没有人提出“螺旋状圆运动”，这是我根据现代物理学的概念提出的一个新概念。

现代物理学认为，地球围绕着太阳旋转，太阳围绕着银河系中心旋转，银河系围绕着本超星系团的中心旋转……所以整个宇宙是一个不断旋转的体系。太阳系的所有行星都在自转，同时它们一起围绕着太阳旋转；太阳自身也在自转，同时整个太阳系又围绕着银河系中心旋转；银河系自身也在旋转，同时整个银河系又围绕着另一个中心旋转……因此，宇宙的运动方式几乎都是螺旋式运动，是一个大圆套小圆、大旋转运动套小旋转运动的螺旋运动体系。

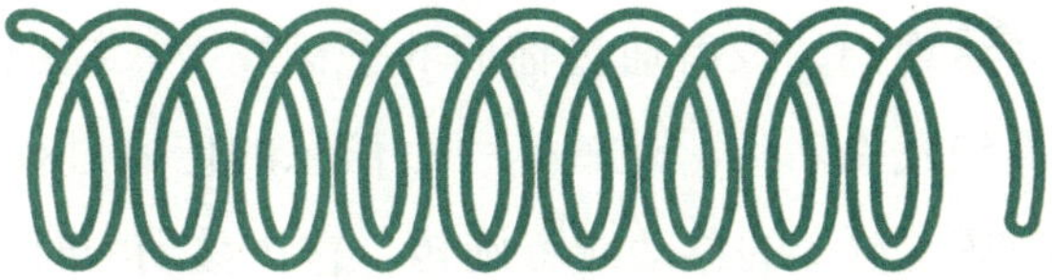

螺旋状的弹簧矢量图

我们来看一个螺旋图，它实际上就是一个弹簧。这个螺旋从侧面看像一个波浪线一样，物理学上叫做“波”；从正面看它是一个“圆”。所以螺旋状圆运动有两种投影方式，第一种从正面投影，是圆；第二种从侧面投影，是波。在三维或四维时空里，它是一个立体的、不断旋转的螺旋状。这个“波”和“圆”，是物理世界运动的两种最基本的形式，它实际上所表现出来的就是螺旋运动。物理世界几乎所有的东西都呈现这种螺旋状运动，或者双螺旋运动，或者三螺旋四螺旋运动等。单螺旋或双螺旋是目前物理世界最常见的两种运动。双螺旋运动属于双链结构，双链结构是物理世界构成的最基本、最常见的一种模式。

我们前面讲到物质、能量、信息和暗物质、暗能量等，它们包括些什么东西？现代物理学认为，物质是由夸克组合成为质子、中子、电子、原子核和原子这些基本粒子而构成的，能够直接用肉眼或者借助仪器观测到的物质，称之为物质世界的物质。

能量是指因为夸克、基本粒子或者说“气”，它们的自旋或振动产生的磁场引力或相互作用力，这种自旋或振动能够产生能量。不管是“气”还是基本粒子也好，如果没有自旋或振动，那么能量就无从产生。我们在讲“无极生阴阳”（指“无中生有图”）的时候，一边是动，一边是静。静止状态的气没有自旋和振动，没有互相撞击，也没有磁场、引力场、电荷与相互作用力，所以它是暂时处于静止状态的。

信息是电磁场和引力场所引导的这些基本粒子移动或旋转而形成的信息的移动。比如说我现在在这里说话，大家在全国各地都能听到，这就是信息的传播。信息的传播主要借助了什么？它借助了电磁场和引力场，引导了这些基本粒子的移动。如果我产生的声波没有传导到话筒里面，没有通过手机的无线电信号传播给你们，没有通过你们的手机发声系统把声音给它放大出来，那么你是听不到我说话的。这就是一个信息的传播过程。信息的传播过程本质上就是这些基本粒子的移动或者旋转。它在移动的时候自然会有旋转，它不可能走直线。现代物理学认为直线是不存在的，你认为的直线，放大之后它还是一根波浪线（即现代物理学的“波”，李太云认为，平面的波也是不存在的，而是立体的螺旋状），也就是说它必须要有振动才能传播。如果一根绳放大无穷倍之后，比如说 10^{-34} 放大之后你看到的还是一根直线，那么这个东西它可能不具备任何能量，或者说不能传导任何信息，它就相当于一种不存在的东西。

所以我们要先理解“波”和“圆”这两个概念。物理学对“波”的研究非常多，而对“圆”的研究相对较少，能把“波”和“圆”的螺旋状运动的概念引申、应用到我们人体的气的运动上来，目前在整个学术界还没有。

中国中医科学院开设了很多现代科学实验室，但是他们不去研究传统中医的精气理论、阴阳五行、五运六气，而是跟在西方科学后面研究那些所谓的中药化学、组分中药之类的东西，我很不理解。我自己的学识非常浅陋，对现代物理学的了解非常有限，只了解一点点皮毛。我通过自己所了解的这些极有限的物理知识，把它与中医理论融会贯通，有助于更好地理解中医理论、中国传统哲学。所以如果中国中医科学院的人去研究这些东西的话，我觉得对于中医的创新发展会有很大的积极意义，而且能把古代哲学里面的某些概念用现代语境描述出来，甚至用现代实验证明出来。但是很遗憾，目前整个中国似乎没有人去做这些事情。当然我也做不来这个事。

有同学说“玄之又玄”，怎么会研究不了呢？可以研究啊，我现在讲的这些东西不是也很玄吗，我都能够把它跟我们的中医联系起来，你要是把这个理论搞通了，就一通百通了。不通的时候，物理是物理，化学是化学，生物学是生物学，好像跟医学都没有关系，但是通了之后，天下所有的学问其实都是一个理。这就是圆运动理论最厉害、最高明的地方，几乎所有的学问都可以套到这个螺旋状的圆里面去，而且套进去之后，所有的理论都会自洽、圆融，因为这个圆它本身就是圆融的、无始无终的、无所不包的。

二、人体的圆运动

我们先画一个大圆，然后在这个大圆的左、上、右、下四个位置画四个小圆，同时在大圆的中间画一个小圆，这就是我们“圆运动理论”的基本模型图了。

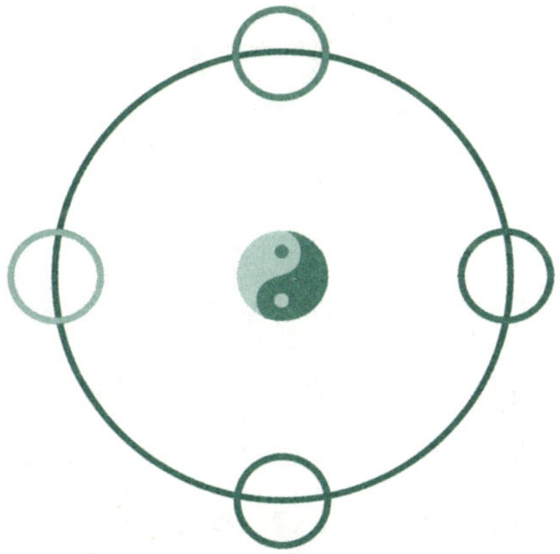

圆运动理论基本模型图

我们会发现，这个大圆四周有四个小圆，大圆里面也有一个小圆，所以它是一个大圆套小圆的系统。这个大圆套小圆的模型，跟我们熟悉的太阳系是不是很像？这些圆，代表的既是实体，也是运动轨迹，就像地球本身是圆的，地球围绕太阳转的轨迹也是圆的；而太阳自身的移动，使地球的旋转轨迹事实上形成了螺旋形，而不是平面的圆形，所以如果将地球围绕太阳转的轨迹进行不同角度的投影，正面投影是“圆”，而侧面投影是“波”。

我们讲人体是一个小宇宙，也是一个圆。在这个大圆上，心在上，肾在下，肝在左，肺在右；脾胃在中间的小圆上，左边是脾，右边是胃。

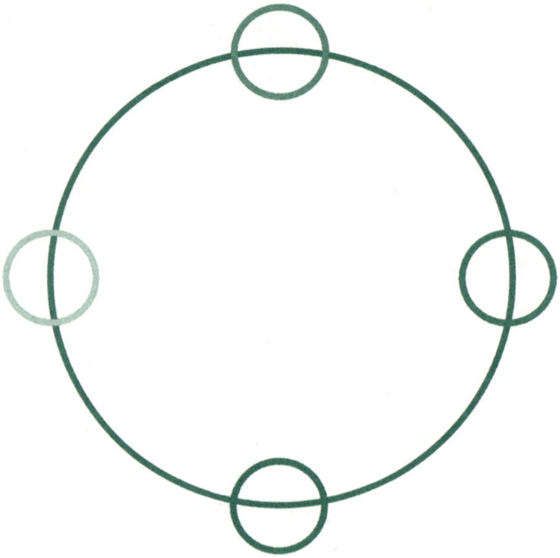

人体五脏分布模型图

这个大圆的运动是从左边往上升，从右边往下降，即左升右降；里面由脾胃组成的小圆也是左升右降。所以在整个大圆和小圆组成的系统中，左边往上升，右边往下降，肝随脾升，肺随胃降。在这个最基础的模型图中，脾胃处于中心位置，是圆运动的核心，也是我们人体的枢纽。①只要脾胃的升降功能良好，升降动力足够，升降通道通畅，那么整个人体之气就会被带动正常旋转运动。②如果中间脾胃的能量不够，转不起来，而边上肝肾往上升的能量足够、心肺往下降的能量足够，那么脾胃也能够被动的旋转。这就像汽车的轮胎一样，中间是轴，周围是轮胎，轴在中间带动着整个轮的旋转，然后轮同时也可以推动轴的旋转，比如汽车熄火以后，轴的主动旋转动力消失，轮胎受惯性影响继续旋转，这时也会带动轴被动旋转。③如果四周的肝心肺肾的能量不够，导致大圆转不起来，而脾胃能量充足，那么脾胃可以带着四周旋转。

总之，肺随胃降，肝随脾升，这个升降功能是圆运动的最基础模型。

心在上，属火，肾在下，属水，中间的脾胃属土，左边是肝木，右边是肺金。从方位上来讲，上面是南，下面是北，左边是东，右边是西。

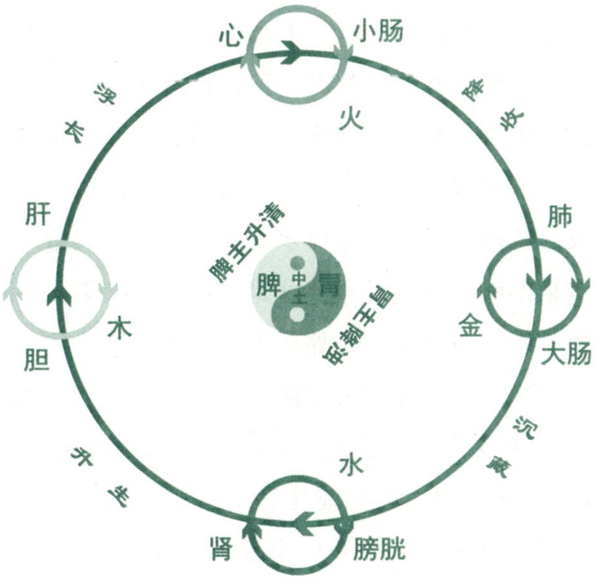

人体脏腑气机升降模型图

肾属水，水在底下。树木的根部要汲取水分才能生长，所以肝木生于肾水，而水的质量、温度和水量，决定了树木生长得好不好。我们种树的时候，如果用开水去浇树，树会死，如果用冰冷的水去浇也不行，你得要合适的温度；如果你每天倒几大盆水，它可能会被淹死；你要是连着几个月都不浇，它就会被旱死。所以水的温度和水量、以及浇水的时间都非常重要。只有一切都适时适当，它才会好好生长。这树木长起来之后，长得茂盛，火才能烧得旺；如果木本身没有被好好滋养，长得很弱小，那么它烧起来的火可能也很小……所以它是一连串的影响。

上面的火从右边往下降，这个热能要收敛并潜藏起来。火如果一直往上烧，肝火助着心火烧得很旺，带着胆火、胃火一起往上烧，这样身体是受不了的。那么怎样才能把火降下来？两个方法，一是通过降胃的方法，二是通过降心和肺的方法。前者是通过降里面小圆的右侧，来带动大圆的气机往下降；后者是通过直接降大圆右侧的气机，将火往下引。

金是什么东西？金具有萧杀之气，具有收敛、重坠之性。这个萧杀的气把火往下引，直达下面的水里封藏起来。这里我们用一个很形象的比喻：肾水就是一个水池，上面的热能通过肺胃降下来，本质上就是在给肾水注入能量，相当于在这里给水加热，不是要烧开，而是持续维持在一个合适的温度。当肾水保持在合适的温度，水量保持在合适的位置，水质保持相对清洁，那么肾水就没有问题。如果温度太热了，就有可能出现阴虚，因为温度太高会把水蒸发掉。假设总体热量不变，总体水量减少，水的温度就会升高，这是一个物理常识。水量不够，水温升高，这是肾阴虚。如果大圆右侧的热能降不下来，或者是降下来但封藏不住，那么水的温度不够会成为寒水，也就是肾水寒，表示阳热不够，称之为“肾阳虚”。我们知道，肾是先天之本，如果肾出现了阴虚或阳虚，那么左边的肝木就无法好好生长，接着上面的火就烧不旺，上面的火烧不起来，右边就没有热能往下降，那么整个人就乱套了。

所以从这个圆运动模型图中我们会发现，身体是一个环环相扣的整体。我们第一节课的时候讲整体观，这就是整体观的最好诠释。我们的脏腑彼此关联，没有一个是单独存在的。肾需要从右边降下来的热能，同时肝脾上升需要下面的肾水刚好具备合适的温度和水量，而心火需要肝脾升发的力量刚刚好，火才能烧得刚刚好……所以它们都是一环扣一环，息息相关，缺一不可，这就叫做整体论。

三、圆运动与现代物理学

圆运动理论来自黄元御。黄元御在他的书里首次提到了“圆圈”，主要内容是讲人体的气从左边生升，从右边降沉。民国时期的彭子益提出了“圆运动”这个概念，并且把圆运动理论完善和充实了。数十年后，李可老中医四处搜寻彭子益的医书，最终编成两本《圆运动的古中医学》公开出版。出版之后长期占据当当网中医类畅销书榜首，“圆运动热”由此开启。遗憾的是，不管是彭子益还是李可，对现代物理学可能了解得都不多，所以没法把物理学的概念，或者说将现代科学理论融入到圆运动理论里面去。比如说他们可能不知道“波”“振动”“螺旋运动”“双螺旋结构”这些概念，他们可能也不知道宇宙中几乎所有东西都是螺旋状运动的。所以这是他们的遗憾之处。

李太云提出“螺旋状圆运动理论”，就是希望这个理论完善之后，能够成为中医理论跟现代科学最相融洽的一个理论体系。如果能做到这一点，那么将来我们所有学习中医的人，就能更方便理解什么叫做“气”，气一元论、阴阳、五行、六气是如何从这里面开化出来的。只要把这个“气”的运动搞清楚了，整个中医理论基本上就全部融会贯通了。

有同学说：“科学的尽头是玄学”，我不是很认同说这些东西是玄学，所谓的玄学只是说现代科学目前暂时还解释不了，所以现代人把它称之为玄学。其实在中国古代哲学里面讲的这些东西，它本身就是一种超前的科学，用现在这种低端科学解释不了。比如说“风水”本来就是客观存在的，但是现代科学暂时还研究不了这么高深的东西，所以只能称之为玄学，但是我相信总有一天是能够解释得了的。现代物理学会不断发展，等它发展到一定的程度，就有可能可以解释中国古代哲学的这些理论了。到那时候，我们老祖宗的这些理论就不再是玄学了。这是一个漫长的过程。所以我从来没有提过“科学的尽头是玄学，玄学的尽头是神学”之类的观点。毕竟现代科学才发展两三百年，我们中国文化已经至少5000多年了，根据三星堆出土的文物证明，中国文化可能已经有八九千年了，一个两三百年的科学怎么能够研究八九千年的文化呢？所以要给他们时间，也许再过500年，甚至1000年，他们终于能够明白中华文化的博大精深，那时我们的传统文化就不再是玄学了。

我们有学过生物学或西医的同学都知道，我们的DNA分子结构就是双螺旋结构，DNA分子的真核细胞是双螺旋结构，原核细胞是环形结构，螺旋状的。DNA的这种结构很好地验证了我讲的螺旋状运动，这个世界就是这样奇妙，但它不是巧合。DNA的组成是由遗传物质加上核酸，它有一个脱氧核糖核酸，一个核糖核酸，一个 DNA，一个 RNA。我们前两年的新冠疫苗就是研究 RNA 的，所以西医在研究这些微观的东西的时候，你不得不佩服它挺“聪明”的。如果我们把现代科学跟我们老祖宗的智慧结合起来，或者说用我们老祖宗的智慧来引导现代科学发展的话，可以让人类科学或者说让人类医学实现一个质的突破飞跃。但是很遗憾，现在好像还没有人去做这个研究。虽然我也没办法去做这些实验和研究，但这是一个非常好的研究方向。

我们要有这种超前的思维，不要被现在的科学禁锢了，也不要因为现代科学解释不了，就用唯心主义的心理学、玄学去解释。心理学和玄学当然存在，但它不是用来解释物理世界的。我们讲的弦也好，波也好，圆也好，螺旋运动也好，它们都是客观存在的，能量纠缠、中微子是客观存在的，物质、能量、信息是客观存在的，暗物质、暗能量也是客观存在的，只是可能有些是我们暂时看不见、摸不着、检测不出来、观测不到而已，但我们不能说它们是人心里臆想出来的，是属于心理学或玄学的。

物理学“波”的概念包括：机械波、电磁波、光波、温度波、点阵波、自旋波、声波、水面波，还有引力波、概率波，波粒二象性里面的物质波、电子波、中子波、弹性波、标量波、纵波、横波、矩形波、脉冲波与余弦波、正弦波等。我们有没有想过，这么多“波”到底代表什么？“波”或者“弦”到底是什么？其实就是螺旋运动的侧面视角，也就是从另外一个视角观测到、投影出来的。无极图的空心圆有多少“气”，或者说有多少夸克，它们带了多少的磁场、引力、电荷，决定了它有什么样的运动或振动，有什么样的运动或振动，就有什么样的投影。所以这样去理解我们就会发现，现代物理世界跟我们中国古代哲学完全可以结合起来，而且是妙用无穷。

古人所谓的“道”，就是观察研究世间万物的道理和规律。中医学本身是一个经验医学，是我们古代老祖宗在日常生活中不断地去体验、感受，或者自证、自悟、自修，证悟和升华出这些理论和经验，它不是凭空想象出来的，也不是在实验室里通过计算、试验出来的，它是通过自己去修、去证而证明出来的。人体的经络、气功的气，是通过自修自证出来的；本草和中药，是直接去尝试的，神农尝百草，一棵一棵地去尝试、观察、记录下来。所以我们的老祖宗付出了很多的生命、汗水和智慧的代价，才得出中医学这么一个博大精深的理论体系。可是我们现在很多人却视之如敝屣，想要抛弃它，这就叫做丢了西瓜，去捡芝麻，捡个烂芝麻还很开心，还要把西瓜一脚踩烂才行。西瓜你不要放那里就行，为什么非得把它踩烂？总有人能认识到西瓜是个好东西嘛。

四、螺旋状圆运动模型图

首先我们在这里画一个空心的圆，这个圆称为“无极”，无极图里面加上“阴阳鱼”之后称为“太极图”。世间万事万物在做圆运动的时候，它的核心动力来源都是来自“无极”。从“无中生有图”我们就会发现，所有的运动都来自动和静，一动生阳，一静生阴。但是“动”和“静”怎么理解呢？现代物理学认为动是绝对的，静是相对的，又怎么理解呢？在螺旋运动中，我们会发现，对于旋转物本身来讲它是静止的，但是它的自转与公转都是运动的，因为它们无休止地旋转，所以形成了一个无始无终的螺旋状的运动轨迹。这个轨迹经过投影之后，正面是圆，老祖宗把它称之为“无极”，然后才有“太极图”；侧面投影是“波”，古人似乎没提这事，但是从阴阳的不断旋转和转化就能想象出，太极图是四维运动状态的。太极图本质上是一个不断螺旋状旋转的圆，它是运动的，而不是静止的、平面的。古人为了方便表达，将它投影定格成太极图，便于理解。它与圆运动模型图保持一致，左升右降。

太极图是里面最原始、最核心的圆，在它外面，天有六气，地有五行，风寒暑湿燥火，木火土金水。在圆运动模型图上，有两个木、一个火、两个土、两个金、一个水，这是变化之后的五行，平常我们看到的一般都是《五行生克图》。从阴阳到五行，再到八卦，八个方位，跟五行的八个位置对应，震巽离坤兑乾坎艮。这些内容是属于哲学层次的，也属于宇宙的普遍规律。戴九履一，左三右七，二四为肩，八六为足，五路中宫，这些数字是从《河图洛书》演化而来的。雷、风、火、地、泽、天、水、山，与八卦对应。这些内容太高深博大，我们不深入去讲，主要讲四方四季和人体的对应关系。

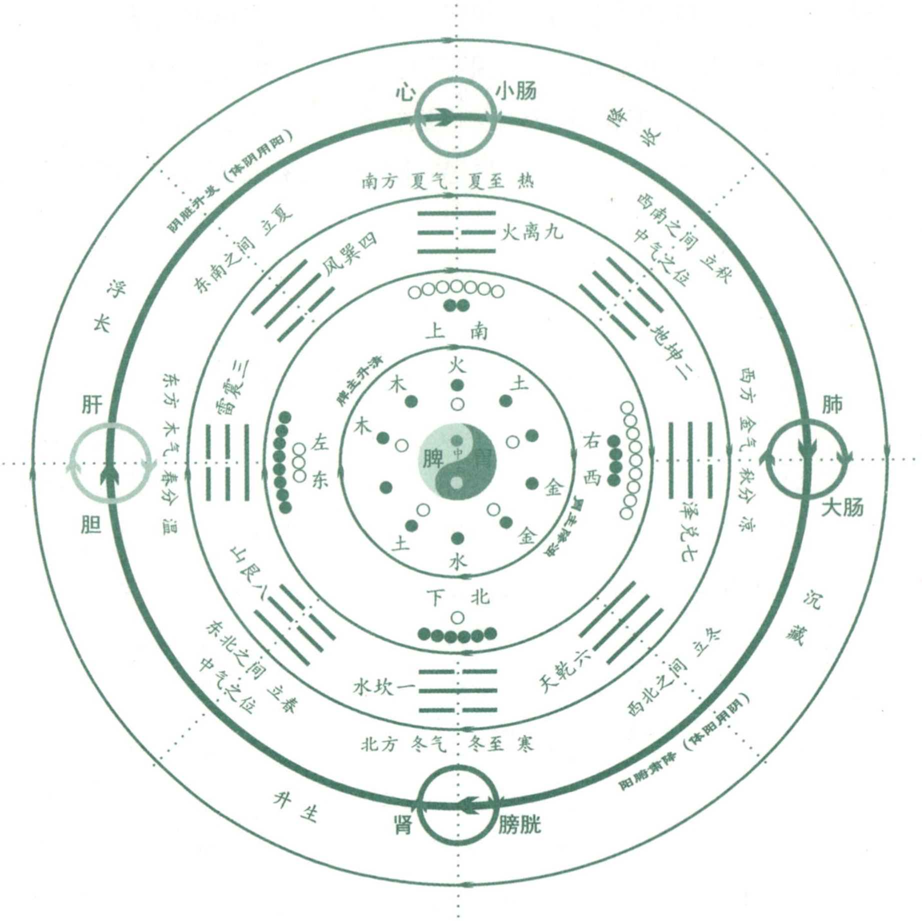

螺旋状圆运动模型总图

左边是东方，南方在上面，右边是西方，北方在下面。左边是春天，上面是夏天，右边是秋天，下面是冬天。长夏对应的是五行的“土”，画一根斜线，对应长夏。春天是温，夏天是热，秋天是凉，冬天是寒，长夏是湿。最重要的是跟我们的身体如何对应：左边是肝，上面是心，右边是肺，下面是肾，中间是脾，这是五脏，肝、心、肺、肾、脾。东方属风木，它是往上生长的，心对应的是夏天和火热，而肺对应的是秋天和凉燥，它是肃降的，肾对应的是北方、冬天、寒水，它是主收藏的。实际上，这个圆圈可以一层一层不断地往外扩展，乃至于包含宇宙万物。

在关于“肝心肺肾”的这个大圆上面，我们还要继续画一些小圆，也就是我们讲的“大圆套小圆”。比如说在左边的位置，小圆代表肝和胆，肝从左边升，胆从右边降；上面的小圆，左边是心，右边是小肠，左升右降；右边是肺和大肠，一升一降形成一个小圆；然后肾和膀胱，一升一降形成一个小圆。这是外面的大圆，加上中间脾胃组成的小圆，一共是五个小圆。我们的“六腑理论”中还有一个三焦，但是三焦本身不是一个单独的器官或系统，所以一般不与其他五腑相提并论。五脏和五腑对应起来成为五组，就是五个小圆。这五个小圆有四个是挂在外面的大圆上面，它的主动力来自四脏：肝、心、肺、肾，它的从动力来自四腑，就是每一个相对应的腑。在这个图上，我们看到它们都有固定位置，好像是静止的，实际上它们是无时无刻不在旋转的，它是一个动态的、持续螺旋状旋转运动的立体模型。

这是螺旋状圆运动理论及其模型图，在后续的疾病理论（病因病机分析）、诊断与辨证施治（圆运动辨证是最简洁高效、具有高度概括性的辨证方法，可以快速找到对症的治法和方药）中，我们会反复讲到这个理论及其模型图的临床应用。

第三节　阴阳学说

阴阳学说，是研究阴阳内涵及其运动变化规律，用来解释宇宙万物的发生、发展和变化的一种古代哲学思维方式，是古代用来阐释宇宙变化的一种方法。

一、阴阳的概念

1. 从无到有的阴阳变化认识

首先，我们来看“无中生有图”。最底下有一个空心的圆，叫做“无极”。无极一动则生阳，一静则生阴，于是无极生出了太极，太极一动一静生出阴阳（两仪），阴阳生出四象，四象生出八卦。

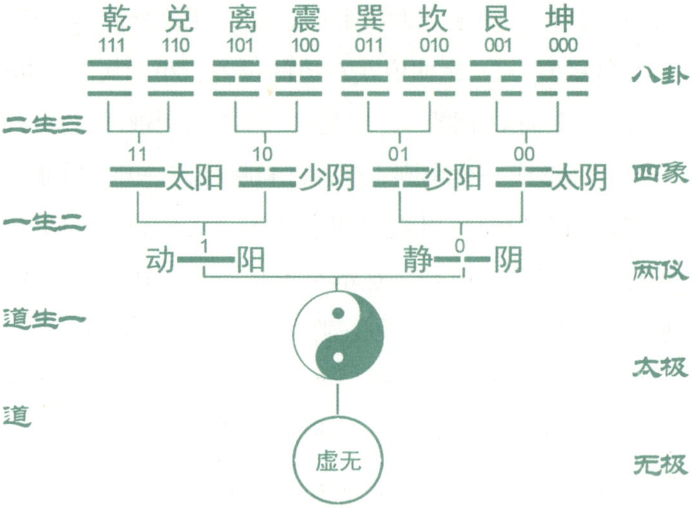

无中生有与八卦生成图

世间的万事万物都是从无极中而生出来的。无极从生出阴阳开始，就有了从零到一的突破，然后才有一生二、二生三、三生万物。这是最基础的《无中生有图》，也是《八卦生成图》。最上面一行，震离兑乾，坤艮坎巽，如果我们把它们按顺序画在太极图上，一边四个阳，一边四个阴，就是先天八卦的顺序。后来周文王调整了一下顺序，就是我们圆运动图里面用的后天八卦的顺序。

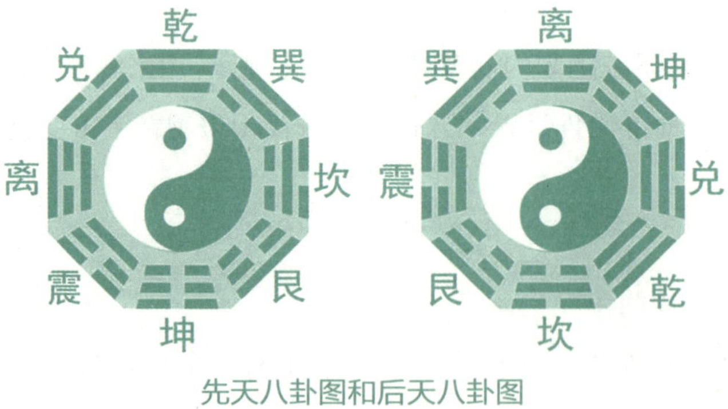

先天八卦图和后天八卦图

中医的阴阳理论，主要在《黄帝内经·素问》的第五篇《阴阳应象大论》里面，此外还有第四篇《金匮真言论》、第六篇《阴阳离合论》、第七篇《阴阳别论》、第七十九篇《阴阳类论》等，但最主要的是第五篇。《黄帝内经》的“大论”，篇幅比较长，字数比较多，讲得比较全面。对阴阳比较有兴趣的同学，可以看《阴阳应象大论》这一篇，当然如果能够把整本《素问》仔细看一下更好。《中医基础理论》教材，是按阴阳的概念、阴阳的基本内容、阴阳的形成、阴阳跟中医的关系、阴阳在中医方面的应用的逻辑顺序来讲的，个人认为更适合初学者。

《阴阳应象大论》云：“黄帝曰，阴阳者，天地之道也，万物之纲纪”。“天地之道”，就是天地生成和运行的规律，即阴阳所讲的内容。“变化之父母”，阴阳相生相克是必然的，万事万物的生成与变化都必然符合这个规律，所以称之为“道”。“生杀之本始”，是生和灭的起点与终点。阴生于阳，阴极而生阳；阳生于阴，阳极而生阴，它是有一定规律的必然现象。

2. 阴阳的基本概念

阴阳两个字的繁体字。先看“陰”字，今天有云挡住了太阳叫陰；“陽”字，右边是“日月为昜”，太阳在上月亮在下，出太阳就是“陽”。这“陰陽”二字很有意思，换成简体字就没那个意思了。简体字的“阴”，右边是一个“月”字表示月亮，“阳”字右边是一个“日”字表示太阳。繁体字和简体字差别挺大的。

一动生阳，一静生阴。动是绝对的，静是相对的。如果从最微观的“气”的层面，或者说夸克、弦、波，或质子、电子等粒子层面来看，万物都是在动的，但用肉眼观测很多还是静止的。动则生阳，静则生阴。这里讲的是阴阳的来源。

阴阳一体，是指阴阳双方在一个统一体中协调共济。阴和阳合在一起就是一气，一个太极或圆圈，分开了就是一个阳爻，一个阴爻。阴阳虽然对立相反，但它们在一个统一体中协调共济。万事万物中都有阴阳，阴阳都是同时存在的。天地的阴阳二气，交感和合，产生冲气，推动宇宙万物的发生、发展和变化。人体的阴阳二气，如果很协调，一身之气中和畅达，就可以维持正常的生命活动。

刘力红老师说：“只要认识了阴阳，就算真正入了中医的道，就能够明白中医的道理。”所以，阴阳是中医和中国古代哲学最基础、最核心的理论。

阴阳是对自然界和人体内相关联的某些事物或现象对立双方属性的概括。阴阳可以表示为向阳则为阳，避阳则为阴。具有升浮长功能的、向上的、向外的、发散的、轻浮的、充满生机的、以功能作用为主的，属于阳；而沉淀的、敛藏的、下降的、没有生气的、以实体物质为主的，属于阴。阴是比较安静的，比较阴柔的；阳是比较激动的，比较刚烈的。

《阴阳应象大论》中有一句非常重要的话，“阳化气，阴成形”。这个理论可以广泛应用于中医理论与辨证论治过程中。比如人体里面长了囊肿、息肉、结石、肿瘤等，就属于“阴成形”的结果，是因为体内的阳的气化功能不足，导致阴性的物质聚集。古人惜字如金，这六个字可以说是一个总纲。当身体里面气化功能的能量不足，治疗的时候就需要补阳，让阳和阴达到基本平衡。阳可以克阴，阴可以制阳。它们之间达到平衡时，阳的气化功能恢复了，阴产生的问题自然就解决了。“寒极生热，热极生寒”。寒到极致就会生热，热极就会生寒，这是阴阳互根互用和互生的问题。“寒气生浊，热气生清”，热气趋上，清气是往上走的，寒气趋下，浊气是往下沉的。

关于阴阳的含义，教材上面讲了几点，首先指出阴阳是实体，比如天是属阳，地是属阴；太阳是属阳，月亮是属阴；火是属阳，水是属阴……所有大自然中一切实体的东西，都有阴阳属性。

第二，阴阳指的是气，也就是说气分为阴阳。具有往上升、上浮、升发、发散特性的气属于阳性；具有沉降、收敛、趋下特性的气属于阴性。阴气凝聚为地，阳气为上为天，“清阳者薄靡而为天，重浊者凝滞而为地”。这个“气”的范畴与含义，基本与第一节的“气”是同一个概念。宇宙在最初形成的时候，人体所有的一切，都是由“气”构成的，而这些“气”都具有阴或阳的属性。

第三，阴阳是指事物或者现象的属性，是对事物对立统一的表达，是从有形的实体含义，不断地抽象发展而来的。最开始时，对着阳光的一面是阳，背着阳光的一面是阴，很朴素的道理。后来，古人把这个简单的现象，提炼成了阴阳理论，产生了一对唯物主义辩证哲学概念，也就是阴阳理论。现代西方哲学，是近代才出现所谓的辩证唯物主义，而我们老祖宗几千年前就已经在运用这些道理了。

从向阳和背阳又发展出了上为阳，下为阴；外为阳，内为阴；左为阳，右为阴；南为阳，北为阴等概念，还有天为阳，地为阴；昼为阳，夜为阴；春夏属阳，秋冬属阴；温的、热的属阳，寒的、凉的属阴；干燥的属阳，湿润的属阴；轻的属阳，重的属阴；清的属阳，浊的属阴；明亮的属阳，昏暗的属阴；上升的、发散的、动的、兴奋的、亢进的，这些属阳；凝聚的、收敛的、下降的、静止的、抑制的、衰退的，这些属阴。古人通过它们之间的共性分出阴阳，所有的东西都进行归类，要么属阴，要么属阳。

定义里面提到，自然界或人体内相关联的某些事物或者现象。什么叫做相关联的某些事物或者现象？比如说桌子和墙壁，它们谁属阳谁属阴？我们发现，它们二者之间乍一看似乎并没有必然的关联性。桌子和墙都在房间里面，没有明显的相关性，没有特别的同一参照物。如果说，墙在外面，那它是属阳，桌子在房子里面，则是属阴。如果说天花板和地板，天花板在上，属阳，地板在下，属阴，因为它们有相关性。所以，必须要互相之间相关联的两个东西，才可以去讨论它们之间的阴阳属性。再举个例子，我的手机和我这个人，哪个属阳，哪个属阴？很明显，这两者没有直接的关联性，所以它们并不具备阴阳属性的分类和联系。

因此，阴阳讲的是相关联的事物或者现象，或者是同一个事物内部的两种属性。什么叫同一个事物？比如一个男人，后面是阳，前面是阴；左边是阳，右边是阴。它是同一个事物，两种相对应的属性，而不是完全不相干的。古人说“不是东风压倒西风，就是西风压倒东风”。两个矛盾的东西，它们之间会互相对立，互相制约，互相排斥，同时又互根互用，互相吸引，相辅相成，保持着一个动态平衡的状态。

矛盾有主次。比如，在分析疾病原因时，有阴虚，又有阳虚，或阴阳两虚。在这个问题里面，必然会有一个主体。所以，看病应该找到主要矛盾，从根源上去治，而不是头痛医头、脚痛医脚，应当有整体辨证的思维。

八纲辨证把阴阳作为核心，所以又称为阴阳六纲辨证。表里、寒热、虚实的辨证是表层的，而阴阳是根本性的、底层的，是从阴阳总纲再去细分表里、寒热、虚实的。所以，归根结底，最根本的东西就是阴阳。

所以阴阳理论有没有用？当然是非常有用的。诊断辨证时要用它，选方用药时更要注意阴阳。一个药，到底是滋阴还是潜阳，是补阳还是升阳，需要搞清楚。还有，在一个方子里面，滋阴或补阳的药分别需要占多少比例，都要考虑好。现在官方中医正在向这个方向发展，也就是所谓的中医科学化、数据化。又比如，扎针的时候，选阴经还是阳经，选左手还是右手，选上半身还是下半身，都有影响，效果都不一样。为什么呢？因为这里面都有阴阳，每一根针扎下去，每一个穴位选下来，都要考虑它的阴阳属性问题。

实际上，阴阳很简单，是普遍存在的规律，世上所有的东西必然会有阴阳。比如，太阳属阳，九大行星就属阴；地月系，地球属阳，月球就属阴；地球上面，东半球属阳，西半球属阴；赤道属阳，两极属阴。从微观的角度来说，不管是电子、光子、中子，还是原子、核子等，所有的粒子都有正电荷和负电荷，正电荷是阳，负电荷就是阴。我们日常生活中常见的电池，上面也有一个加号（正极）和一个减号（负极），代表一阳一阴。所以，世间的万事万物，从宏观到微观，包括我们前面讲的当前最小物理单位“夸克”，里面也分阴和阳，正和负。因此，阴阳既可以无穷大，也可以无穷小。以后科学继续发展，夸克还可以继续往下分，但是不管怎么分，依然会有阴阳。有阴阳，就一定会有圆运动，会有螺旋状旋转，这是必然的。

不管是现代科学，还是古代哲学，都包含着阴阳，也包含着螺旋状圆运动理论，它们是始终存在的。这两个理论，几乎可以应用于任何学科，不管人类文明如何发展，它们基本上都是不会变的，是接近于真理的理论。世上没有绝对的真理，但是这两个理论，是最接近真理的。当然，螺旋状圆运动理论可能会继续深化和完善,但是基本的理论和模型是不会变的。我们在分析、解决问题的时候，直击根本，就能事半功倍，因为从一开始用到的就是最准确的公式或思路。

3. 事物的阴阳属性

阴阳是对自然界相互关联的某些事物或现象的对立双方属性的概括，也就是说，讲阴阳的时候，不仅仅在讲天地、日月、动静，也是在讲世间万事万物的属性归类。我们心里要有一个概念：阴阳是一个归类，把世界上所有的事物按属性分成两类，一个属阴，一个属阳。阴阳既可以标示相互对立的事物或者现象，又可以标示同一事物或者同一个现象内部对立着的两个方面。

我们看毛主席的《矛盾论》就会发现，矛盾论其实就是从阴阳对立的概念延伸出来的,是一种唯物主义的哲学观点。“表示相互对立的事物或者现象”，指的是对外的矛盾。比如火与水，是一对矛盾，也是一对阴阳。“标示同一事物或者现象内部对立的两个方面”，指的是内部矛盾。比如水库里的水很深，夏天太阳晒到水库上面，表层的水温度较高，深处的水温度较低，到了冬天，水面温度较低，深处的水温反而更高一点，这是事物内部的矛盾。

读完毛主席的《矛盾论》之后，再来理解阴阳就容易多了。毛主席的文章非常接地气，在那个年代，只要识字的人都能看懂。但是我们很多大学毕业生都不一定能看得懂《黄帝内经》，一是因为它是文言文，二是因为它的内容高度抽象化、哲学化，甚至有些碎片化，理解和融会贯通会比较困难。建议大家读毛主席的五篇哲学著作，尤其是《矛盾论》，对于理解中医思维非常有帮助。我一直讲看病要抓主要矛盾，就是从《矛盾论》学来的。

事物阴阳属性的绝对性和相对性，其实讲的是矛盾的普遍性和特殊性。事物阴阳属性的绝对性，表现在其属阴或属阳的不可变性上，比如火是热的，水是凉的，这是它们两个的主要属性，是不可逆、不可改变的。事物阴阳属性的相对性，体现在三个方面：一是阴阳属性可以互相转换；二是阴阳之中又有阴阳；三是因为比较对象的改变而发生改变，阴阳属性可以互相转化。比如，水和火这一对阴阳，水烧开之后温度变高了，阳的属性就增加了，阴的属性就降低了。当它气化，变成水汽之后，就属阳了。因为比较对象的改变而产生改变，是指参照物或参照系的问题。比如关于昼夜的阴阳属性，一般的说法是，上午属阳中之阳，下午属阳中之阴，前半夜属于阴中之阴，后半夜属于阴中之阳。因为上午的时候不管月亮有没有在天上，我们都看不到月亮，从早上 10 点到午后 3 点这段时间，只有太阳的存在而没有月亮，哪怕太阳不出来也看不到月亮；到了下午太阳要西沉了，月亮就出来了，这个时候不管月亮是在东边还是西边，是上弦月还是下弦月，只要光线好就可以看到月亮。

当阳要下降的时候，阴即将升起来，这时你就可以感觉到阴的出现，所以叫做阳中之阴。前半夜是阴中之阴，太阳落山以后，阳完全沉下去了，表现出来的全部都是阴气，所以叫做阴中之阴。到了后半夜，太阳快要出来了，好比树木正要发芽，种子正要破土而出，这个时候它有一种阳气在里面要生发出来，所以叫做阴中之阳。

四季的属性，一般的说法是：夏天属太阳，是阳中之阳；秋天属少阴，阳中之阴；冬天属太阴，阴中之阴，是最冷的时候；春天属少阳，叫阴中之阳。这个也好理解，跟白天晚上的阴阳变化差不多。

阴阳一体观还表现在统一体中的阴阳双方，每一方都含有另一方，阴中有阳，阳中有阴。太极图上，左边是阳，但是阳里面也有阴；右边是阴，但是阴里面也有阳。而且，阳是从阴里面生出来的，阴也是从阳里面生出来的。太极图上的两个鱼眼，就是阳中有阴，阴中有阳。

二、阴阳学说的基本内容

1. 阴阳互根互用

阴阳互根，互源互用，就是在互相依存的基础上，某些阴阳范畴还存在着互相支撑、相互促进的作用。我们常说“阳生于阴，阴生于阳”，这句话出自《淮南子》。阴阳互源互用的关系，在大自然和人体内体现得十分普遍。比如，四时寒暑更替和气候变化，就是阴阳二气运动变化的结果，这是很普遍的规律。《阴阳应象大论》里面说：“阳生阴长，阳杀阴藏”。

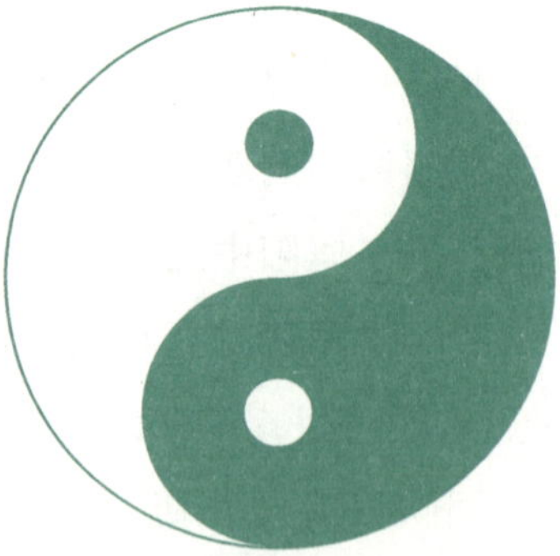

阴阳互藏示意图

阴阳相互吸引，是与阴阳相互排斥相对而言的。因为阴阳双方相吸相抱而维系它们处于一个统一的整体中。如果阳跑到一边去，阴跑到另一边去，各走各的，就没办法形成一个整体。所以，它们的关系是既互相对立，又互相制约，既互相依存，又相反相成。

阴阳互根，是指一切事物或者现象相互对立着的阴阳两个方面，具有相互依存、互为根本的关系。也就是说，阴和阳任何一方都不能脱离另一方而单独存在，每一方都是以相对的另一方的存在作为自己存在的前提和条件的。这就是“孤阴不生，孤阳不长”。《黄帝内经》说“阴阳离决，精气乃绝”，意思是阴和阳如果分离了，人就差不多没救了。阴和阳，本来是同一事物的两个方面，它们互相依存、互根互用，又互相对立制约。阴和阳是一个整体，如果这两个部分分离了，那么生命就走到尽头了。

阴阳互用，阴阳双方具有相互滋生、促进和助长的关系。《阴阳应象大论》说:“阴在内，阳之守也，阳在外，阴之使也”，就是阳以阴为基础，阴以阳为偶，偶就是配偶的意思。“阴为阳守持于内，阳为阴役使于外”，就是一个守在里面，一个使在外面，使就是用。如果相互为用的关系被破坏，阴阳没办法互相作为支柱，就会出现阴损及阳、阳损及阴的病变。

2. 阴阳对立制约

阴阳对立是阴阳双方存在着相互制约的特性，阴能制阳，阳能制阴。通俗来说就是：如果阴不够了，阳就会失去制约而过于亢奋，就会出现各种阳性病变的问题；如果阳太虚弱了，阴就会失去制约而变成阴气太盛，就会出现各种阴性病变的问题。

《伤寒论》六经辨证，首先把疾病分为两个大类：阳性病变和阴性病变。阳性病又分为三经：太阳病、少阳病和阳明病，阴性病也分为三经：太阴病、少阴病和厥阴病，合起来就是六经。

属性相反的阴阳双方，在一个统一体中，相互斗争、相互制约、相互排斥。阴阳的相互对立，主要表现在它们之间的相互斗争和相互制约，阴阳之间的对立和制约维持了阴阳之间的动态平衡。

我们在八卦生成图上，画出代表“阳”的一长横（阳爻），代表阴的断开的两短横（阴爻），它们分别代表动和静。你会发现，如果只画一边，而另一边不画，它是无法平衡的。底下的这个圆圈或太极图，就像一个天平一样。所以如果天平失去平衡，这种东西就不可能存在，或者即使存在也非常短暂。必须左右平衡，也就是阴阳基本保持平衡，下面作为无极或太极的天平，才能够维持正常运转，才能生生不息、永恒不止。

当人体处于正常的生理状态时，阴阳两方面是相互制约和此消彼长的，在这种不断变化之中维持身体阴阳的动态平衡。

我们看圆运动模型图，大圆上面有四个小圆。大圆左边的小圆是肝和胆，肝是阴，胆是阳，阴阳维持动态平衡的状态，大圆的左边就没问题；如果肝血不足，或者胆腑相火太旺，小圆的阴阳就会失去平衡；当左边的小圆出了问题，那么大圆相应地也会出问题。其他的小圆也是一样的道理。所以首先要维持各个小圆的动态平衡状态，才能维持整个大圆的正常运转。

我们的身体就像骑自行车一样，需要保持动态平衡的状态。骑自行车的时候，车身不需要绝对的直立，也就是说它并不是处于一种绝对的平衡状态，只要是在动态平衡状态下保持往前移动，无论快或慢，它都不会倒；但是慢到一定程度，或静止下来，它就会倒。同样，人体在动态平衡状态下也不容易生病。如果哪个地方的小圆出了故障没有及时修正，人的健康就容易出现问题，就像自行车失去动态平衡就会倒掉。当然，人体没有绝对的健康，只有相对的健康。

3. 阴阳交感互藏

阴阳交感，是指阴阳二气相互感应和交合，发生相摩相错相荡的结果。阴阳二气交感的概念会稍微抽象一点，它说的是宇宙万物生成变化的本源问题。《阴阳应象大论》曰：“阴阳者，万物之始也。”因为有阴阳相互交感才有了世间万物。如果最初没有阴阳和合这一过程，就不会有宇宙的成形。

从微观来说，是质子里面的正负电荷的撞击；从宏观来说，是整个宇宙的螺旋运动，形成了40亿年前的宇宙形状。归根到底，是因为有阴阳相互交感和合的过程，才产生了天地一切。

在八卦生成图中，左边一动生阳，右边一静生阴，阴和阳互相交感，以某些形式存在感应。现代物理学把它称为量子纠缠，或者强相互作用，或者弱相互作用，微观粒子之间的这种相互作用，是宇宙万物赖以生存和变化的根源。如果阳和阴之间不发生关系了，没有这个相互作用了，那么这个世界也就到此为止，或者不复存在了。所以古代哲学认为，构成宇宙万物的本源之气，是由自身的运动分化为相互对立的阴阳二气。阳气升腾而为天，阴气凝聚而为地，天气下降，地气上升，天地阴阳二气相互交感和合，产生了天地万物。如果天和地不交感，世间万物就无法存在、生长和变化。比如，没有太阳光，草木和生命都无法生长。《周易·系辞下》说："天地氤氲，万物化醇，男女构精，万物化生"。

阴阳互藏，是指相互对立的阴阳双方中的任何一方都包含着另外一方，即"阴中有阳，阳中有阴"。比如，在八卦生成图上，最下面的空心圆，里面已经包含了阴和阳。再往上看，这个长横的阳爻，虽然表现出来的是阳，但是它里面其实是包含了阴和阳的，否则就没办法产生太阳和少阴；两个短横的阴爻也是一样，如果只有阴没有阳，也产生不出太阴和少阳来。

事物或者现象的阴阳属性，是根据它所含的属阴或属阳成分的比例大小而定的。也就是说，阴和阳是相对的，不是绝对的。我们把它称之为阳，是因为它里面阳的属性更多一些；之所以称之为阴，也是因为它里面阴的属性更多一些，但不是绝对的阴。

阴阳互藏，是阴阳双方交感和合的动力根源。《周易》里说到："本乎天者亲上，本乎地者亲下"，意思是阴中有阳就能升，阳中有阴就能降。圆运动模型图显示，在上的心火为什么能降？在下的肾水为什么能升？正是这一理论的体现。太极图为什么画一对鱼眼？恰好说明了阴阳之间互相交感、阴阳互藏。

4. 阴阳消长与转化

对立互根的阴阳双方的量和比例不是一成不变的，而是处于不断地增长或者消减的动态变化过程之中。虽然我们从图上看，太极图的两边整体上是几乎完全相等的，因为那是用标准圆规或制图软件画出来的；在某个同一时间节点，阴阳并不是完全等量的。实际上，阴和阳总是处于一种动态的平衡之中，就像骑自行车一样，车子完全垂直的时候是很少的，不是偏左就是偏右，但是车子并不会倒，因为维持了一种动态的平衡。

阴阳之间，正常时是保持着动态平衡的。一旦偏得厉害，就会失衡。阴阳的严重失衡，是产生疾病的根本原因。所以，我们要保证阴阳基本上保持一个动态平衡的状态。

阴阳的消长，是阴阳运动变化的一种形式。导致阴阳出现消长变化的根本原因,在于阴阳之间存在着对立制约和互根互用的关系。因为有制约的关系，所以会消；因为它们互根互用，所以会长。所以，阴阳双方在一定程度上的消长变化，反映了事物之间相互对立制约和互根互用关系的协调平衡。在自然界中，表现为气候的正常变化；在人体中，则表现的是生命过程的协调有序。

阴阳转化，就是相互对立的阴阳双方，在一定条件下，向对立面转换。在太极图上，阴降到最底下，在阴气最旺的时候产生了阳，阳是从阴生出来的；阳不断地增加，到最旺盛时，又产生了阴，所以阴和阳都是从对方产生或转化而来的。

当阴阳双方的消长运动发展到一定阶段，事物内部阴与阳的比例就出现了颠倒，事物的属性就发生了转化。阴阳的转换，一般都发生于事物发展变化的极端阶段，这也叫做“物极必反”。因此，在事物的发展过程中，如果说阴阳消长是一个量变的过程，那么阴阳转化就是在量变基础上产生的质变。

5. 阴阳自和与平衡

阴阳自和，是指阴阳双方自动维系或者自动恢复协调平衡状态的能力和趋势。很多疾病是能自愈的，因为阴阳会自己维持动态平衡的状态，或者通过外来的干预达到动态平衡的状态。

自和是阴阳的本性，是阴阳双方自动向最佳目标的发展和运动，可以把它理解成阴阳自动取得平衡的过程。比如在太极图上，阴不够了，它通过自己修复把阴补齐；或者说阴太过了，它自己把多余的泄掉，又恢复到一个动态平衡的状态，这就叫阴阳自和。

我们治疗疾病时，所要做的就是促使阴和阳达到平衡。用什么方法呢？用针或药或者其他工具，使用补或泄等方法，比如，阳盛而阴虚，那么就可以通过滋阴或潜阳的方法，让它们达到一个基本平衡的状态，问题就解决了。

阴阳平衡，是指阴阳双方在相互斗争和作用中处于大体均势的状态，阴阳相互协调、相对稳定。假设用体积来讲的话，二者要基本相等，才能够达到阴阳基本平衡的状态。我们解释“中医”的“中”字,有“中和”的意思,“中和”就是平衡、中庸的意思，所以中国的文化核心理念都离不开“中”字。

综上所述，关于阴阳的主要内容包括：阴阳对立，阴阳制约，阴阳互根，阴阳互用，相互吸引，阴阳互藏，互相转化，阴阳交感，阴阳消长，阴阳自和，阴阳平衡等，重在理解，明白其中的道理就可以，不用死记硬背。宇宙中一切事物和现象，它们的发生、发展和变化，都是阴阳双方互藏交感运动的结果；人体的一切生命活动，包括生、长、壮、老、死的变化，以及脏腑经络的协调，都是阴阳双方对立互根、关系协调稳定的表现。

三、阴阳学说在中医学上的应用

阴阳学说在中医学中的应用，主要分为四大块：第一是物质层面，讲阴阳在组织结构和生理机能方面的应用；第二是病理方面，就是研究疾病产生的机理、原理和病机的一些理论；第三是在疾病诊断方面的应用，包括四诊和辨证；第四是在疾病的预防和治疗方面的应用。

《素问·宝命全形论》曰：“人生有形，不离阴阳。”人是阴阳的结合体，因为有阴阳的结合才产生了受精卵，也叫做阴阳和合，形成胚胎，再慢慢地生长，形成一个完整的生命。

在生理功能方面，以阴阳的运动规律和形式说明人体阴阳均衡的生理状态；以气的阴阳对立互根说明脏腑的生理状态。《素问·调经论》曰：“阴阳匀平，以充其形，九侯若一，命曰平人。”人在阴阳平衡协调的时候，身体状态就是最好的状态。

阴阳最重要的应用就是用来阐释疾病的病理变化。疾病，是病邪作用于人体而导致阴阳平衡失调，出现脏腑组织损伤、生理功能失常或者心理活动障碍的过程。或者说，疾病首先产生的结果就是阴阳失衡，在这个过程中，还存在着脏腑的损伤、脏腑功能的障碍、阴阳的失调与修复、调节自和的矛盾斗争和邪正盛衰的变化等。疾病会伤害身体，让身体阴阳失衡；而身体的阴阳也会自和，恢复到平衡的状态。阴阳自和的过程，就是身体自我修复的过程，但是需要提供足够的能量和时间去修复。在圆运动模型图上，阴和阳太过或不及就会产生疾病。同时，圆在转动时，不停地主动寻找需要修补的地方，太过了就泻掉，不及的地方就填充补齐起来。这是身体的自愈功能。如果主动修补（自愈）不了，就需要外来干预，这就是疾病的诊疗过程。《中医颂》里面有一句歌词：修修补补一个圆运动，说的就是这个自愈或诊疗过程。我们体内的气，为什么叫“一气周流”？因为从左边升上去的是气，自右边降下来的也是气，人体内圆圈里面都是气，而这个气一直在周而复始地流动，所以叫“一气周流”。所以，生病的时候，给身体提供足够的能量和时间，身体就会自动把圆修补好，疾病就可以痊愈。

1. 说明人体的组织结构

首先我们从物质的角度来讲，阴阳在组织结构和生理机能方面的应用。脏腑和形体组织的阴阳属性，就大体部位来说，上半身属阳，下半身属阴；体表属阳，体内属阴；前面为阴，后面为阳；就四肢来说，四肢的外侧为阳，四肢的内侧为阴。我们把手伸出来（伸出时手心向内，手背向外），向内的属阴，向外的属阳。以脏腑来分，五脏属阴，六腑属阳，因为五脏是整体偏向于实心，而六腑基本上是空心、能够容纳东西的。

阴阳之中又有阴阳，所以分属于阴阳的脏腑、形体、组织还可以再分阴阳。比如，体表属阳，但皮肉是阳中之阳，筋骨是阳中之阴；如果再继续分的话，皮肤是阳中之阳，肌肉又是阳中之阴；筋是阴中之阳，骨是阴中之阴。如果按五脏来分阴阳，心肺居于上面，也就是上焦，心属火，位于南方，通于夏天，所以心属阳中之阳；肺属金，位于西方，通于秋，属于阳中之阴；肝、脾、肾居于膈下，古人把肝肾归于下焦，肝属木，位于东方，通于春，是阴中之阳；肾属水，位于北方，通于冬天，属阴中之太阴；脾属土，居于中央，主四时，属阴中之至阴。《素问·金匮真言论》曰：“背为阳，阳中之阳，心也；背为阳，阳中之阴，肺也；腹为阴，阴中之阴，肾也；腹为阴，阴中之阳，肝也；腹为阴，阴中之至阴，脾也。”

经络系统也有阴阳属性。十二正经，手足都有三阴经和三阳经。在肢体外侧面的属于阳经，在肢体内侧面的属于阴经。阳经分别有手足阳明经、太阳经、少阳经；阴经分别有手足太阴经、厥阴经、少阴经。还有奇经八脉中的跷脉和维脉，行于内侧的叫阴跷脉和阴维脉，行于身体外侧的叫阳跷脉和阳维脉。督脉行于背，总督一身的阳气，称为阳脉之海；任脉行于腹，总任一身的阴经，称为阴脉之海。

这是从身体物质层面来讲的阴阳，也就是从身体的组织结构和身体机能方面来分阴阳的，包括在人体的生命活动中，由脏腑和经络、形体器官协调完成的一些脏腑经络的机能，是以储藏和运行于其中的精气为基础的。精，藏于脏腑之中，主内守而属阴；气，由精所化，运行于全身而属阳。精与气的相互资生、相互促进，维持了脏腑经络、形体、官窍的机能活动。

2. 概括人体的生理功能

《素问·阴阳应象大论》曰："阴阳者，天地之道也，万物之纲纪，变化之父母，生杀之本始，神明之府也，治病必求于本。故积阳为天，积阴为地。阴静阳躁，阳生阴长，阳杀阴藏。阳化气，阴成形。寒极生热，热极生寒。寒气生浊，热气生清。清气在下，则生飧泄；浊气在上，则生䐜胀。此阴阳反作，病之逆从也。"这一段讲的其实就是天地宇宙万物包括人体的总规律，我们把它称之为"道"。张景岳表示，道就是阴阳之理，道一分为二就有了阴阳。太极一动生阳，一静生阴，阴阳是万物之纲纪。大的叫纲，小的叫纪，总的为纲，周的为纪。事无巨细，莫不由之，所有的万事万物都是要有纲纪的阳与之正气以生，阴为之主持以立者，阳是作为一种正气，滋生万物，充满活力，具备功能；阴气赋予并维持结构形态，更偏向于实体物质。《素问·天元纪大论》曰："物生谓之化，物极谓之变。"《周易》曰："在天成相，在地成形。"《阴阳应象大论》篇说："阴阳为生杀之本始"。张景岳注曰："生杀之道，阴阳而已，阳来则物生，阳去则物死。"人体的生命要靠阳气来维持，阳气充足，身体就健康，阳气慢慢地消失，到最后阳气已尽，称为阳寿已尽，生命就结束了。所以，人要靠阳气来维持生命，所有生物也都需要靠阳气才能生存，"阳去则物死"，阳气一离开，生命自然就消失了。

《素问·六节藏象论》曰："生之本，本于阴阳。"所有生命的生长都来自阴阳。

只有阴和阳同时存在，阴阳合和，才能够出生和生长，而不是单纯地生于阳或者阴。所以没有专门的“扶阳派”“火神派”或“滋阴派”。

3. 阐述人体的病理变化

中医讲“治病必求于本”，本就是病的本源，根本原因。人的疾病要么在表，要么在里，要么是寒，要么是热，要么感于五运六气，要么伤于经络脏腑。所有的这些病，都不离阴阳二气。病名千变万化，但归根到底都是由阴阳失衡而引起。

《素问·阴阳应象大论》曰：“故积阳为天，积阴为地”。张景岳解释说：“阴阳体相，大小不同，形气生成，不积不厚。故心积阳至大而为天，积阴至厚而为地。”天和地，讲的是天地宇宙的道理，这是哲学的观点，古人都是把天地的道理应用到人身上，所以叫做“天人相应”。“阳化气，阴成形”，张景岳说：“阳动而散，故化气；阴静而凝，故成形。”人为什么需要运动也是这个道理，四肢肌肉筋骨关节，乃至气血经络，都需要多运动，防止体内阴性之气的凝结。

“寒气生浊，热气生清”。张景岳说：“寒气凝滞，故生浊阴；热气升散，故生清阳。”脾从左边往上升，升的是清阳之气；肺与胃降，降的是阴浊之气。“清阳出上窍，浊阴出下窍。清阳发腠理，浊阴走五脏；清阳实四肢，浊阴归六腑”。这些都是《阴阳应象大论》的内容，想深入研究的同学可以仔细研究这一篇。

阴阳互损，是指阳太盛而伤阴，或者阴太盛而伤阳，二者会互相影响，严重的情况就是阴阳格拒或阴阳转化。阴阳格拒，是指阴盛格阳或者阳盛格阴。如果身体里面很热，并且热被郁在体内出不来，就会表现为外表很寒，这叫真热假寒或者阳盛格阴；反过来，体内本来阴已经很盛而阳不足，但是外面却感觉很热，这是真寒假热，也就是阴盛格阳。

疾病，本身是一个阴阳偏胜或偏衰的过程。阴或阳太过或者不及，都是一种病理现象。阴阳的相关理论，都反映在疾病的病理病机和疾病发展变化中。

4. 用于疾病的诊治及养生指导

要保持人体健康无病，必须“法于阴阳，和于术数”。具体来说要遵循“和于阴阳，调于四时”“春夏养阳，秋冬养阴”“虚邪贼风，避之有时”“食饮有节，起居有常”“恬淡虚无，真气从之，精神内守”“志闲而少欲，心安而不惧，形劳而不倦，气从以顺，各从其欲，皆得所愿”“养其食，任其服，乐其俗，高下不相慕”，这些才是真正的养生之道。

《素问·至真要大论》曰：“谨察阴阳所在而调之，以平为期”。这是治疗疾病的最高原则。如何调呢？补其不足，损其有余，恢复阴阳的协调平衡。《济济方》曰：“冷者热之，热者冷之，痼者解之，积者散之，使阴阳各得其平，则二者无偏胜之患矣。”治疗疾病的时候，要根据病证的阴阳失调情况确立相应的治则治法，再结合药物或穴位的阴阳属性来选择适当的药物或穴位，以纠正疾病过程中的阴阳失调，从而达到治愈疾病的目的。

第四节　五行

五行学说，是用于研究木、火、土、金、水五行的概念、特性、相生相克的规律，用来阐述宇宙万事万物的发生、发展、变化以及相互关系的一种古代哲学思想。五行学说认为，宇宙间的一切事物都是由木、火、土、金、水五种基本物质所构成，自然界各种事物和现象的发展变化，都是这五种物质不断运动和相互作用的结果。

五行学说作为一种思维方法应用于中医学，用于阐释人体局部与局部、局部与整体、体表与内脏的有机联系以及人体与外在环境的统一。五行学说贯穿于中医学理论体系的各个方面，用于说明人体的生理病理，并指导疾病的诊断和治疗，成为中医学理论体系的重要组成部分。

一、五行的概念

1. 五行的基本概念

五行，即木、火、土、金、水五类物质及其运动变化。“五行”中的“五”指由宇宙本原之气分化的构成宇宙万物的木、火、土、金、水五种基本物质；“行”指这五类物质的运动变化及其相互作用。从方法论的角度来看，五行已超越了其物质性的概念，衍化为归纳宇宙万物并阐释其相互关系的五种基本属性。

五行的说法，最早在《尚书》出现，原文说："五行，一曰水，二曰火，三曰木，四曰金，五曰土"。古人观测天上五颗星的运动，提出了"五行运动"的概念。到战国时期，百家争鸣，很多学说兴起，出现了阴阳五行学派，五行理论得到了充实和提升。在长期的社会实践中，经过漫长的历史检验，证明确实很有生命力，在大家都认可的情况下流传下来。

最开始的时候，五行指的是天上的五颗星：水星（辰星）、金星（太白星）、火星（荧惑星）、木星（岁星）、土星（镇星）。《史记》记载：黄帝考定星历，建立五行。后来对应成地球上的五种物质，最后抽象化之后，代指五种属性，以及它们运动变化的属性，不只是静止的物质的属性，也包括了能量和信息的属性。因为运动本身是能量和信息的一种表现形式，没有能量，物质不会自己运动。根据物质、能量、信息的运动变化规律和它们相互之间的关系，归纳成五种属性，称之为"五行"。由于五行过于抽象，我们可以把它理解成现实中的五种物质。真正的五行理论，不能说指的就是木、火、土、金、水五种物质，但是为了方便理解，我们可以暂时把它想象成这五种物质，这是没问题的。

比如，什么东西是属于木性的？我们就去想："木"指的是花草树木，树是生长在土里的，它要汲取土里的水分和营养，它的枝干是自然向上生长、向外舒展的，它的叶子在空中和阳光下进行呼吸作用和光合作用，释放一些气出来，又吸进一部分空气进去；春天的时候它发芽生长，夏天的时候很茂盛，秋天的时候开始枯萎，冬天的时候树叶落光了……我们可以把它理解成这种实实在在的树，这是没有问题的。但是你不能说五行的"木"，就是指自然界中的树木，这就太狭隘了。

2. 五行的特性

古人在长期生产生活实践中，对木、火、土、金、水五种物质的直观观察和朴素认识的基础上，进行抽象化处理并逐渐形成理性概念，用来识别各种事物的五行属性。对五行特性的经典性概括是：木曰曲直，火曰炎上，土爰稼穑，金曰从革，水曰润下。分述如下：

“木曰曲直”是指树木大部分都是往上生长的。所谓的曲直，就是古时候用尺和规来量曲度和尺度。树木是向上生长的，能够散开的，所以它的特性就是生长的、升发的、条达的、舒畅的、张开的，这种趋势是属于木的特性。

“火曰炎上”比较容易理解。火在燃烧的时候能发光发热，火焰飘浮于上，光和热往外发散。所以它是温热的、向上升浮的、光明的，具有自然往上升腾的性质和作用，所以叫做“火曰炎上”。

“土爰稼穑”。稼穑的意思是播种和收获，播种称为稼，收获称为穑。“春种一粒粟，秋收万颗子”，所以土壤能够生化，把一颗小小的种子种到土里能够长出苗，能结出很多的果，能够有所收获，这就是土的生化作用。第二个是土的承载功能。“地势坤，君子以厚德载物”，说明土地本身就有载物的功能。比如房子必须建在土地上，不能建在空中，不能建在树上，不能建在火上，也不能建在水上，只能建在土地上。这就是承载的功能。第三个是受纳。比如说倒一盆水在地上，很快就被吸收了。绝大部分的东西，土地基本都可以吸收，包括现代各种生活垃圾和工业垃圾，大部分都要靠土地去降解，所以它的受纳功能很强。

“金曰从革”。“革”是变革。金质重坠，金的特性有肃降收敛的作用。在圆运动模型图中，金在右边，是用来肃降的。第二个，它能够清洁。比如说地下水，岩石以上的叫作潜水，在岩石里面和岩石以下的部分叫作承压水。这两种水的质量完全不一样，潜水含有很多的杂质甚至有害成分，它只是经过了泥土而没有经过岩石的过滤，所以潜水正常来说是不能直接饮用的。从岩石里面出来的水，称之为泉水，它是一种经过了岩石层层过滤的水。岩石在古代属金，因为金属是从石头里面炼出来的。经过金石的过滤之后，水变清洁了，这是金的清洁功能。

“水曰润下”。俗话说的好，水往低处流。水在自然状态下只会往低处流，而不会往高处流。水向下运行的趋势，叫做润下。润的意思是滋润。自然界中很多东西都需要水的滋润。比如土地里面没有水分就会干涸，树木缺水就会枯死。水是寒凉性质的，在没有加热的情况下它是凉的。气温可以每天都有变化，夏天的时候室外温度三十几度甚至四十多度，但水还是凉的，表示水天生具备寒凉之性。水到了冬天会结冰，土不会结冰，木也不会结冰，其他的都不会，只有水会，所以这是水特有的性质。

从这些五行的特性中我们可以看出，五行学说中的木、火、土、金、水，已经不单纯是这五种物质本身，而是这五种物质不同属性的概括。

3. 事物和现象的五行归类

五行学说依据五行的各自特性，对自然界的各种事物和现象进行归类，建立了五行系统。将事物和现象进行五行归类的时候，主要用的是取象比类法和推演络绎法。“取象”是从事物的形象（形态、作用、性质）中找出能反映本质的特有征象；“比类”是以五行各自的抽象属性为基准，与某种事物所特有的征象相比较，以确定其归属。就是看到什么东西，让你联想到五行里面的哪一行。比如说木，树是属于木，花草也是属于木，那么推而论之，所有的植物，或者用植物制造的东西，都可以归属于木性。这些自然而然能够联想到的就是取象比类。推演络绎法是根据已知的某些事物的五行归属，推演归纳其他相关的事物，从而确定这些事物的五行属性。例如：已知肝属木，由于肝胆相表里，肝主筋，其华在爪，开窍于目，因此可推演出胆、筋、爪、目皆属于木；同理，心属火，则小肠、脉、面、舌与心相关，故亦属火；脾属土，胃、肌肉、唇、口与脾相关，故亦属土、肺属金，大肠、皮肤、毛发、鼻与肺相关，故亦属金；肾属水，膀胱、骨、发、耳、二阴与肾相关，故亦属水。

自然							五行	人体						
五音	五味	五色	五化	五气	五位	五季		五脏	五腑	五官	五体	五志	五液	五声
角	酸	青	生	风	东	春	木	肝	胆	目	筋	怒	泪	呼
徵	苦	赤	长	暑	南	夏	火	心	小肠	舌	脉	喜	汗	笑
宫	甘	黄	化	湿	中	长夏	土	脾	胃	口	肉	思	涎	歌
商	辛	白	收	燥	西	秋	金	肺	大肠	鼻	皮	悲	涕	哭
羽	咸	黑	藏	寒	北	冬	水	肾	膀胱	耳	骨	恐	唾	呻

二、五行学说的基本内容

1. 五行生克关系

五行学说的基本内容是五行的相生相克。

五行相生的顺序是：木生火→火生土→土生金→金生水→水生木。五行图上顺时针方向就是相生的过程。在五行相生的关系中，任何一行都具有生我和被我生两个方面的关系。《难经》里面将这种关系比喻成母子关系：生我者为母，我生者为子。五行相生实际上是指五行中的某一行对其子行的滋生、促进和助长的作用。

水生木是最容易理解的。正常情况下，树木一定要有水才能够生长，如果没有水的滋润树木就不会生长，所以称为水生木。

木生火也比较容易理解。钻木取火的方法让人类拥有了可以随时使用的火，树木也是古人烧火的主要材料。

火生土是怎么来的？我们在农村的时候，把烧过的柴火灰堆积起来放到田地里面种庄稼种菜，就是把火烧过之后的东西重新回归土地，让它跟土融为一体，变成土的一部分。从地球的角度来讲，火山爆发的时候把地球里面的东西冲出来，落到地球表面，成为火山灰、火山岩、火山岛。所以火山灰落下来之后也变成了土。

土生金比较容易理解。大家都知道，大部分金属是在石头里面的，而石头是埋在土里面的，把土里面的石头挖出来，就能炼出金属，所以是土生了金。

金生水，古人认为水是从石头缝里出来的。大家注意，土里面本身没有水，土里面的水是下雨之后的水渗透在里面而已。这里涉及承压水和潜水的问题，世界上真正取之不尽用之不竭的是承压水，它储存在岩石底下并从石头缝里流出来。

五行相克指的是五行相互之间存在着有序的克制和制约的关系。五行相克的顺序是：木克土→土克水→水克火→火克金→金克木，在五行图上顺时针方向每隔一个就是相克的过程。

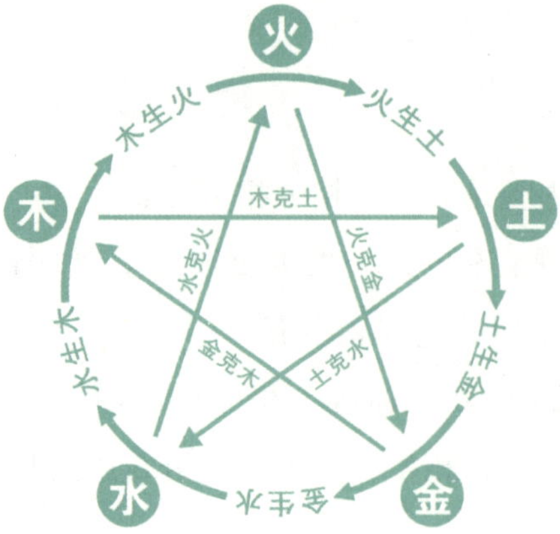

五行生克图

木克土，土地种了树之后，树根要吸收土地里面的营养和水分，这样土里面的营养和水分就会减少。大家如果有长期在农村待过的话就会知道，田地种了几年之后就变得没有营养，就需要大量施肥，农家肥或化肥之类的。比如云南文山的三七，三七种下去一般要三四年才能采收，采收完之后的地要空放至少三年才能再种。因为土壤里面的一些营养成分被三七基本上吸收了，你再种它就长不了。所以植物是在吸收土壤里面的养分，叫做木克土。

土克水，正常的小溪河流，包括大江大河，都是自由流淌川流不息的，这个自由流动是受到土的限制的“有限的自由”。所以土能够决定和控制水的方向和走势，称为土克水。

水克火，是一个最常见的自然现象。水不是可燃物质，水的化学性质稳定，水与火接触后能大量地吸收火的热量，使燃烧的物质的温度迅速降到燃点以下而熄灭。

火克金，绝大部分金属是用火炼出来的。你把一把斧头丢到温度足够高的火里，火能把斧头熔化。所以火能克金。

金克木，我们用斧头砍树，就是一个很明显的金克木的过程。

五行制化。五行相生与五行相克结合，称之为五行制化，是指五行之间既相互资生又互相制约，维持一个动态平衡的相对协调稳定的状态，推动事物间稳定有序的变化和发展。化是化生，制是制约。

五行的制化规律是：五行中一行亢盛时，必然随之有制约，以防止亢而为害。即在相生中有克制，在克制中求发展。具体表现为：木生火，火生土，而木又能克土；火生土，土生金，而火又能克金；土生金，金生水，而土又能克水；金生水，水生木，而金又能克木；水生木，木生火，而水又能克火。如此循环往复。如果这个循环中有一个环节不被制约或者不被资生，那么这个五行体系就会被打破。比如说没有水，那么金是不能生木的，它只能克木。但是金可以先生成水，水再生成木。大自然就是这么奇妙，中国古代哲学、我们老祖宗的智慧就是这么奇妙。中国人取名字的时候，为什么要考虑五行？目的就是在于找到一个平衡。这是我们中国人独有的智慧。

五行相乘。相乘是指五行中的一行对其所胜的过度制约或克制，本质上就是五行相克的时候克制得过度了，出现了木乘土、土乘水、水乘火、火乘金、金乘木。导致五行相乘的原因有两种情况：①假设 A 克 B，如果 A 过于亢盛，对 B 的克制明显超出了 B 所需要或所能承受的限度，就称为 A 旺乘 B。②假设 A 克 B，如果 B 明显过于弱小，难以承受或抵御 A 的正常克制，称为 B 虚 A 乘。五行相克是维持人体正常生理功能的必要条件，而相乘是一种病理现象。

五行相侮。相侮是指五行中的一行对其所不胜的反向制约或克制，包括木侮金、金侮火、火侮水、水侮土、土侮木。导致五行相侮的原因有两种情况：①假设 A 克 B，如果 B 过于强盛，A 不但无法制约 B，反而受到 B 的欺侮或逆向制约，称为 B 亢侮 A。②假设 A 克 B，如果 A 过于弱小，不但无法制约 B，反而受到 B 的欺侮或逆向制约，称为 A 虚 B 侮。

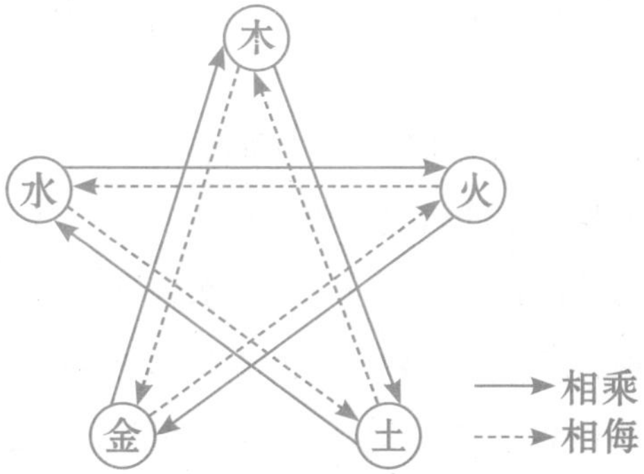

五行相乘和五行相侮示意图

母病及子，指五行中的某一行异常，累及其子行，导致母子两行皆异常。比如水不足，影响到木的生长，导致水木皆不足。

子病及母，指五行中的某一行异常，累及其母行，导致子母两行皆异常。包括：子病犯母、子盗母气等。

举例：假设这个人肝火太旺，那么肝木可能影响脾土（木旺乘土），可能影响肺金（木亢侮金），可能影响心火（母病及子），可能影响肾水（子病及母）。见下图：

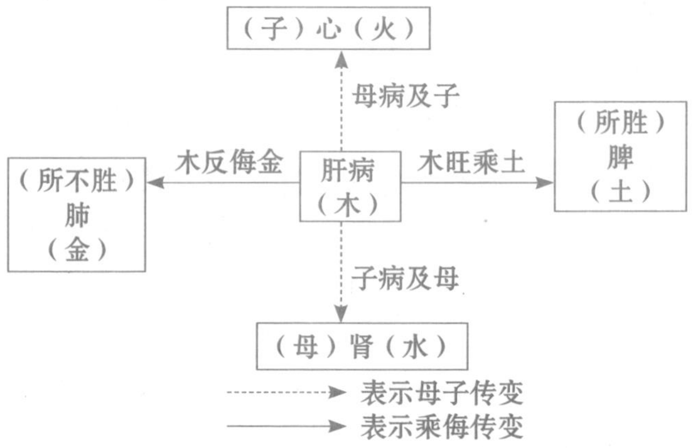

2. 五行与事物属性的关系

五行跟五化的关系：《黄帝内经》中将自然界万物生长的规律分为生、长、化、收、藏五个阶段，即为五化，分别对应木、火、土、金、水。

五行跟形体、五官、情志的关系：木、火、土、金、水分别对应人的形体的筋、脉、肉、皮、骨，对应人的五官目、舌、口、鼻、耳，对应情志的怒、喜、思、悲、恐。

五行跟五脏的关系：我们平时习惯称呼五脏为：肝木、心火、脾土、肺金、肾水。五行生克主要表示的就是五脏的生克关系，需要熟练掌握。

五行与自然的关系：木、火、土、金、水分别对应季节的春、夏、长夏、秋、冬，对应方位的东、南、中、西、北，对应气候的风、暑、湿、燥、寒。

五行除了能够阐释人体的生理跟大自然的关系之外，还能够阐释病理的相互影响。五行生克制化关系的异常，常反映在疾病的传变上。

三、五行学说在中医学中的应用

五行学说在中医学中的应用，主要是以五行特性来分析归纳人体脏腑、经络、形体、官窍等组织器官、生理功能和精神情志等各种特征和关系，构建以五脏为中心的生理病理系统，进而与自然环境相联系，建立天人一体的五脏系统。

1. 五脏的生理机能及其相互关系

用五行来说明五脏的生理特点。五行学说将人体的五脏分别归属于五行，并且以五行的特性来说明五脏的生理机能。比如木有生长、生发、舒畅、条达的特性，而肝喜条达，厌恶抑郁，有疏通气血、调畅情志的功能，所以肝属木。

构建天人一体的五脏系统。五行学说除了以五行特性类比五脏的生理特点，确定五脏的五行属性外，还以五脏为中心，推演整个人体的各种组织结构和机能，将人体的形体、官窍、精神、情志分别归属于五脏，构建以五脏为中心的生理病理系统，同时又将自然界的五方、五色、五气、五味等与人体的五脏联系起来。

以五脏为中心的天人一体的五脏系统，其实是以五行为中心，把大自然和人体以五行为中心建立起来的一个五行系统。五脏之间的生理关系、五脏的机能活动不是孤立的，而是互相联系的。五行学说运用生克制化理论来说明脏腑生理机能的内在联系，及五脏之间存在着既相互滋生又相互制约的关系，用五行的关系来说明五脏之间的这些关系。

2. 五脏病变的相互影响

五行学说可以说明在病理情况下脏腑之间的相互影响。疾病的产生以及传变，基本都是符合五行的生克制化关系的，都是有规律可循的。

3. 在疾病诊断方面的应用

在疾病诊断方面，五行是很重要的依据。五脏六腑的问题会反映在体表，也就是“诸内必形于诸外”，《黄帝内经》讲“视其外应，以知其内脏，则知所病”。用五行的推演归类的方法分析四诊信息，帮助我们进行辨证。比如说五脏、五色、五音、五味、五志都对应于五行，那么在五行中的同一行的事物之间，它们相互会有一些关系，形成一系列的症状链、证据链。比如说一个人脸色比较青，喜欢吃酸味的，怕吹风，那么这一系列症状表现都和木的属性相关，可以推断出肝可能有问题。诊断的时候通常根据五色、五味、五气、五音、五志来推测五脏之间的生克关系和疾病的轻重。

4. 在治疗方面的应用

（1）指导脏腑用药。我们在选方用药的时候，一定要考虑药的性味归经问题。五行学说将五脏和药物的五色五味归于五行，按照同气相求的原则，在同一行中具有某种色味的药物，和他对应的脏腑存在一种亲和关系。比如青色的酸味的药入肝，红色的苦味的药入心，黄色的甜味的入脾，白色的辛味的入肺，黑色的咸味的入肾。比如，白芍、山茱萸是酸味的，所以能入肝经，滋养肝血；朱砂是红色的，能入心经，镇静安神，改善睡眠；石膏是白色的，味辛，能入肺经，清泻肺热；黄连味苦，能入心经，清泻心火；黄芪、甘草色黄，能入脾经，能补益脾气。

（2）控制疾病的传变。根据五行乘侮传变理论，我们可以推测疾病如何传变。比如“见肝之病，知肝传脾，当先实脾”。疾病的传变大部分是遵循五行制化规律的。

（3）确定治则治法。五行学说可以用五行生克理论来确定治疗原则和方法。如：虚则补其母（如培土生金法、益火补土法、金水相生法、滋水涵木法等），实则泻其子、抑强扶弱（如抑木扶土法、培土制水法、佐金平木法等）等。在具体运用时又须分清矛盾的主次，要依据双方力量对比进行全面考虑。或以治母为主，兼顾其子；或以治子为主，兼顾其母；或以抑强为主，扶弱为辅；或以扶弱为主，抑强为辅。

（4）指导针灸取穴。古代针灸学家将手足十二经近手足末端的井、荥、输、经、合五腧穴，分别配属于木、火、土、金、水五行。五腧穴基本都在四肢远端的位置，相对来说更方便、更安全、更有效。

（5）指导情志疾病的治疗。比如怒伤肝，悲胜怒，喜伤心，恐胜喜，思伤脾，怒胜思，忧伤肺，喜胜忧，恐伤肾，思胜恐，这样子以情胜情的治疗法则，可以根据五行的生克关系来加以利用。

第二章 脏腑形体

中医的五脏六腑，跟西医的解剖学有某些相似之处，但也有很大的不同，比如中医里的某一个脏腑，通常指的是一个系统，而不单指某个单独的器官。可以这样理解，西医解剖学是从组织器官的独立性角度来拆分，而中医侧重从系统功能方面来归类。

第一节　五脏

五脏，即心、肺、脾、肝、肾。五脏的共同特点是化生和贮藏精气，并能藏神，因而也被称为“五神脏”。五脏各司其职，彼此协调，共同维持着生命的过程。

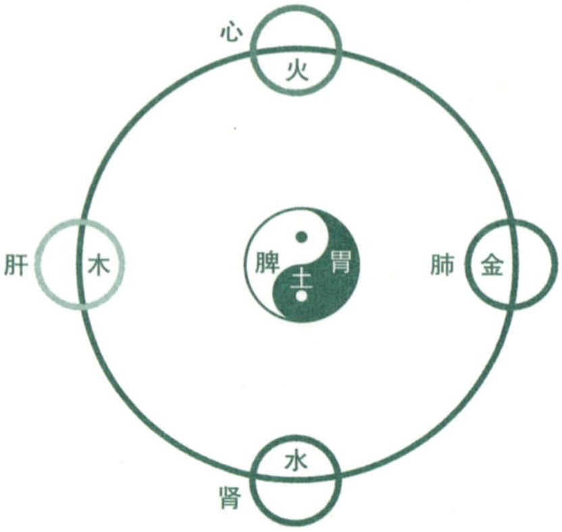

人体五脏分布模型图

一、心

在圆运动模型图中，心在最上面，是君主之官，统率着其他四个脏。心位于胸中，两肺之间，膈膜之上，外有心包络护卫。形状圆而下尖，似没有开放的莲蕊。

（一）主要生理机能

1. 心主血脉

心主血脉指心气推动和调控血液在脉道中运行，流注全身，发挥营养和滋润的作用。心主血脉包括心主血和心主脉两方面。

心主血指的是心气能够推动和调控血液运行。心气推动着血液，将营养物质（中医指的是水谷精微，也就是气血，西医指的是血氧、无机盐、激素、酶和抗体等物质）输送到全身各处。同时，心有生血的作用。水谷之精需要经过心阳的作用，赤化为红色的血液。

心主脉指的是心气推动和调控着心脏的搏动和脉管的舒张与收缩，使脉道通畅，血流通畅。心脏和血脉一起配合，把血液输送到全身各个部位。血液在脉管中正常运行，需要心气充沛、血液充盈、脉道通畅，三者缺一不可。

2. 心主神明

《素问·灵兰秘典论》曰："心者，君主之官，神明出焉"。包括两个方面的内容：心统帅全身脏腑、经络、形体、官窍以维持正常生命活动（广义的"神"）；心主宰意识、思维、情志等精神活动的机能（狭义的"神"）。

中医认为脑是心的附属部分或执行器官，辨识、记忆、思考这些功能由脑来执行。我们可以把大脑想象成计算机的储存中心，负责存储和运算工作，而心才是真正的CPU（中央处理器）。古代有很多跟心相关的成语，如心肝宝贝、心惊胆战、心急如焚、心向往之、三心二意、心甘情愿、心灰意冷，而跟脑相关的成语却很少。这也可以看出，古人认为意识形态、情感、性格、思维等精神活动都归心管。又比如，当人受到惊吓的时候，"心"会怦怦跳；遇见喜欢的人，"心"也会怦怦跳，或者说"动心"了，却没有人说看到自己喜欢的人"动脑"了。可见真正起作用的是心。

（二）心的生理特征

心主通明。在圆运动模型图上，心在上，属南方，属火，所以心也被称为火脏。心主通明，指心脉以通畅为本，心神以清明为要。心脉通畅和心神清明，是由心阳的温煦推动作用和心阴的凉润宁静作用互相制约和协调产生的结果。

心气下降。心火，在心阴的牵制下，合化为心气，下行以温肾。圆运动模型图中，心气从右边往下降到肾，进行潜藏。

心气充沛，心脏搏动就有力，脉管收缩有度，血运通畅，人就精神振奋，思维敏捷。心血是指在心和血管中流动的血液，它具有濡养脏腑形体官窍和化生心神的生理作用。气是由血化生的，血要靠气来推动。

心阴是心气中具有凉润、宁静和抑制作用的部分，心阳是心气中具有温煦、推动、兴奋作用的部分。心阴制约心阳，抑制心脏的搏动和精神活动，而心阳制约心阴，激发心脏的搏动和精神活动。心阴和心阳需要互相协调，才能达到心气冲和畅达，心脏搏动稳定有度，不会出现心跳时快时慢，脉搏时而有力时而无力的情况，人的精神活动才能维持正常。

二、肺

在圆运动模型中，肺在右侧，负责肃降。肺位于胸腔，有分叶，左二右三，共五叶，覆盖于心之上。肺经气管与喉、鼻相连，故称喉为肺之门户，鼻为肺之外窍。

（一）主要生理机能

肺的生理机能主要有三个方面：一是肺主气，司呼吸；二是肺主行水；三是肺朝百脉，主治节。

1. 肺主气，司呼吸

肺主呼吸之气是指吸进体内、对人体有用的氧气，呼出二氧化碳等废气，这里的“气”是现代物理意义上的“气”。肺主一身之气指的是“宗气”，它是由水谷精微和大自然的清气结合之后形成的。

2. 主行水

肺气的宣发和肃降运动，推动和调节着全身水液的输布和排泄，这一功能称为肺主行水，因此又称肺为“水之上源”。

3. 肺朝百脉，主治节

肺朝百脉是指全身的血液都要通过百脉流经于肺，经过肺的呼吸作用，进行体内外清浊之气的交换。通过肺气的宣发肃降作用，将富有清气的血液通过百脉输送到全身，再通过肺把浊气排出体外。肺主治节是指肺气具有治理调节肺的呼吸和全身之气、血、津液的作用。

（二）生理特性

肺为华盖。肺在胸腔的最上面，覆盖于其他脏腑之上，位置最高，所以有“华盖”之称。肺居高位，又能行水，所以称为“水之上源”，肺盖于其他脏腑之上，又能宣发卫气于体表，具有保护所有脏腑免受外邪侵袭的作用，所以又称为“脏之长”。

肺是娇脏。肺脏清虚而娇嫩，不耐寒、热、燥、湿，诸邪易侵，外感六邪从皮毛或口鼻进入，容易最先犯肺。

肺主宣降。宣发是指肺气向上、向外的扩散运动，主要体现在三个方面：一是呼出体内的浊气；二是将脾输送来的津液和部分水谷精微向上宣发到头面诸窍，向外达于全身皮毛肌腠；三是宣发卫气于皮毛肌腠，以温分肉，充皮肤，肥腠理，司开阖，将代谢后的津液化为汗液，并控制和调节汗液的排泄。肃降是指肺气向下、向内的布散运动，也体现在三个方面：一是吸入自然界的清气，将清气和水谷精微相融合，形成宗气。二是将脾传输至肺的津液及部分水谷精微，向下向内布散于其他脏腑。三是将脏腑代谢后产生的浊液下输于膀胱，成为尿液生成之源。肺气的宣发和肃降，互相制约，互相为用，有呼就有吸，有吸就有呼。宣降运动的协调，维持着肺的呼吸和排水机能保持正常。

三、脾

在圆运动模型图中，脾位于中央，负责带动自身小圆和外面大圆的旋转。脾位于左腹，膈膜下，与胃相邻。虽然脾脏是五脏中体积最小的，但它的功能却很强大，在圆运动中至关重要，圆运动上升的动力主要来源于脾。

（一）主要生理功能

1. 脾主运化

食物从食管进入胃里，在加热、腐熟、磨化过程中与消化酶、胃液等混合搅拌，到十二指肠跟胆汁混合后进入小肠，由小肠负责吸收里面的精微物质。在这个消化吸收过程中，胃负责消化，小肠负责吸收，而它们都是脾的执行器官。吸收之后，脾还要负责将水谷精微传输到心和肺并化生为气血。因此，古人称脾为后天之本、气血生化之源。

我们思考一下，圆运动模型图为什么要画成一个圆，而不是画成两个箭头？我们在有的书上看到，圆运动的图上画的是两个箭头，左边的箭头往上升，右边的箭头往下降。这样也不能说它错了，但是有些地方解释不通。两个箭头分开，表示左边只管升，右边只管降。我们画的这个圆，左右形成一个整体，左边不升，右边就不会降，或者说右边不降，左边就不会升，它们的升和降是一体的，是一个整圆，没办法拆开成两半。所以，在圆运动图上，应该要画成圆形，而不是两个独立的箭头。

2. 脾主统血

脾统血是指它具有统摄和控制血液在脉中正常运行而不溢出脉外的作用。包括两个方面：一是脾掌控着人体血液的分布，二是脾控制和固摄血液循行的路径和终点。

（二）生理特性

1. 脾气上升

脾有升清的功能，升清的本义是指脾将水谷精微往上输送到心肺，用于化生气血。实际上，一身之清气上升，都有赖于脾的升清功能。在圆运动模型中，左升的动力主要来自脾。人体的内脏，其位置能够固定，靠的是气的固摄作用，实际上也是来自脾的升举作用。

2. 喜燥恶湿

脾喜燥恶湿的特性与其运化水液的生理机能相关。脾气健旺，运化水液功能就正常，就不会形成水饮痰湿。如果脾的“阳化气”功能不足，无法把水液运化走，留下来水液就会困住脾，造成脾湿。所以有“脾生湿，湿困脾，脾燥则升”的说法。脾湿是圆运动模型中“通道受阻”的重要原因之一。

四、肝

在圆运动模型图中,肝在左,与脾一起负责升清。肝位于右上腹,横膈之下,右胁之内。

（一）主要生理机能

1. 肝主疏泄

肝主疏泄是指肝具有疏通、调畅全身气机，促进血行津布，促进脾胃运化，调畅情志活动，调节男精女血等作用。其中，重点是调畅全身气机。树木生长的时候不喜欢受到约束，它的天性就是自由向上向外生长的。肝属木，所以这也是肝的天性。

肝主疏泄的作用，第一个是它能促进血液的运行和津液的输布代谢，第二个是促进脾胃的运化和胆汁的分泌排泄，第三个是调畅情志，最后是促进男子排精和女子排卵。

2. 肝主藏血

肝主藏血是指肝具有储藏血液、调节血量和防止出血的功能。肝为血海，能储存一定的血量，用以制约肝气的升腾，以维护肝的疏泄功能。肝能自主调节血量，能濡养筋和眼睛，能化生和濡养魂魄，维持正常的神志和睡眠，同时，肝为经血之源。

肝主疏泄和肝主藏血的功能，是相互为用、相辅相成的。因为肝能藏血，所以才能疏泄，就像水库能调节河流的水位。

（二）生理特性

1. 肝为刚脏

肝为将军之官,内寄相火,其性刚烈,具有易亢、易逆、好动的特点。易亢,是肝阳上亢，好动，所以有肝风内动。

2. 体阴而用阳

肝的生理特性之一是体阴而用阳。五脏六腑中，实体的属阴，空心的属阳。肝为阴脏，而肝气升发的是阳气。肝在疏泄过程中需要调动阳气，耗费阳气，这个过程会导致阳气易亢、易逆，容易化火生风。

3. 肝主升发

在圆运动模型图中，阳从肾水生出来，从肾水到肝木叫升生，从肝木到心火叫浮长。肝在五行中属木，通于春气。春天的时候阳气升发，内蕴升生之气，推动自然万物生长变化。春气内应于肝，所以肝也有升生之气。

4. 肝性喜调达而恶抑郁

树木需要舒张开来生长，不喜欢受到限制。肝属木，所以肝也不喜欢被控制、压抑。

五、肾

圆运动模型图中，肾在最下面，属水，像一个水池一样，接纳承受和封藏自右边降下来的气。肾左右各一个，位于腹腔后部、腰部脊柱两侧。

（一）主要生理机能

1. 肾主藏精

肾藏精，包括先天之精和后天之精两个方面。后天之精是指水谷精微化生出来的气血。先天之精是指来源于父母的生殖之精，是属于父母的生命遗传物质，也是我们先天带来的信息、能量和物质，藏在肾里面。肾精的构成，是以先天之精为基础，加上一部分后天之精的充养。肾精和肾气，能促进机体的生长发育与生殖机能的成熟。肾精能发挥推动和调节脏腑气化的作用。肾精化生肾气，肾气包括肾阴、肾阳。肾阴、肾阳又称为元阴和元阳，真阴和真阳，肾水和肾火。肾阴是用来濡养、滋养的东西，是液态的；肾阳是起着温煦和推动作用的，是阳性的、热性的。肾阴与肾阳互相依存，相互制约，维持着脏腑阴阳的相对平衡。

如果单独说阳虚或阴虚的时候，通常主要指的是肾阳虚或肾阴虚。因为只要肾阳充足，一般就不会出现阳虚的症状。当然，这只是一个约定俗成的说法，并不是教材上的标准说法。我们讲“阳化气，阴成形”，说的就是肾阳，它能把体内的某些物质通过阳热的作用进行气化，有用的部分留下来为身体所用，不需要的部分通过代谢排出体外。因此肾阳充足与否，直接决定了身体的健康程度。肾阳充足，气化功能就强。肾精、肾气以及它们所含的肾阴和肾阳，被称之为机体生命活动的根本。肾阴和肾阳，又被称为五脏阴阳的根本。

2. 主水

肾主水是指肾气具有主司和调节全身津液代谢的作用，主要体现在两个方面。第一是肾气对参与津液代谢的脏腑的促进作用。肾气和肾阴、肾阳，对水液代谢过程中的各个脏腑之间的功能，尤其是脾和肺的运化和疏布功能，具有促进和调和的作用。第二是肾气对尿的生成和排出有促进的作用。这个功能，通俗来讲叫做代谢，在中医里叫做分清泌浊。

3. 纳气

肾主纳气。在圆运动模型图中，肺在右边，肺气往下降，下沉到肾里面，所以肾有纳气的作用。日常生活中，我们应当尽量保持吸气的深度，防止呼吸变浅。临床上很多咳嗽就是属于肾不纳气的类型。

（二）生理特性

1. 肾为封藏之本

肾藏精、主纳气、主生殖、主二便的机能，都是肾主蛰藏生理特性的具体体现。在圆运动模型中，当肺胃之气从右侧降下来之后，要敛藏到肾里封存起来。肾精是生命产生的本源，它决定了人体的生长发育和生殖，并且能化髓养骨通脑。肾气是由肾精化生的，它具有推动和调控人体生长发育，使人具备生殖能力，促进和调节全身津液代谢，并且使肺吸入的清气下纳于肾，以维持呼吸深度的作用。肾的封藏固摄作用，可以防止精、气、血、津液的过量排泄和亡失。除了封藏肾气、肾精（包括先天之精和后天之精），全身的封藏固摄功能都归肾主。比如夜尿频数、阳痿早泄、滑精遗精、五更泻等，都与肾阳不足、肾的封藏功能变弱有关。

2. 肾为水火之宅

肾是五脏六腑的根本，主一身的阳气。因为有肾水和肾火在里面，所以称之为“水火之宅”，其中含有命门的真阴和真阳。五脏六腑之阴，非肾阴不能滋养；五脏六腑之阳，非肾阳不能温煦。

3. 肾恶燥

肾之所以恶燥，是因为肾为水脏，主藏阴精、司津液、气化。肾属水，我们在画圆运动模型图的时候，可以在圆的下面肾的位置画一个水池。水池当然怕干旱。

六、五脏与形、窍、志、液等的关系

五脏与五腑、五官、五体、五志、五色、五味等的对应关系如下表（可参考前文“五行”的相关图表）：

五脏	五腑	五官	形体	情志	五色	五味	脉象
肝	胆	目	筋	怒	青	酸	弦
心	小肠	舌	脉	喜	赤	苦	洪
脾	胃	口	肉	思	黄	甘	缓
肺	大肠	鼻	皮	悲	白	辛	浮
肾	膀胱	耳	骨	恐	黑	咸	沉

第二节 六腑

六腑，是胆、胃、小肠、大肠、膀胱、三焦的总称。它们共同的生理机能是“传化物”，生理特点是“泻而不藏”。在圆运动模型图上，五个小圆的右侧均属腑，再加上三焦，合称为六腑。

五脏和六腑的区别：脏是实心的。比如脾，里面除了血管和一些较细的管道外，基本是实心的；再比如肺，里面只有一些较小的气道；肝里面也只有一些细小的管道；心脏虽有心房和心室，但它的整体是实心的；肾脏里面有一点小空间，整体是实心的。腑是空心的。胆、小肠、大肠、膀胱、胃和三焦，它们都是空心的，并且“泻而不藏”“以通为用”。实心的实体属阴，所以五脏为阴；空心的属阳，所以六腑为阳。

一、胆

胆居六腑之首，又为奇恒之腑。胆位于右胁腹腔内，与肝紧密相连。胆与肝，由足少阳胆经与足厥阴肝经相互络属而成表里关系。胆的主要生理功能是储藏、排泄胆汁和主决断。

1. 储藏和排泄胆汁

胆有储藏和排泄胆汁的功能，但它本身不分泌胆汁。五脏均有自主的功能，而六腑以从动功能为主。

肝和胆，组成了一个小圆，胆从右降，肝从左升。小圆的自转和它围绕着枢轴（脾胃）的公转是否正常，直接决定了肝随脾升和肝主疏泄的功能是否正常。

2. 胆主决断

当一个人判断事物、做出决定的时候，胆有辅助的作用。胆的主决断作用，对于防御和消除某些精神刺激的不良影响，维持精、气、血、津液的正常运行和代谢，确保脏腑之间的协调关系，有着重要意义。

胆藏魄与肺藏魄，二者讲的“魄”不是同一回事。胆主决断，是指一个人判断事物、做出决定的速度、胆量、胸怀和魄力，是精神情志方面的；而肺藏魄指的是气魄，是描述一个人体内气的总容量大小，或气在体内运行的速度快慢，是物质层面的。一个人说话声音很大，声如洪钟，那是肺魄比较大；一个人什么都不怕，连鬼都不怕，这是胆魄比较大。

3. 胆为奇恒之腑

胆囊既藏又泄，所以胆既属六腑，又属奇恒之腑。

二、胃

胃位于圆运动模型图中间，在六腑里处于最重要地位。脾胃组合成的小圆，是圆运动的枢轴，其升降的力量，带动着整个大圆的旋转运动。从人体结构看，胃位于横膈膜以下腹腔上部，心窝下面用巴掌盖下去的地方。

1. 主受纳和腐熟水谷

胃的上端（贲门）连接着食管，食物经过食管进入胃之后，胃液与食物混合，经过胃的搅拌、腐熟、磨化，最后变成像米糊一样的状态，通过胃的下口（幽门）送入十二指肠进一步加工，然后进入小肠进行吸收。这个过程中，胃需要消耗身体大量的阳气。这也是为什么经常吃冰冷寒凉的饮食的人，身体容易出现阳虚症状的原因。

2. 胃主通降

胃气具有向下运动，以维持胃肠道通畅的生理特性。在消化系统中，整个消化道的气和水谷等物质都要往下运行，向下的力量主要来自胃。

3. 胃喜润恶燥

胃喜润恶燥指胃里需要有胃液，亦即胃阴。如果没有足够的胃液，腐熟、滋润、磨化食物就会遇到更多阻力。就像我们用破壁机打豆浆一样，得先用水泡豆子，然后再加热，最后才能把豆子磨成豆浆。

三、小肠

小肠位于腹腔，其上口与胃的幽门相接，下口与大肠在阑门处相连，是一个比较长的、呈迂曲回环积迭状的管状器官。小肠与心，由手太阳小肠经与手少阴心经，相互属络而成表里关系。小肠的主要生理机能是主受盛化物、辨别清浊和主液。

受盛是指小肠被动地接收从胃送过来的已经磨化的食物，而化物是指把水谷中有用的和没用的成分分清别浊。小肠通过它的内壁可以吸收一部分有用的精微物质（小肠很长，水谷在里面慢慢地蠕动、搅动和翻滚，小肠壁不断地吸收），再通过血液和三焦系统运送出去。其中大部分水分输送到膀胱，小部分水分输送给脾；固态的精微物质则主要是输送到脾，用来化生气血，并将残渣下传于大肠。

四、大肠

大肠居腹中，其上口在阑门与小肠相接，其下端连肛门，是一个管腔性器官，呈回环叠积状。大肠与肺，由手阳明大肠经与手太阴肺经相互属络而成表里关系。大肠有两个作用，第一个是传化糟粕，第二个是大肠主津。

传化糟粕，是指由小肠把食物残渣运送到大肠之后，大肠要把它变成粪便。食物残渣并不等于粪便。在食物残渣阶段，只是一些黏性不太强的碎渣食物的混合，经过大肠之后，会慢慢变成干湿适中的、黄色的、香蕉状的正常粪便。这个过程中需要大肠把多余的水分吸收掉，让食物残渣和混合物变干燥。我们吃进去的是各种颜色的食物，但最后出来的正常的大便都显示为黄色，这是因为大肠对它进行了运化和处理。便秘的人，大部分是因为食物残渣在大肠里面停留的时间太久，水分被过量吸收，导致大便非常干燥。

五、膀胱

膀胱位于下腹部，肾之下，大肠之前，是一个中空的囊状器官，像气球一样可大可小。膀胱依赖肾气的推动和固摄来进行调节，是一个被动器官。膀胱与肾，由足太阳膀胱经与足少阴肾经相互属络而成表里关系。它的主要功能全部归肾管，其本身的自主性不大。它的功能主要有两个：汇聚水液、储存和排泄尿液。

六、三焦

三焦有两个概念：广义的三焦是指整个身体的三焦，也叫“部位三焦”，即身体的头面、上肢和胸背部属于上焦，胃脘部是中焦，肚脐和腰以下属于下焦；狭义的三焦是指脏腑理论中六腑之一的三焦，称为“六腑三焦”，主要是指胸腔和腹腔里面的筋膜系统和空腔间隙。

1. 六腑三焦

六腑三焦位于腹腔中，与其他五腑类似，有着特定形态结构与生理机能，三焦与心包络，由手少阳三焦经与手厥阴心包经相互属络而成表里关系。三焦的形态结构，据多年来的研究和考证，大多数人认为是腹腔中的肠系膜及大小网膜、淋巴管道等组织。这些组织充填于腹腔脏腑之间，能通透津液，是津液自胃肠渗入于膀胱的通道，与六腑的中空有腔的形态结构特点相似。主要生理机能是疏通水道，运行津液。

2. 部位三焦

部位三焦把整个人体分成了上、中、下三部分。部位三焦的生理机能主要是通行诸气、运行津液。三焦相当于身体的一个运输系统，负责气、血、津液的运行工作，所有液态、固态、气态的物质、能量和信息，都可以在三焦系统运行。

3. 三焦辨证

三焦辨证是温病学中一个特定的辨证体系，是指温病在发生发展过程中，由浅及深的三个不同的病理阶段。

第三节　奇恒之腑

奇恒之腑在形态上像腑，在功能上像脏，在运行特点上似脏非脏、似腑非腑，所以称之为奇恒之腑。奇恒之腑包括脑、髓、骨、脉、胆、女子胞。

脑是心的执行器官，位于头部的颅腔之内。《灵枢》说："脑为髓海。"肾主骨生髓，在大脑里面叫脑髓，在骨里面叫做骨髓。脑髓的功能是维持人体正常的生命活动，负责感觉和运动，主思维、意识和记忆，主管精神活动。

子宫，古代称为女子胞或胞宫，位于小腹部，在膀胱之后，直肠之前，是女性的内生殖器官。主要生理机能是主持月经，孕育胎儿。

第四节 脏腑之间的关系

藏象学说以五脏为中心，以精、气、血、津液为物质基础，通过经络系统（李太云认为，实际应为“三焦系统”），将脏、腑、奇恒之腑沟通联系成为一个有机整体。

心与肺的关系：本质上是气和血的关系。肺气充足，是血液正常循行的必要条件。心主血，推动血液循行，才能维持肺的呼吸功能正常。

心与脾的关系：血液的来源，主要是靠脾化生出来的，而因为有心的阳气来温养脾土，脾才能正常化生气血。心能行血，而脾能统血和固摄。

心与肝的关系：血藏于肝，通过心气推动的作用，运行于全身。心行血的功能正常，肝才有血可藏。心主神明，与肝的疏泄功能密切相关。

心与肾的关系：表现在心属阳属火，肾属阴属水，阴阳调和，水火既济，就是心与肾的关系，同时心血与肾精之间相互依存。心藏神，肾藏精。精能化气生神，为气、神之基；神能统精驭气，为精、气之主，“故积精可以全神，神全可以统驭精气”。

肺与脾的关系：它们二者是气生成的主要来源。肺吸入的清气和脾运化生成的水谷精气，组合形成了宗气。所以脾和肺是相辅相成，协调合作的关系。

肺与肝的关系：肺主降而肝主升，在圆运动模型图中，肝从左升，肺从右降，它们二者对气机的运行至关重要。

肺与肾的关系：肾是主水之脏，具有气化功能，升清降浊，主司水液的蒸腾气化，维持津液代谢。肺为水之上源，具有宣发、肃降和行水的功能，通调水道，使上焦之水下输于肾。肺主呼吸，肾主纳气。所以，肺为气之主，肾为气之根。

肝与脾的关系：主要是肝随脾升。脾在中间小圆的左边，肝在大圆的左边，二者都是往上升发的。肝的疏泄功能正常，脾的运化功能就健旺，饮食和消化功能就正常；脾的升清功能正常，肝的疏泄功能就条畅。同时，脾化生气血，肝疏泄气血。

肝与肾的关系：肝肾同源，肝藏血，肾藏精，所以精血同源。藏泄互用，肝的疏泄功能可以使肾气开合有度。阴阳互滋互制，肝属木，肾属水，水能生木。

脾与肾的关系：脾为后天之本，肾为先天之本。没有后天之本，光有充足的先天之本不行；光有后天之本，没有充足的先天之本也不行。

脏和腑之间的关系：①五脏属阴，六腑属阳；五脏为里，六腑为表。脏腑之间有经脉络属，即属脏的经脉络于所合的腑脉，属腑的经脉络于所合的脏脉。如：手太阴肺经，属肺，络大肠。心与小肠、肾与膀胱、脾与胃、肝与胆都是这样对应的。②六腑机能是由五脏之气来支持和调节的，五脏机能又依赖于六腑的配合，比如肺气的肃降，有利于大肠的传导，而大肠的传导，又要靠肺气来推动。③脏病可以影响到与它相关的腑，腑病也可以影响到与它相合的脏。

第五节　形体与官窍

形体官窍是人体重要的组成部分，其形态结构和生理功能方面有着相对的独立性。它们跟脏腑和经络有很密切的联系，其职能受制于脏腑和经络。脏腑和经络，是中医主体理论里面的两大部分。形体官窍是对脏腑理论的补充，脏腑和经络加上形体官窍，大致相当于中医的解剖学。

一、形体

中医形体的概念，主要是指“五体”，即皮、肉、筋、骨、脉这五种组织结构。它们构成了人的形体，泛指人的躯体或有形的身体。形体包括头面、颈项、躯干、四肢等，即除脏腑以外的身体各部分。

形体需要依赖脏腑所化生的精气的濡养，才能够维持正常的生理活动。脏腑是比较脆弱的，需要依赖于形体的支撑和保护，以避免损伤。经络，则是贯穿于脏腑和形体之中，既走外面的形体，也走里面的脏腑，是联系周身的一个通道系统（李太云认为，实际应为“三焦系统”）。由脏腑所化生的精气，通过经络而流布周身，滋养形体。在疾病的情况下，外邪入侵人体，并通过经络传到里面的脏腑，而脏腑病变之后，又通过经络影响到形体。这里讲的是脏腑跟形体的关系，一个在里，一个在外。

1. 皮

皮指的是皮肤，它是覆盖在人体表面，直接与外界接触的部分。人体的皮肤，除了手掌、脚掌之外，一般都有毛发，所以皮毛经常一起并称，故有“肺主皮毛”。皮肤的寒毛，也称毫毛，在头部、两眉、腋下和阴部比较茂盛，均有单独的名称，分别称为头发、眉毛、腋毛和阴毛，此外，成年男子还有胡须。皮肤上的汗腺，古代称为玄府、气门、鬼门等，有不同的叫法，但其实就是我们平常说的毛孔。皮肤的生理功能很多，它能防御外邪，参与津液代谢（通过出汗的方式参与），调节体温等。

2. 肉

肉指的是皮下组织和肌肉脂肪，古代称为分肉或腠理，也称肌腠。肌肉的主要生理功能是保护内脏。其次，肌肉还可以进行运动。机体的正常运动，需要肌肉、筋和骨节的相互协同作用共同来完成。筋带动骨节运动，肌肉提供力量，而骨头起到支撑的作用，此外，肌肉还可以跟皮肤一起来抵御外邪。

3. 筋

筋主要是指肌腱、韧带和筋膜。筋的生理功能主要是连接和约束关节以及主持运动。绝大部分关节都是靠筋连接起来的，而关节之所以能够运动，也是靠筋的收缩和放松来完成的。

4. 骨

骨就是指骨骼。骨中有腔隙，里面藏有骨髓，所以骨为髓之府。骨分两种，一种是脆骨，一种是硬骨，骨质较软的称为脆骨，骨质比较硬且支撑力较强的称为硬骨。骨的生理功能首先表现在它能支撑人体。其次是保护内脏，它跟肌肉和皮肤一起，共同承担保护内脏的任务。第三个生理功能是协同运动。骨跟筋、肉三者协同合作才能完成运动。

5. 脉

脉就是血脉，也称脉管。脉管的主要功能是运行气血和约束气血。

二、官窍

官是指机体有特定功能且与外界直接相通的器官，如耳、目、口、鼻、咽喉等。窍是孔窍，是人体与外界直接连通的门户窗口。舌头是一个比较特殊的窍。古代有五官七窍或九窍的说法，还有上窍、下窍、阳窍、阴窍、清窍、浊窍等。一般把耳、目、口、鼻、咽喉称为五官。五官共有七个孔窍，称为七窍。加上前阴和后阴，总共是九窍。官窍各有其生理特点，但是有三方面的作用是相同的，即它们都是体内外信息交互的窗口，是体内外物质交换的通道，同时还是邪气入侵或者外出的通道。

1. 耳朵

耳朵是听觉器官，是清阳上升，上通于外的窍道，人通过耳朵，能够感知外界的声音。耳的主要功能就是听觉，“耳为听会，主纳五音”。同时，耳还有助平衡的生理功能。此外，耳朵喜温恶寒、喜静恶动、喜通恶滞。肾开窍于耳，肾在五行属水，因此耳朵也属水。

2. 眼睛

中医一般称为目。眼睛具有视万物、察秋毫、辨形状、辨颜色的重要功能。目者，司视之窍也。眼睛主管视觉的生理功能跟脏腑密切相关，它由先天之精所成，后天之精所养。目可以传神，目为神之窍，神为生死之本，得神则生，失神则死，所以目为神窍。

3. 鼻

古代称鼻为明堂，它是呼吸出入的门户，是气体交换的重要通道。鼻隆起于面部正中，在五官中，除了耳朵的外廓（耳廓）之外，只有鼻是向外凸出于面部的。鼻的生理功能有很多，首先是嗅觉，“鼻司嗅觉”，能嗅气味、辨香臭。其次是能助发音。第三是抵御外邪。肺气跟大自然进行气体交互的时候，鼻是主要通道，是清浊之气出入的门户。鼻喜清恶浊，喜温恶寒，喜通恶滞。

4. 口

口就是口腔，它包括嘴唇、牙齿、牙龈、舌头、上下颚等组成部分。它是消化道的最上端，水谷必须先经过口，才能进入胃肠。所以口的第一个生理功能就是进食。第二个功能是辅助呼吸和发声音。口腔也是气体出入的门户，它有助于肺的呼吸，有辅助发出声音的作用。

5. 舌

舌虽然在口腔里面，但因为心开窍于舌，而且舌具有一些独特性，所以单独列出来。舌位于口腔的底部，是一个灵活的肌性器官，它是由肌肉组成的，没有皮肤，没有骨骼，没有筋。舌头上面没有皮肤覆盖，所以里面的毛细血管充盈状态可以直观呈现出来，这是舌诊作为一个常见诊断方法的主要原因。舌头的主要生理功能是主司味觉和辅助发音，表达语言。

6. 咽喉

咽喉上连口鼻，下通于肺、胃，是连接口腔和肺、胃的通道，也是很多经脉循行的要冲。咽喉的主要生理功能有两个方面：一是通利水谷，二是行呼吸、发声音。

7. 前阴

前阴是生殖器和尿道的总称，前阴的生理功能主要是负责排尿、生殖和防止外邪入侵。

8. 后阴

后阴指的是肛门，它是消化道的最下端，在古代称之为魄门。后阴的主要生理功能就是储藏、传导、排泄大便。

脏腑、形体是属于有形的、可见的实体，而经络是现代解剖学看不见的，所以可以认为它不是实体的，这是形体脏腑与经络的区别。

第六节　气、血、精、津液、神

一、气（本篇需与第一章第一节《气》相互参阅）

精与气的概念在中医学中是有严格区别的。精是构成人体最基本的物质，气则是由精化生而成的运行不息的极细微物质。精是人体生命的本源，气是人体生命的维系。气运行不息，推动和调控着人体的新陈代谢，维持着人体的生命进程，气的运行一旦停止，就意味着生命的终止。

狭义的“气”主要是指“气血”的“气”，它不等同于第一章第一节所讲的广义的“气”，也不等同于“经络之气”的“气”。

（一）人体之气的基本概念

“人体之气”的“气”，是人体中活力很强、运行不息的极精微物质，是构成人体和维持人体生命活动的基本物质之一。气运行不息，推动和调控人体内的新陈代谢，维系着人体的生命进程。人体之气，是构成人体的物质、能量和信息总和，没有气就没有人体。

（二）人体之气的生成之源

首先，气来自先天之精所化生的先天之气，也叫做“元气”；其次，是由水谷精微化生的“水谷之气”；还有从自然界中吸入的“清气”（这里主要指氧气）。水谷之气和清气结合而成的后天之气，叫做“宗气”。最后，再通过肺、脾、胃和肾等脏腑的综合作用，把元气和宗气结合成“一身之气”，称之为“人气”。

肾为生气之根，脾胃为生气之源，肺为生气之主。肾藏有先天之精，主纳气、藏气；肺吸入的气要藏于肾；脾胃化生出来的气，也要藏于肾，这三者跟气的生成和运化关系最大。

（三）人体之气的运动

气的运动，也称为气机，指气的升降出入。升降出入也是圆运动模型里气的四种运动形式之一。气能够通过运动到达脏腑、经络、形体、官窍等部位，从而帮助实现脏腑、经络、形体、官窍的相关功能。具体来说，比如，肺主呼吸，有出有入、有宣有降；肾主纳气，把有用的气纳到肾里面封藏起来；心火下降，肾水升腾；脾主升清，胃主降浊等。气机调畅，是指气保持着平衡协调的状态，并维持正常的螺旋状圆运动。气的升降出入一旦停止，就意味着生命活动的停止。

（四）人体之气的功能

人体之气的功能，主要包括推动、温煦、防御、固摄、气化等，具体可以归纳为以下这五个方面。

1. 推动作用

气的推动作用，是指气中属阳的部分的激发、兴奋、促进的作用，以及属阴的部分的减缓、抑制、宁静的作用。往上升的属于阳气，往下降的属于阴气。左右平衡，升降有序，人的身体就可以达到一个相对均衡稳定的状态。人体内所有运动的物质、能量和信息，都要靠气来推动。比如血液从心脏泵出来之后，需要气来推动它们到达身体的各个部位。如果气不够、推动不力或推行太慢，血液流量和温度就会不够，就容易出现头晕或手脚冰凉等问题。另外，人体脏腑功能的实现和全身筋骨肌肉的活动等也要靠气来推动。血液和津液的运行要靠气的推动，而人体内产生的代谢垃圾，也要靠气来运送出去。例如，人体的汗液、尿、大便等都需要气推动排泄出去。

2. 温煦作用

人之所以能维持体温恒定，是因为有足够的阳气在体内，如果阳气不够，能量就会不足，体温就会下降。

3. 防御作用

一是防止和抵抗外邪的入侵。人体皮肤表层有一种气叫卫气，它是用来保护人体毛孔的，不让外界的邪气（风、寒、暑、湿、燥、火等）侵入皮肤进入人体。二是跟体内的各种邪气做斗争。

4. 固摄作用

气能防止人体的精、血、津液等精微物质的无故流失，可以托举并固定体内的脏腑，避免脏腑的下垂。

5. 气化作用

气化就是气的运动产生的各种变化。气化可以让人体内的新陈代谢正常进行（新陈代谢是西医的说法），而不让一些有害的物质停留在体内。

（五）人体之气的分类

1. 元气

元气是人体最基本、最重要的气。它是由先天之精转化而来的，简而言之就是遗传来的，并受后天水谷之精气的不断补充和培育。元气根于肾，通过三焦流布全身，内至脏腑，外达肌肤腠理。

2. 宗气

宗气集于胸中，其在胸中的聚集之处称作气海，又称为膻中。宗气是由肺吸入的清气和脾胃化生出来的水谷精气结合而成的。宗气的生理功能是上走息道以行呼吸，贯注心脉以行气血。宗气下行与脾胃之气结合称为中气。

3. 营气

营气和卫气是一组对应的名词。营属于阴，营气也称为营阴、营血，它是在人体脉管内的一种气。营气是由水谷精微中的精华部分化生，并且在血管里面运行。它是血与脉中具有营养作用的气，主要分布在动脉和毛细血管靠近表皮的位置。

4. 卫气

卫属于阳，卫气行于脉外。卫气的活动力特别强，流动迅速，它不受脉管的约束，可以运行于体表的皮肤和肌肉之间。它的生理功能一是护卫肌表，防御外邪入侵；二是温养脏腑、肌肉和皮毛；三是调节控制汗孔的开合与汗液的排泄。营气和卫气，多以水谷之精气为其生成的主要来源。

5. 脏腑之气、经络之气

人体的气，除了上述最重要的四种气之外，还有脏腑之气和经络之气，它们都是由元气派生出来的。元气分布于某一脏腑或某一经络，就成了某一脏腑或经络的气，它们是构成各脏腑或经络的最重要的物质基础，又是维持脏腑和经络进行生理活动的物质基础。每一个脏都有其本身的气，如心气、肺气、脾气、胃气、肝气等。经络之气，讲的是人体十四条经络都有其自身的气。

二、血

狭义的“血”是指运行于血管内的红色液体（中医称脉管中富有营养的红色液态物质为血液），是构成人体和维持人体生命活动的基本物质之一，具有很高的营养和滋润作用。由于血液存于脉管之内，所以也把脉管称为血之府。血，由心所主，藏于肝，统于脾，循行于脉中，是人体不可缺少的营养物质。

血的化生之源，主要是脾胃运化的水谷精微。脾胃为血的化生之源，其次心肺对血的生成也起到很重要的作用。肾藏精、精生髓，髓是化生血液最核心的基础物质之一，而肾精跟人的先天遗传有很大关系，所以有的人天生气血就比较充足，有的人天生气血就比较弱。

血的功能主要有两个方面。一是血的濡养、滋养作用。人体的五脏六腑、四肢百骸、面色、肌肉、皮肤、毛发等器官或组织，都要靠血液来濡养。二是化神的作用。血是机体精神活动的主要物质基础。人体的精神活动必须得到血液的营养，只有物质基础充分，人体才能产生充沛的气血，情志才能舒畅，精神活动才能正常进行。

血液循行于脉管之中，流布于全身，运行不息，给机体的各个脏腑、组织和器官提供营养。血液的运行靠气推动，气为血之帅，血为气之母。同时，血需要气的固摄。

三、精

精，是禀受于父母的生命物质和后天水谷精微，二者相融合而形成的一种精华物质。它是人体生命的本源，是构成人体和维持人体生命活动的最基本的物质。

古代哲学讲的精，是宇宙万物的生成本源，而人体本身就是一个小宇宙，人体之精形成了人，宇宙之精形成了整个宇宙。“人体之精”有狭义和广义之分，狭义的“精”是指具有繁衍后代作用的“生殖之精”，比如男子的精液，女子的卵，称为“生殖之精”；广义的“精”是指一切构成人体和维持人体生命活动的精华物质。

精最核心的作用就是繁衍生命。人类之所以能一代一代地传下去，靠的就是精。精有濡养的作用，能够滋润濡养人体各个脏腑、形体、官窍。在先天之精和后天之精都充盛的情况下，各个脏腑之精必然充盈，全身的脏腑、形体、官窍都得到滋养，它们的生理机能就能正常发挥。精可以化血、化气、化神。

人体之精包括：①先天之精和后天之精。它们都藏在肾里，化生出人体的元气和元阳，它们是生气之根。②生殖之精。源于肾精，由肾所藏的先天之精，在水谷之精的充养和天癸的促发下，合化而成。生殖之精起着繁衍后代的重要作用。③脏腑之精。一身之精，分藏于脏腑，就成了脏腑之精。脏腑之精，是指脏腑所藏的，具有濡养和滋润本脏腑及其所属的形体与官窍等作用的精华物质。脏腑之精，不仅可以濡养脏腑，而且能化生脏腑之气，推动和调控脏腑的生理机能。

四、津液

津液，包括脏腑、形体、官窍等内在液体及其正常的分泌物，是人体内各种正常水液的总称，是构成人体和维持人体生命活动的基本物质。津和液，可以理解成除了血液之外，人体内一切用来维持生命活动的正常的液态物质。人体各个器官、孔窍、肌肉、皮肤、四肢、百骸，包括骨髓、脊髓、脑髓、眼、鼻、口等都需要津液的濡养。同时，津液能充养血脉。

五、神

人体之神，是指人体生命活动的主宰及其外在的总体表现的统称。广义的神，包括形色、眼神、言谈、表情、应答、举止、精神、情志、声息、脉象等很多方面。狭义的神，包括五神（神、魂、魄、意、志）、情志（七情或五志）、精神（精神状态和人的精神、道德、修养、涵养等）、思维（意、志、思、虑、智等）、情感、记忆等。人体之神的作用：调节精、气、血、津液的代谢。调节脏腑的生理机能，主宰人体的生命活动。

第三章

经络腧穴

经络是中医基础理论的主体部分之一，是现代西医解剖学目前研究不出来的，是中医独特的理论体系。脏腑形体主要属于物质和能量层面，经络则主要属于能量和信息层面。经络比较抽象，无法用物质描述。我们在经络图上看到的经络循行路线，其实都是虚拟的线。

经络学说是研究人体经络的概念、循行分布、生理机能、病理变化以及它与脏腑、形体、官窍、精气、血液、神之间的相互联系的基础理论。

经络学说贯穿于人体生理、病理及疾病的诊断和防治各个方面，经络学说跟现代解剖学、生物学、组织学、生理学、病理学、免疫学、诊断学、治疗学等都密切相关。

第一节　经络学说概述

一、经络的基本概念

经络是人体组织结构的重要组成部分，是经脉和络脉的总称。《黄帝内经》曰："经脉者，所以决死生，处百病，调虚实，不可不通也。"经络有四个主要用途：一是运行调节气血；二是联络脏腑、形体、官窍；三是沟通上下内外；四是感应、传导信息。

李太云认为，中医强调整体论，人体作为一个整体，经络实际上是体内的物质、能量、信息运行的通道，主要功能不是产生物质或能量，而是运输、调节、控制物质、能量、信息。古人常把经络比喻成河流，我觉得把经络体系比喻成现在国家的道路体系更合适：十二条经络，加任督二脉共十四条经脉，就像是全国路网中最重要的十四条高速公路；高速公路之外，有国道、省道、县道、乡道、村道、无名小道……共同构成经络体系各个层级的"道路网"，这些通道把身体联系成一个整体，所以它具有特别重要的意义。

在经络中运行的气，称为“经络之气”，简称“经气”。经气是能量和信息的载体，有感应和传达信息、运输和调控能量的作用。

二、经络系统的组成

经络是经脉和络脉的总称，由经脉、络脉及其连属部分组成。

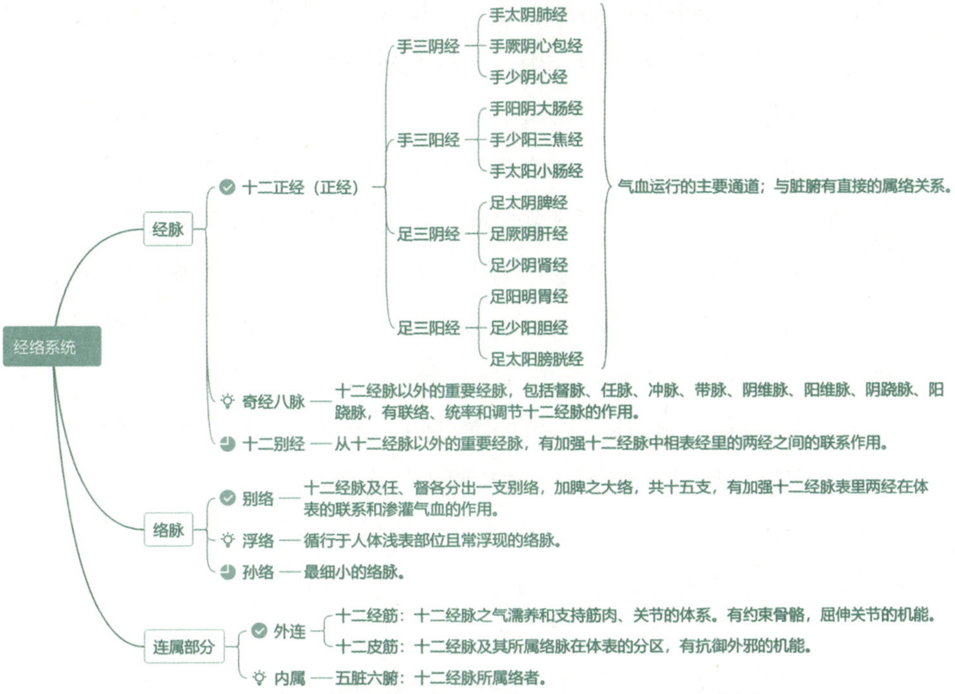

1. 经脉

经脉包括正经、经别和奇经三大类。

正经。十二正经就是平常讲的十二经络，左右对称分布，共二十四条，是经络体系的核心。在经络组成的“道路网”中，十二正经是当仁不让的“国家一级高速公路主干线”，是经络系统中绝对的“主角”，它运送的物质、能量和信息的通道比较“宽”　“流量”比较大，其他的都是对它们的辅助和补充。

别经。每一条正经各别出一条经脉，称为“十二经别”。分别起于四肢肘膝以下，即四肢远端，有加强十二正经联系和补充正经不足的作用，相当于主干高速公路的“支线”一样的。十二经别是十二正经的最大分支，属于正经的范畴。

奇经。奇经有八条，即督脉、任脉、冲脉、带脉、阴跷脉、阳跷脉、阴维脉、阳维脉，统称为“奇经八脉”，具有统率、联络和调节十二经脉气血的作用。在经络组成的“道路网”中，奇经八脉相当于独立的主干国道。

2. 络脉

络脉是经脉的小分支，络脉分成三个层次，一是别络，二是浮络，三是孙络。在经络组成的“道路网”中，别络大致相当于“匝道”“连接线”，而浮络和孙络则相当于无数的乡间小路或土路。

别络是络脉中比较大的，有本经别走邻经之意，从这条经走到另外一条经，用于加强十二经脉相表里的两经之间在体表的联系，并能到达一些正经到不了的部位,以补正经不足,还有统领一身阴阳诸络的作用。一般认为别络有十五条，十二正经加上任督二脉各一条，加上单独的脾之大络，合称为“十五别络”。

孙络，是络脉暂行分支最细的脉络，分布全身，难以计数。

浮络，是循行于人体浅表部位而常见的，分布在皮肤层面的络脉。分布广泛，没有定位，起到沟通经脉、输达肌表的作用。

3. 连属部分

经络对内连属各脏腑，对外连于筋肉、关节、皮肤，分别称为经筋和皮部。

十二经脉的经络之气结、聚、散、络的体系，在筋骨、关节、肌肉、肌腱连接的地方,统称为“十二经筋”,是十二经脉的附属部分。它具有约束骨骼、关节屈伸的机能。

十二经脉其所属络脉在体表的分区，经气布散的地方，有保卫机体、抗御外邪的机能，称为“十二皮部”，也是十二经脉的附属部分。

第二节　十二经脉

十二经脉即十二正经，是经络系统的主要组成部分。经络系统的十二经别和络脉等都是从十二经脉中分出，它们彼此联系，相互配合而协同发挥作用。

一、十二经脉的名称

十二经络对称地分布于人体两侧，分别循行于上肢或下肢的内侧或外侧，每一条经脉分别隶属一脏或一腑，所以十二经脉的名称都不相同。

十二经脉中每一条经脉的名称，是依据分布于手足、所属脏腑和阴阳属性等三个方面而命名的。

行于上肢、起于或止于手的经脉，叫“手经”，起于足或止于足的经脉，叫“足经”。分布在四肢内侧面的经脉，叫“阴经”，分布在四肢外侧面的经脉，叫“阳经”。阴经属脏，阳经属腑。因此，按“手足”和“阴阳”可分为：手三阳、手三阴、足三阳、足三阴。按照阴阳的三分法，阴可分为：太阴、厥阴、少阴；阳可分为：阳明、少阳、太阳。

胸中三脏：肺为太阴，心包为厥阴，心为少阴，其经脉皆行于上肢，所以肺经称为手太阴肺经，心包经称为手厥阴心包经，心经称为手少阴心经；与此三脏相表里的大肠、三焦和小肠，就分别属于阳明、少阳和太阳，它们的经脉分别称为手阳明大肠经、手少阳三焦经和手太阳小肠经。

腹中三脏：脾为太阴，肝为厥阴，肾为少阴，其经脉都行于下肢，所以分别称为足太阴脾经、足厥阴肝经和足少阴肾经，与此三脏相表里的胃、胆和膀胱，就分别属于阳明、少阳和太阳，它们的经脉分别称为足阳明胃经、足少阳胆经和足太阳膀胱经。

二、十二经脉的走向

十二经脉的重点是它的走向。我们把手上举（平常看到的经络图，手都是向下放的），经络的走向规律是：首先是手三阴从脏到手（从下往上）；手三阳从手到头（从上往下）；足三阳从头走足（从上往下）；足三阴从足到胸腹（从下往上）。所以我们会发现，当手举起来的时候，三阴经往上走，三阳经往下走。

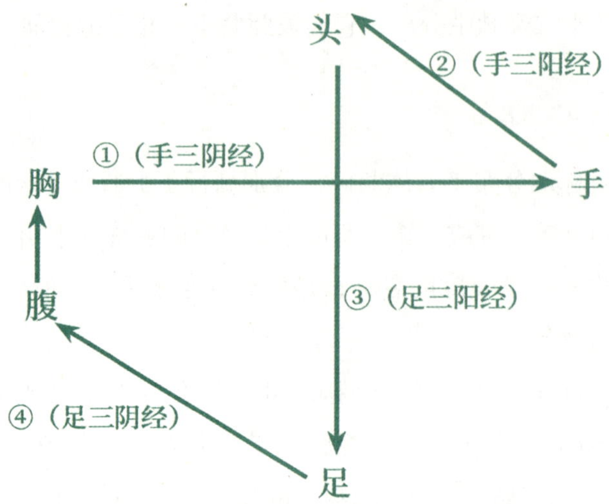

十二经脉走向示意图

三、十二经络与时间的关系

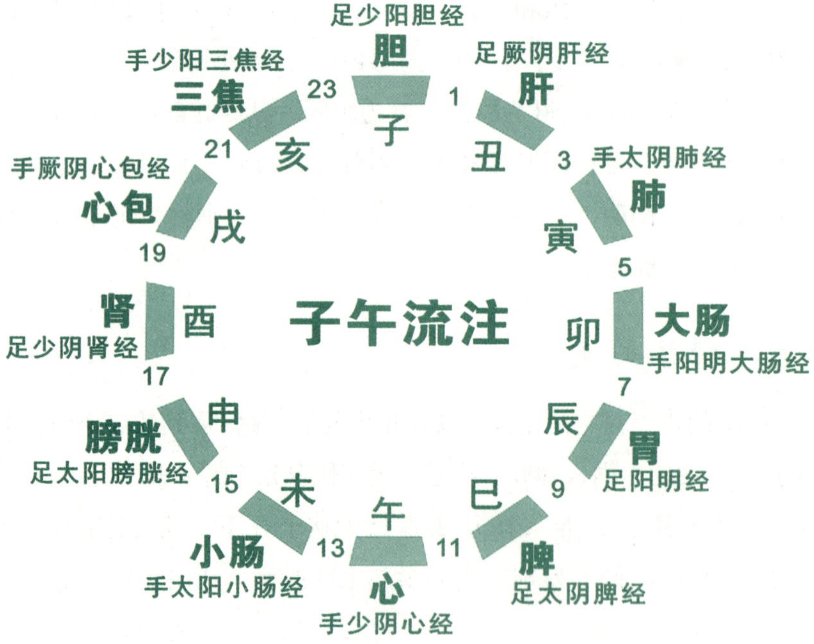

十二经脉运行时间

四、十二经脉流注次序

经络流注次序的口诀：肺大胃脾心小肠，膀肾包焦胆肝详。“包”指心包，“焦”指三焦。即手太阴肺经→手阳明大肠经→足阳明胃经→足太阴脾经→手少阴心经→手太阳小肠经→足太阳膀胱经→足少阴肾经→手厥阴心包经→手少阳三焦经→足少阳胆经→足厥阴肝经→手太阴肺经。十二条经络周而复始，形成一个闭环，不断循行。

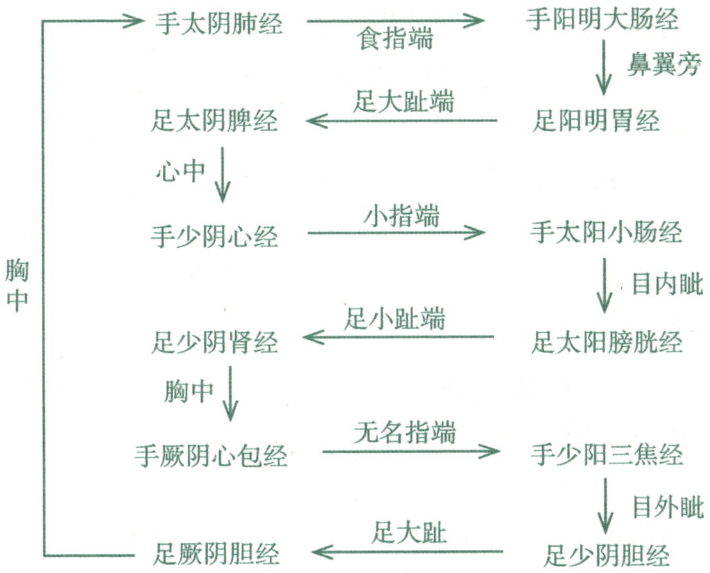

十二经脉流注次序图

五、十二经脉表里关系

手足三阴与三阳经，通过与脏腑的属络组成六对表里相合关系。如：手太阴肺经与手阳明大肠经相表里，足阳明胃经和足太阴脾经相表里，手少阴心经和手太阳小肠经相表里，足太阳膀胱经和足少阴肾经相表里，手厥阴心包经和手少阳三焦经相表里，足少阳胆经和足厥阴肝经相表里。

阴经（属脏）	阳经（属腑）	循行部位（阴经行于内侧，阳经行于外侧）	
手太阴肺经	手阳明大肠经	上肢	前缘
手厥阴心包经	手少阳三焦经		中线
手少阴心经	手太阳小肠经		后缘
足太阴脾经	足阳明胃经	下肢	前缘
足厥阴肝经	足少阳胆经		中线
足少阴肾经	足太阳膀胱经		后缘

十二经脉表里对应关系

六、十二经脉具体的循行部位

1. 手太阴肺经

起于中焦→向下联络大肠→返回循胃上口→穿过膈肌→属肺→沿气管至喉→横出腋下（中府穴）

主干：沿上肢内侧前缘→经肘→前臂桡侧→寸口→鱼际→止于拇指桡侧端（少商穴）。

分支：从腕后分出→至食指桡侧端（商阳穴），交于手阳明大肠经。

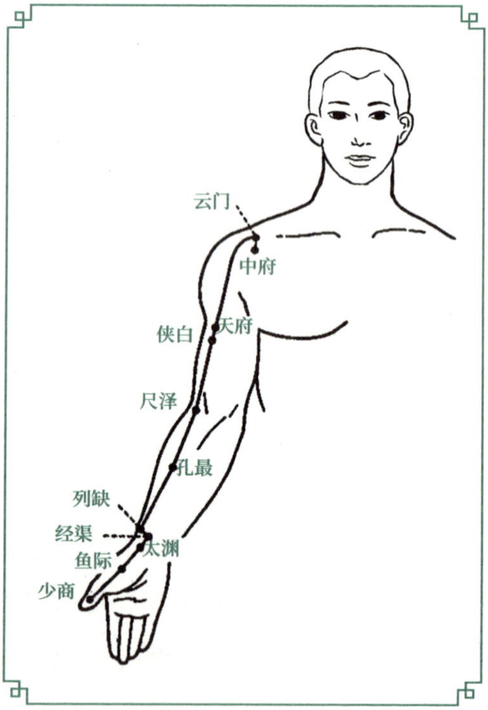

2. 手阳明大肠经

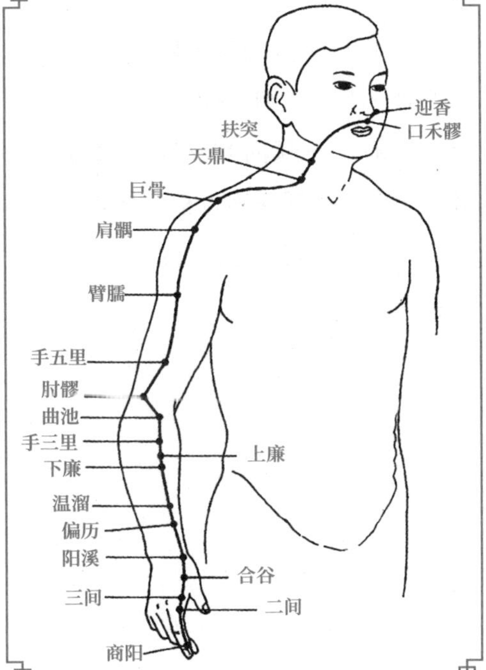

起于食指桡侧端（商阳穴）→沿食指桡侧→合谷→前臂外侧前缘→肘外侧→上臂外侧前缘→肩峰→大椎→缺盆→络肺→下膈→属大肠。

分支：从缺盆→颈部→下齿→环唇→交人中→至对侧鼻旁（迎香穴），交于足阳明胃经。

3. 足阳明胃经

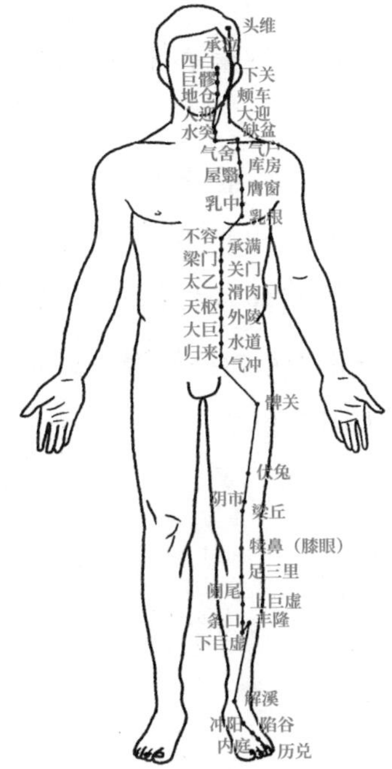

起于鼻旁（迎香穴）→鼻根→目内眦→沿鼻外侧→入上齿→环唇→下颌→耳前→发际→额颅。

主干：从下颌→人迎→缺盆→下膈→属胃→络脾→气冲→下肢外侧前缘→足背→止于次趾外侧端（历兑穴）。

分支：膝下三寸→中趾外侧；足背→大趾内侧端（隐白穴），交于足太阴脾经。

4. 足太阴脾经

起于大趾内侧端（隐白穴）→内踝前→小腿内侧中线（内踝上 8 寸交肝经前）→膝内侧→腹→属脾→络胃→膈→挟咽→连舌根→散舌下。

分支：从胃→膈→注心中，交于手少阴心经。

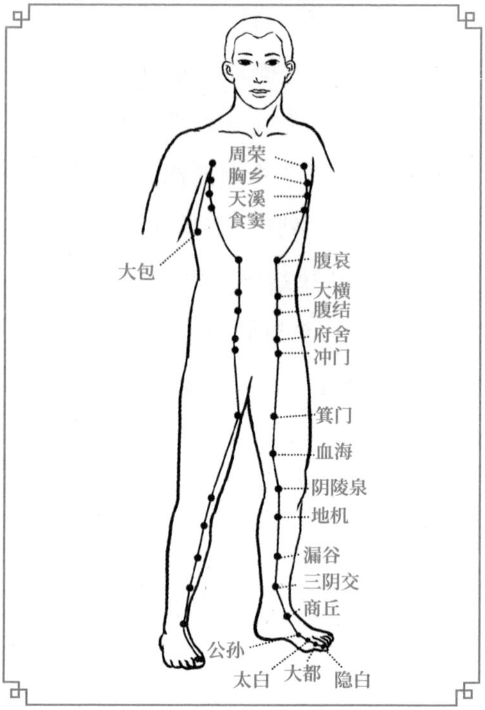

5. 手少阴心经

起于心中→属心系→下膈→络小肠。

主干：从心系分出→挟食道上行→连目系→出腋下（极泉穴）→沿上肢内侧后缘→经肘→掌后锐骨→入掌→止于小指桡侧端（少冲穴），交于手太阳小肠经。

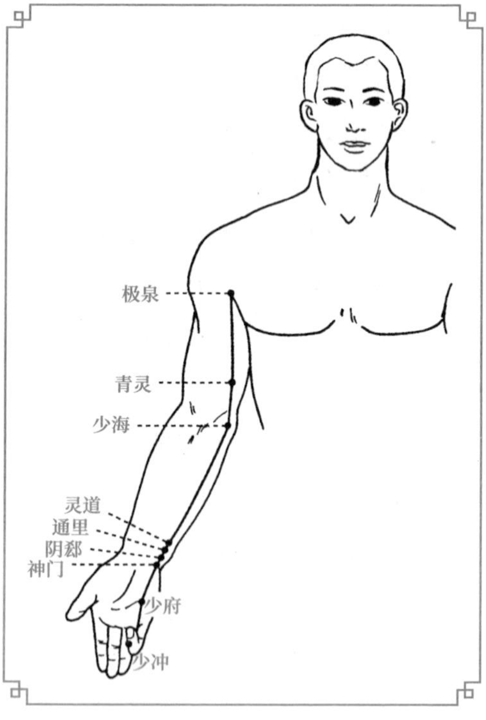

6. 手太阳小肠经

起于小指尺侧端（少泽穴）→沿手背尺侧→前臂外侧后缘→尺骨鹰嘴→上臂外侧后缘→肩胛→大椎→缺盆→络心→下膈→属小肠。

分支：从缺盆→颈部→面颊→目外眦→耳中；另一支从面颊→鼻→目内眦（睛明穴），交于足太阳膀胱经。

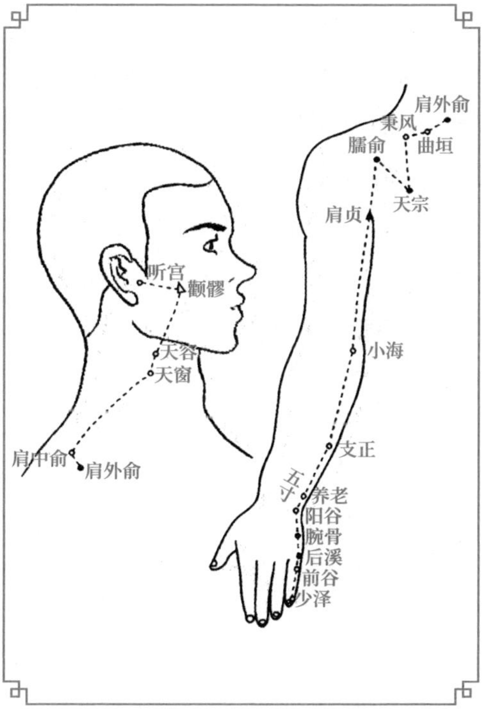

7. 足太阳膀胱经

起于目内眦（睛明穴）→额→头顶→项→脊柱旁→络肾→属膀胱。

主干：从腰→臀→下肢后侧中线→腘窝→外踝后→止于小趾外侧端（至阴穴），交于足少阴肾经。

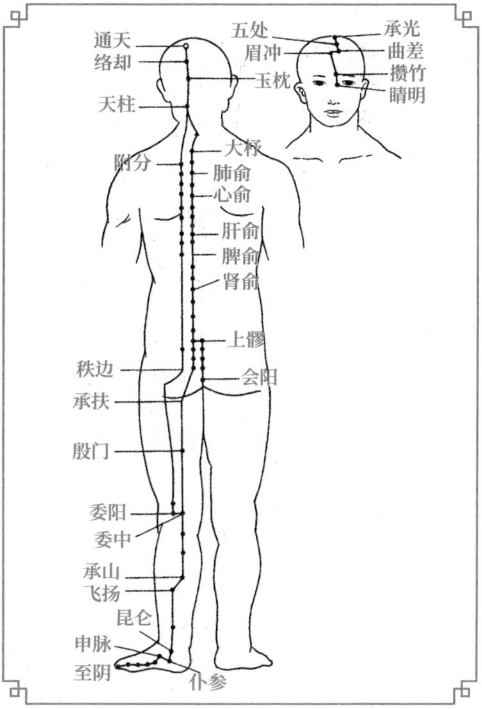

8. 足少阴肾经

起于小趾下→足心（涌泉穴）→内踝后→下肢内侧后缘→脊柱→属肾→络膀胱。

主干：从肾→肝→膈→肺→喉→舌根；分支从肺→络心→注胸中，交于手厥阴心包经。

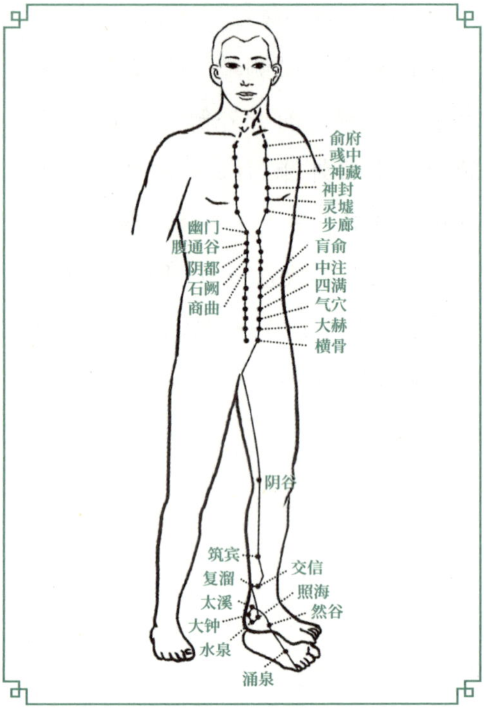

9. 手厥阴心包经

起于胸中→属心包→下膈→联络三焦。

主干：从胸出胁部（天池穴）→沿上肢内侧中线→经肘→前臂两筋间→入掌中（劳宫穴）→止于中指末端（中冲穴）。

分支：从掌中分出→至无名指尺侧端（关冲穴），交于手少阳三焦经。

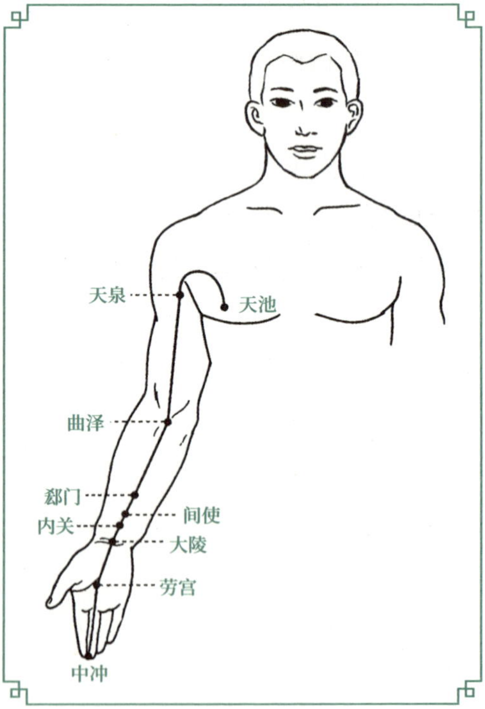

10. 手少阳三焦经

起于无名指尺侧端（关冲穴）→沿手背→前臂外侧中线→肘尖→上臂外侧→肩→缺盆→布膻中→散络心包→下膈→属三焦。

分支：从膻中→缺盆→耳后→耳上角→面颊→目眶下；另一支从耳后入耳中→耳前→至目外眦（瞳子髎穴），交于足少阳胆经。

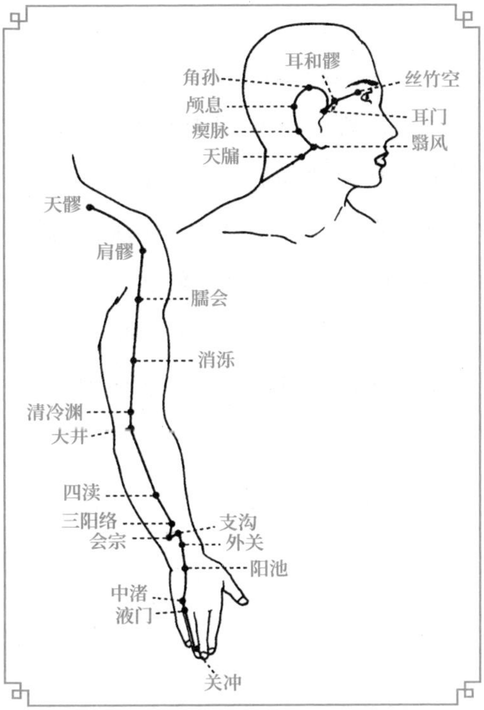

11. 足少阳胆经

起于目外眦（瞳子髎穴）→头角→耳后→颈→肩→缺盆。

主干：从缺盆→腋→胸胁→环跳→下肢外侧中线→外踝前→止于四趾外侧端（足窍阴穴）。

分支：足背→大趾爪甲后丛毛处（大敦穴），交于足厥阴肝经。

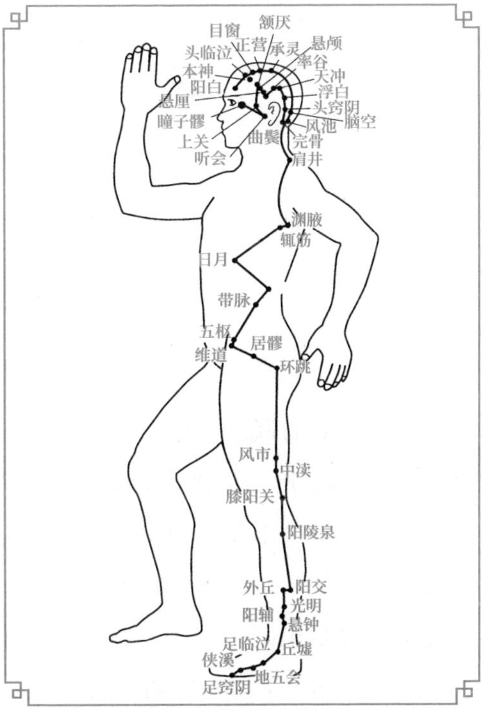

12. 足厥阴肝经

起于大趾外侧端（大敦穴）→足背→内踝前→小腿内侧前缘（内踝上8寸交脾经后）→膝内侧→阴部→小腹→挟胃→属肝→络胆→膈→胁→喉→目系→额→巅顶。

分支：从目系→颊→环唇；另一支从肝→膈→注肺，交于手太阴肺经。

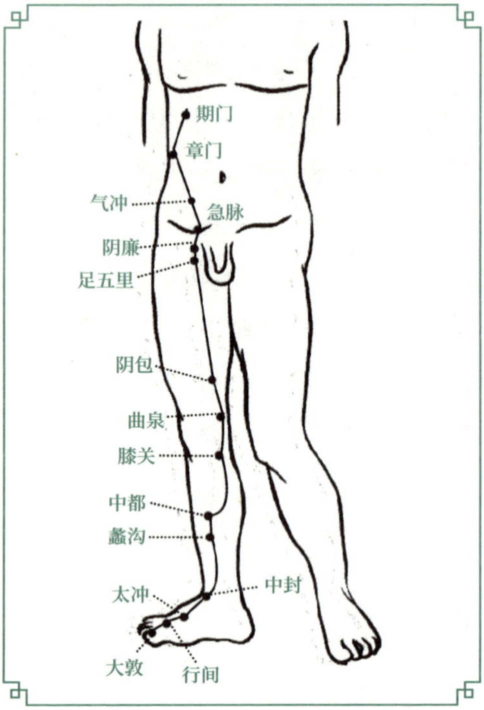

第三节　奇经八脉

奇经八脉是十二正经以外的重要经脉，是任督二脉、冲脉、带脉、阴跷脉和阳跷脉、阴维脉和阳维脉八条脉的总称。

一、奇经八脉的主要生理机能

奇经八脉有联络、统帅、调节十二经脉的作用。奇经八脉在循行分布过程中，不但与十二经脉交叉相接，加强十二经脉之间的联系，补充十二经脉在循行分布上的不足，对十二经脉的联系还有分类组合以及统领的作用。奇经八脉具有调节十二经脉气血的作用。当十二经脉气血满溢时，可以流入奇经八脉储藏备用，当十二经脉气血不够的时候，奇经八脉中所储藏的气血则给予补充，保持十二经脉的气血相对平衡状态。

奇经八脉虽然与脏腑没有直接的属络关系，但在循行分布过程中，与脑、髓、女子胞等奇恒之腑以及肾脏等，有着密不可分的联系。

二、奇经八脉的循行部位

1. 任脉

循行部位：起于胞中→下出会阴→沿腹部和胸部正中线上行→经咽喉→环绕口唇→至目眶下。

基本功能：总任一身阴经气血，称“阴脉之海”；调节月经、妊养胎儿（“任主胞胎”）。

2. 督脉

循行部位：起于胞中→下出会阴→沿脊柱内上行→至风府穴入颅络脑→沿头部正中线经头顶→鼻柱→止于上唇系带（龈交穴）。

基本功能：总督一身阳经气血，称“阳脉之海”；反映脑、髓及肾的功能，与男子性功能相关。

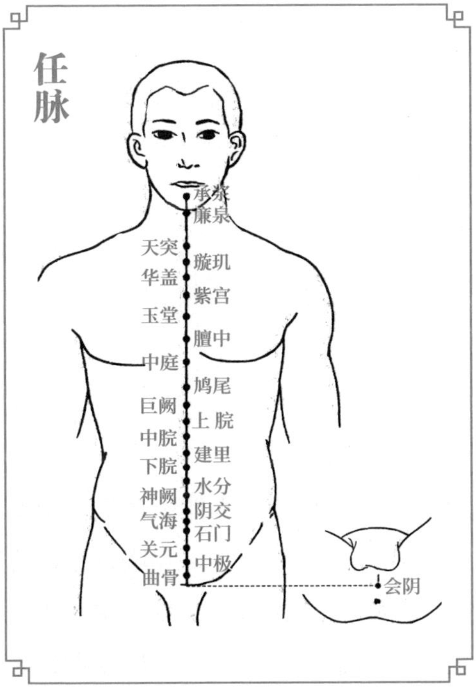

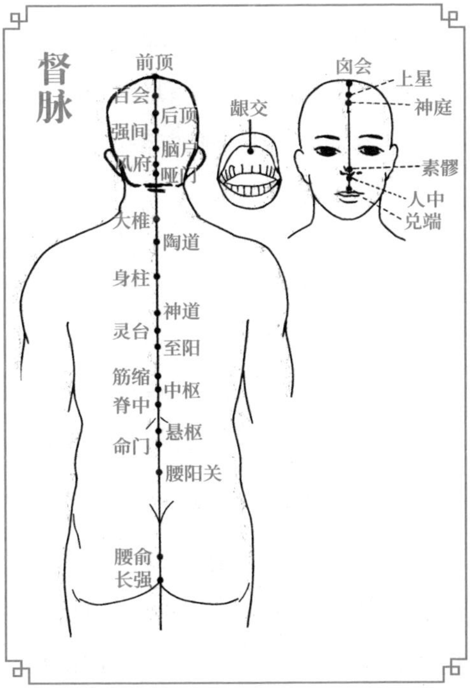

3. 冲脉

循行部位：起于胞中→下出会阴→与足少阴肾经并行→挟脐上行→散布胸中→环绕口唇→至目眶下。

基本功能：调节十二经气血，称“十二经脉之海”或“血海”；与生殖功能密切相关（如月经、孕育等）。

4. 带脉

循行部位：起于季胁→斜向下行至带脉穴→绕腰腹一周→约束纵行诸经。

基本功能：约束纵行诸经，固护胎儿；主司带下病（如白带异常）。

5. 阴跷脉与阳跷脉

循行部位：

阴跷脉：起于内踝下足少阴肾经照海穴→沿下肢内侧上行→至目内眦；

阳跷脉：起于外踝下足太阳膀胱经申脉穴→沿下肢外侧上行→至目内眦。

基本功能：主司下肢运动及眼睑开合。

6. 阴维脉与阳维脉

循行部位：

阴维脉：起于小腿内侧足三阴经交会处→沿下肢内侧上行→至咽喉；

阳维脉：起于外踝下足太阳经金门穴→沿下肢外侧上行→经腋后→至头顶。

基本功能：阴维脉维系全身阴经，主里证；阳维脉维系全身阳经，主表证。

第四节　经络的生理机能和应用

一、经络的生理机能

经络是人体非常重要的一个体系，经络的生理功能在人体生命活动中发挥着非常重要的作用。以十二经络为主体的经络系统具有沟通、联系、通行气血、濡养、感应传导和调节的基本功能。李太云认为：经络系统的主要生理功能，是通过运输、调节、控制物质、能量、信息，从而达到物质输送、能量搬移、信息传导、协调沟通、调节控制等作用。

二、经络学说的应用

经络学说广泛应用于临床各科疾病的诊断与治疗，是针灸、推拿等外治法的理论基础。除了传统的针刺、火针、艾灸、推拿、点穴、拔罐、刮痧、火龙罐、火龙灸、穴位敷贴、外敷中药、药浴等外治法，还有现代的穴位注射、耳针、头针、手针、电针、水针、穴位埋线、火疗、泥灸等外治法，也是以经络理论为基础的。

第四章

体质学说

一、体质学说概述

体质是中医理论中非常重要的内容，它是中医辨证论治的重要前提。李太云反复强调，所有的辨证论治，必须以辨体质为前提，不辨体质的辨证论治都是耍流氓。中医讲的因人制宜，就是强调在诊治疾病时因个人体质差异而做相应的调整。体质学说既是养身防病的理论支撑，又是个性化诊疗的理论基础。

体质是指人体生命过程中，在先天禀赋和后天获得的基础上所形成的形态结构、生理机能和心理状态等方面综合的、相对稳定的固有特质。换而言之，体质是人体在受先天和后天的影响下，在其生长、发育和衰老过程中所形成的与自然、社会环境相适应的、相对稳定的个体特征。

人体正常的生命活动是形与神的协调统一，这是生命健康的基本特征。健康，就是人体在形态结构、生理机能和精神心理方面的完好状态。《类经·藏象类》曰："形神俱备，乃为全体。"神由形而生，依附于形而存在，形是神活动的物质基础和所舍之处；反过来，神是形的功能表现和主宰，神作用于形，对人体生命具有主导作用，能协调人体脏腑的生理机能。因此，形壮则神旺，形衰则神衰。

体质的形成跟先天遗传有很大的关系。中医认为先天禀赋是来自父母基因的遗传性，但随着年龄增长，体质会不断动态变化。人体体质的形成、发展、强弱，在一定程度上受到后天因素的影响，是机体内外环境多种复杂因素共同作用的结果。先天遗传性、差异多样性、形神一体性、群类趋同性、相对稳定性、动态可变性、连续可测性、后天可调性都是影响人体体质的因素。

二、体质的生理学基础

人体脏腑、经络、形体、官窍通过经络的联络，以五脏为中心构成五大生理系统；以精气血津液为介质，调节体内外环境的协调平衡。故脏腑经络及精气血津液是体质形成的生理基础。脏腑、经络的结构变化和机能盛衰，以及精气血津液的盈亏，都是决定体质的重要因素。体质实际上就是脏腑经络、形体官窍固有素质的总体体现，是因脏腑、经络、精气血津液的盛衰偏颇而形成的个体特征。

三、影响体质的因素

1. 年龄因素

一般人在十几二十多岁时，是体质最好的时候，身体各项机能正常，体格健壮，精力旺盛，疾病较少。到中年之后，身体各项机能就开始走下坡路，再加上各种生活、社会、精神层面的压力，身体情况就会变得更复杂一些。到了老年，会慢慢发展成以气血虚弱、肾气虚衰为基础的一种体质。这是年龄因素导致的体质变化。

2. 性别因素

性别因素也是对人体体质影响较大的因素之一。常言道，男女有别。无论在青少年时期，还是在青壮年时期或中老年时期，性别对身体发育、身体机能、精神状态、心理状态等的影响都是非常明显的。

3. 自然环境与生活环境因素

我们所处的自然环境、地理区域不同，包括不同地域的人的饮食结构、穿着习惯、生活方式、社会民俗，乃至环境污染、日照时间、海拔高度等都会对体质产生不同影响。个体的生活条件、居住环境也是影响体质的一方面。从玄学上来讲，当人改变自己的风水磁场，就可以改变自己的体质。一个好的风水地，会让人的身体变得越好，反之会变差。这是我们周围的环境、磁场、能量场对身体的投射影响，是不能忽略的一个方面。

4. 饮食因素

现在的“三高”（高血压、高脂血症、糖尿病）比例这么高，跟饮食结构和饮食习惯的改变有很大的关系。饮食方面多肉、多精细食物也会让疾病率上升。

5. 劳逸因素

包括体力劳动、脑力劳动、休息三个方面。体力劳动属于“形动神静”，脑力劳动属于“神动形静”；晚上休息属于“形与神静”，而白天属于“形与神动”，这四种状态有机结合是维持人体动静阴阳平衡的重要条件。

6. 疾病针药及其他因素

疾病可以改变人的体质，这是显而易见的。大病慢病会让体质变差，这是最常见的。一些先天体质偏弱、或经常生病、或经常服药、或药不对证、或常服激素类药物的人，一般来说体质会越来越差。

7. 先天因素

对体质影响最大的是先天因素。一个人的体质好不好、高矮瘦胖、性格脾气、智商等，80% 以上取决于遗传基因，中医叫先天禀赋。

8. 情志方面的因素

心理改变能导致体质的转换，情绪的不稳定会影响身体机能，降低免疫力。

9. 性格方面的因素

性格是属于内在部分的因素，性格是刚是柔，比较勇敢还是怯弱，这些问题也跟人体体质息息相关。

四、体质转换的条件和因素

1. 心理变化导致体质的转换

一个体质好的人经历过挫折、磨难或者巨大压力，会导致精神萎靡，身体就会垮掉。相反，如果一个人体质很弱，身体很差，但是心理变得越来越强大，心里充满爱和阳光，那么这个人的体质可能会慢慢地好转。

2. 起居饮食导致体质的转换

如果一个先天体质很好的人，整天作息不规律，吃很多垃圾食品，必然会使身体越来越差。反之，一个先天体质不太好的人，保持良好的饮食、作息、生活习惯，经过长期的食疗、正确的运动、有针对性的养生调理，身体就会越来越好。

3. 运动方式对体质转换的影响

中医讲的“运动”叫做“运气动血”。比较好的运动方式有：气功、太极、八段锦，包括瑜伽等，不一定非要打球、跑步。运动的重点在于让体内的气血动起来，而不是运动的形式。

五、体质的分类

体质的分类没有统一的标准。《灵枢经》有《阴阳二十五人》《本脏》《大惑论》《论勇》《逆顺肥瘦》《卫气失常》等篇，从不同角度、以不同标准，区分不同体质。现代有著名医家王琦、庞万敏、杨长青、赵志付、毋国成、林齐鸣、匡调元、和嘉芬、何裕民、田代华、胡文俊、王大鹏、戴永生、盛增秀等，分别提出了不尽相同的体质分类法。本篇试图综合各家学说，提出一个相对完备的体质分类法。

1. 平和体质（健康）

特征：体型匀称，精力充沛，面色红润，睡眠良好，适应力强。舌淡红苔薄白，脉象和缓有力。

2. 气虚质（阳性能量不足）

特征：元气不足，易疲乏、气短、自汗，肌肉松软，性格内向，易感冒。舌淡胖有齿痕，脉弱。

3. 阳虚质（阳性能量不足）

特征：阳气不足，畏寒怕冷，手足不温，喜热饮，舌淡胖嫩，脉沉迟。

4. 阴虚质（阴性能量不足）

特征：阴液亏少，手足心热，口干咽燥，性情急躁，易便秘，体型偏瘦。舌红少津，脉细数。

5. 血虚质（阴性能量不足）

特征：血液亏虚，濡养功能减退，以面色苍白或萎黄、头晕眼花、心悸失眠、手足麻木、月经量少色淡等为主要表现。舌质淡白，脉细弱。

6. 寒湿质（阳性能量不足 + 水行通道不畅）

特征：痰湿凝聚，形寒肢冷，体形偏胖，痰多困倦，大便黏腻或不成形。

舌淡苔腻，脉滑。

7. 湿热质（阴性能量不足＋水行通道不畅）

特征：湿热内蕴，面垢油光，口苦口臭，易生痤疮，小便黄赤，急躁易怒。舌红苔黄腻，脉滑数。

8. 血瘀质（血行通道不畅）

特征：血行不畅，肤色面色晦暗，易生色斑，经血有块，肌肤甲错。舌质紫暗或有瘀斑，脉涩。

9. 气郁质（气机通道不畅）

特征：气机郁滞，情绪低落，敏感多虑，胸胁胀痛，咽喉异物感，失眠健忘。舌淡红苔薄白，脉弦。

10. 特殊禀质（特殊类型）

特征：先天禀赋异常，易过敏，鼻塞喷嚏，皮肤起疹，或有遗传性疾病。舌象多变，常见淡红苔薄。

六、体质学说的应用

体质学说旨在研究正常人体的生理特殊性，强调脏腑经络的偏颇和精气血及阴阳的盛衰对体质形成的决定性作用，揭示了个体的差异规律、特征及机理。体质的差异性在一定程度上决定着疾病的发生发展、转归愈后的不同及个体对治疗的不同反应。因此，体质与养生防病、病因、病机、治疗等均有密切的关系，体质学说在临床诊疗中具有重要的应用价值。中医学强调的“因人制宜”就是体质学说在临床应用方面的体现，是个体化诊疗思想的代表。

1. 体质与养生

对于不同的体质，应当采取不同的养生方法。如体质强壮者，应加强精神调摄，锻炼身体，可以增强体质，并注意预防疾病，防止疾病损伤人体使体质下降。体质虚弱者，除预防疾病外，还要注意饮食起居，避免情志内伤，静神动形结合，促使体质增强。体质具有阴阳气血偏颇者，养生方法除顺应四时、形神共养、饮食调理、锻炼身体等增进身心健康外，还需兼顾体质特点。

如在精神调摄方面，要根据体质，采用不同心理调节方法，以保持心理平衡，维持和增进心理健康。气郁质者，精神多抑郁不爽，神情多愁闷不乐，性格多孤僻内向，多愁善感，气度狭小，故应注意情感上的疏导，消解其不良情绪。阳虚质者，精神多萎靡不振，神情偏冷漠，多自卑而缺乏勇气，应帮助其树立起生活的信心。在食养方面，体质偏热者，进食宜凉而忌热；体质偏寒者，进食宜温而忌寒：阴虚之体，饮食宜甘润生津，忌肥腻厚味、辛辣燥烈之品；阳虚之体宜温补，忌生冷寒凉之品等。

2. 体质与病因

体质因素对某些病因的易感性具有重要意义。《灵枢·五变》曰："肉不坚，腠理疏，则善病风。"清·吴德汉《医理辑要·锦囊觉后编》曰："要知易风为病者，表气素虚；易寒为病者，阳气素弱；易热为病者，阴气素衰；易伤食者，脾胃必亏；易劳伤者，中气必损。"明确指出体质因素决定个体对某种病邪的易感性。在疾病尚未发生或未有明确表征之前，可以通过不同的体质特征对其易患疾病进行预测，以预知可能的疾病倾向情况等，达到"未病先防""既病防变"的目的。

3. 体质与病机

影响发病与证候倾向性。脏腑有坚脆刚柔之别，个体对某些病因的易感性不同，因而不同体质的人发病情况也各不相同。小儿脏腑娇嫩，体质未壮，易患咳喘、腹泻、食积等疾；年高之人，脏腑精气多虚，体质较弱，易患痰饮、咳喘、眩晕、心悸、消渴等病；肥人或痰湿内盛者，易患中风、眩晕；瘦人或阴虚之体，易患肺痨、咳嗽诸疾；阳弱阴盛体质者易患脾肾阳虚之证。

正气虚是发病的内在根据，邪气盛是疾病形成的外在条件。疾病发生与否，主要取决于正气的盛衰，而体质是正气盛衰偏颇的反映。一般而言，体质强壮者，正气旺盛，抗病力强，邪气难以侵袭致病，即或邪气亢盛而发病，多表现为实证。体质羸弱者，正气虚弱，抵抗力差，邪气易于乘虚侵袭而发病，多表现为虚证。发病过程中又因体质的差异，或即时而发，或伏而后发，或时而复发，且发病后的临床证候类型也因人而异。因此，人体能否感邪而发病主要取决于个体的体质状况。

体质影响病机变化。由于体质的特殊性，不同的体质类型有其潜在的、相对稳定的倾向性，可称为“质势”。人体遭受致病因素的作用时，即在体内产生相应的病机变化，而且不同的致病因素具有不同的病变特点，这种病机变化趋势，称为“病势”。病势与质势结合就会使病变性质发生不同的变化。这种病势依附于质势，顺从体质而发生的转化，称之为“质化”亦即从化。《医门棒喝·六气阴阳论》曰：“邪之阴阳，随人身之阴阳而变也。”

体质还可决定疾病的传变。疾病传变与否，虽与邪之盛衰、治疗得当与否有关，但主要是取决于体质。体质主要从两个方面对疾病的传变产生影响：其一，通过影响正气的强弱，决定发病和影响传变。体质强壮者，正气充足，抗邪能力强，病势虽急，但不易传变，病程也较短暂。体质虚弱者，不但容易感邪，且易深入，病情多变，易发生重证或危证；若在正虚邪退的疾病后期，精气阴阳的大量消耗，身体不易康复；若患某些慢性病，则病势较缓病程缠绵，难以康复。其二，通过决定病机“从化”而影响传变。如身体阳盛阴虚者，感邪病机多从阳化热，疾病多向实热或虚热证演变；身体阴盛阳虚者，病机多从阴化寒，疾病多向实寒或虚寒证转化。

4. 体质与辨证论治

辨体质是辨证的重要内容。李太云认为，所有的辨证论治，必须先辨体质，凡是忽视体质因素的辨证论治都是耍流氓。我们在临床的时候，首先就要考虑病人的体质，不能上来就八纲辨证、六经辨证，在辨证之前先要辨体质，辨别体质是常规辨证的前提。

5. 辨体康复，善后调理

疾病初愈或趋向恢复时，促其康复，防止复发，善后调理非常重要。综合措施包括食饵、精神、药物等方面。康复措施的具体选择应用，必须兼顾患者的体质。如体质偏阳者初愈，慎食狗肉、羊肉、桂圆等温热及辛辣之味；体质偏阴者初愈，慎食龟鳖、熟地等滋腻之物和五味子、诃子、乌梅等酸涩收敛之品。

第五章 疾病基础

第一节　病因

病因学说是研究各种病因的概念、形成、性质、致病特点及其所致病证临床表现的理论，是中医学理论体系的重要组成部分。中医基础理论里面的病因是学习中医诊断学病因辨证的基础。

病因是导致疾病发生的原因，也是破坏人体阴阳平衡引起疾病的原因。中医讲人体健康的状态是阴阳平衡。只要破坏了阴阳平衡就会导致疾病或者亚健康。凡是能导致疾病发生的原因都可以称为病因或者致病因素。种类繁多，可分为：外因、内因、不内外因。

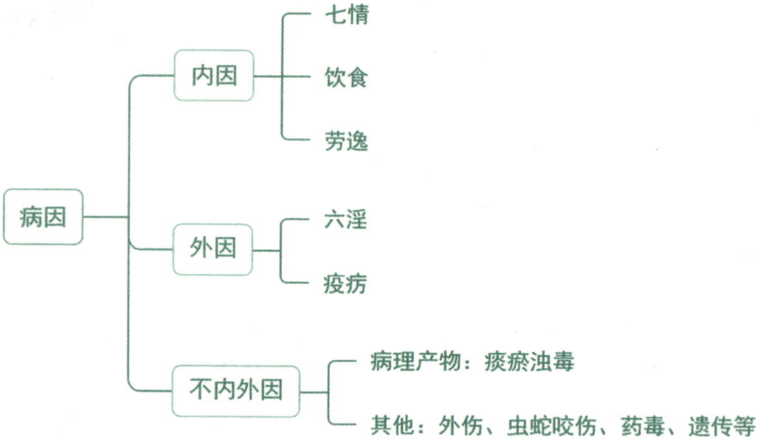

一、六淫

六淫即六邪，是外感病因之一。当自然界气候异常变化、或者人的抗病能力下降时，风、寒、暑、湿、燥、火就成为六淫邪气而伤害身体，导致外感病发生。

1. 六淫的概念和共同致病特点

正常情况下，风、寒、暑、湿、燥、火是自然界六种不同的气候变化，也是万物生长收藏和人类赖以生存的必要条件。这六种气候在自然界中正常存在的时候称为六气。出现异常变化的时候就变成了影响人体健康的邪气，称为“六淫”。六淫致病具有外感性、季节性、地域性、相兼性等特点。

2. 六淫各自具有性质和致病特征

六气之邪有阴阳不同，伤人之后导致人体阴阳强弱变化也不一样，在发病过程中它们的性质有可能互相转化。六气伤人因人而异，比如：阴虚体质的人容易化燥，变成燥热，阳虚体质的人阳化气的功能不够，容易化湿。

风邪属阳邪，风性轻扬开泄，易袭阳位；风性善行而数变；风性主动；风为百病之长；风邪袭表；风邪侵袭腠理；风袭经络；风郁皮肤；风与寒湿共侵。

寒邪。寒邪致病具有寒冷、凝结、收引等特性，称之为寒邪。寒是冬天的主气，冬季气候寒冷，如果不注意防寒保暖，就容易感受寒邪。

寒为阴邪，易伤阳气；寒性凝滞；寒性收引；伤寒伤肌表；中寒伤脏腑；寒邪伤经络。

暑邪。暑气致病，炎热升散，称为暑邪。暑为长夏的主气，长夏即夏至到处暑之间是属于暑的季节。暑生炎热把体内的津液蒸腾出来，大量出汗。出汗时体内的气也跟着汗泻出来，所以人感觉到疲乏无力。

暑为阳邪，其性炎热。暑性升散，易扰心神，易伤津耗气。暑多挟湿。

湿邪。四季之中长夏的湿气最盛，所以长夏多湿病。凡是致病具有重浊、黏滞、趋下特性的外邪，都称为湿邪。简单来说，湿气就是身体里面多余的、或者不能被正常代谢的水。

湿为阴邪，易伤阳气；湿性趋下，容易袭击阴位；湿性弥漫，其致病范围广泛；湿性黏滞，易阻断气机。

燥邪。具有干燥、收敛、清肃特性的外邪被称之为燥邪。燥为秋季的主气，此时天地之气不断收敛，秋高气爽，气候干燥。干涩是燥气的主要特征。燥邪侵入多从口鼻而入，首先犯肺，易形成外燥病。燥邪为病有温燥和凉燥之分。

温燥性干涩，易伤津液；凉燥伤肺，肺为娇脏。

火（热）邪。火和热属于同一类，火表示热的程度比较严重，热表示火的程度比较轻微。因此，“六邪”可以称为风、寒、暑、湿、燥、热，也可以称为风、寒、暑、湿、燥、火。

火（热）为阳邪，易耗气伤津；火（热）易扰心神；火热易生风动血；炎热升腾。

二、疠气

疠气也叫疫疠，就是我们平常讲的病毒、瘟疫，具有强烈的传染性，《温疫论》称之为“戾气”，认为“温疫之为病，非风，非寒，非暑，非湿，乃天地间别有一种异气所感”“此气之来，无论老少强弱，触之者即病”“邪自口鼻而入”。

疠气的致病特点：

（1）发病急骤，病情危笃。疠气多属热毒之邪，其性暴戾，故其伤人致病具有发病急骤、来势凶猛、变化多端、病情险恶等特点。病程中常出现发热、扰神、动血、生风、剧烈吐泻等危重病状。《温疫论》称其“缓者朝发夕死，重者顷刻而亡”，足见疠气致病，病情凶险，死亡率高。

（2）传染性强，易于流行。主要通过空气、食物接触或其他多种途径伤人致病，无论男女老少，体质强弱，只要接触就可能发病，速度快，传染性强，导致大面积、大规模的流行。

（3）一气一病，症状相似。中医把病毒理解成一种气，叫做一气一病。不同疠气作用于哪个脏腑或组织器官，发为何病，具有一定的特异选择性，从而在不同部位产生相应的病症。因此疠气种类不同所致之病各异。每一种疠气所致的疫病，都有各自的临床特点和传变规律，正所谓“一气致一病”。同一种疠气对机体作用部位又具有特定性，即某种疠气可专门侵犯某脏腑、某经络或某一部位而发病，故患同一疫疠病的人群，大都症状相似，所谓“众人之病相同”。例如痄腮，无论男女，一般都表现为耳下腮部肿胀。再如疫毒痢，大多表现为腹痛剧烈、里急后重、痢下赤白脓液等相似症状。

影响疠气产生的因素较多，主要有气候因素、环境因素、饮食卫生因素、预防措施和社会因素。

三、七情内伤

七情是指喜、怒、忧、思、悲、恐、惊七种正常的情志活动，即通常说的“七情六欲”。它以脏腑中的气血阴阳为物质基础，以心神为主导。心主神明，从而产生、控制、主导七情六欲，与脏腑气血有重要的关联。七情内伤是指因喜、怒、忧、思、悲、恐、惊七种情志变化导致脏腑精气紊乱而出现的一类疾病。主要包括两个方面：一是过度兴奋，一是强制压抑，从而损伤内脏，发展成为各种疾患。《灵枢经·百病始生》曰：“喜怒不节则伤脏。”

喜伤心神。心主神明，过喜则伤心。喜则气缓，过度的喜悦会导致心神不安，会出现心悸、失眠、少气无力、精神难以集中，严重的会出现神志失常、语无伦次、发狂、大汗淋漓、气息微弱等情况。

怒伤肝。怒则伤肝，大怒导致肝气上逆，气逆血乱，出现头胀头痛，面红耳赤，“脸红脖子粗”，血随气逆则呕血，神昏暴厥或者昏倒猝死。肝气横逆犯脾，会导致肚子痛或腹泻，如果经常肝气郁结就会导致脾的功能越来越差，对水谷精微的消化、分解、吸收、转化生成气血的功能降低。

思伤脾。即过思会伤害脾胃，影响消化系统，导致气结不运、健忘、睡眠不佳、形体消瘦。思则气结，导致心脾的气机郁滞，运化失职，导致经常失眠多梦，精神萎靡不振，倦怠乏力、不爱吃饭，或者腹胀拉肚子等问题。思虑的执行器官是大脑，大脑归心管，所以可能同时会影响心，出现心悸、心慌等症状。

悲和忧相近，伤肺。悲则气消是指过度的悲伤或忧伤会导致肺气耗伤，导致肺的宣降功能失常。相当于负能量一直往肺里面挤，正能量没有及时补充进来，导致肺气耗散，宣降功能受到影响。临床上常见面色惨淡、神气不足、意志消沉、精神不振、气短、胸闷、乏力、懒言等症状。

惊恐伤肾。惊则气乱，恐则气下。惊、恐都伤肾，造成肾气亏虚，气乱内动，心神被扰，情绪不宁，严重的甚至神志错乱、言行举止失常。

四、饮食失节

饮食失节包括饮食不节、饥饱失常、暴饮暴食、饮酒无度、饮食不洁、饮食偏好等。

饮食不节的意思就是不按时吃饭。饥饱失常是指没有按时或没有定量吃饭，饥一餐饱一餐，没有规律，饭量不受控制，或多或少。长期过饥或过饱都会影响身体健康。

饮食不洁主要是指食用不干净、不卫生的食物，或者是陈腐变质、有毒的食物，引发多种消化系统的疾病，常见的如腹泻、呕吐；还有可能产生痢疾或其他肠道问题，比如霍乱或肠胃型感冒；或者肝炎也可能因饮食不洁中毒而引发；还可能引起肠道寄生虫病，比如蛔虫、蛲虫等。

需要特别说明的是，饮食不洁除了食物卫生的问题，还包括食物来源的问题。食物是怎么生产出来的？有没有各种添加剂？经过哪些制作流程才到餐桌上？这些不确定因素可能对身体存在隐患。

身体需要各种营养成分，即现代科学讲的八大营养素均衡，这些营养成分存在于不同食物中，所以饮食要注意食物的多样化来调节营养均衡。《黄帝内经》曰："五谷为养，五果为助，五畜为益，五菜为充。"知所先后，则近道矣。基本原则是酸、甜、苦、辣、咸五味调和，寒热均衡。

五、劳逸失度

劳逸结合是人体健康的必要条件，过劳或者过逸都不利于身体健康。

劳力过度是指较长时间劳累、积劳成疾，或者病后体虚，勉强劳累而致病。过劳会损伤元气，时间久了会导致倦怠无力、嗜卧、懒言、饮食减退。适当劳动或运动，可帮助气血运行，增强体质；合理休息可消除疲劳，恢复体力和脑力。

劳神又称"心劳"，指长期用脑过度、思虑劳神而积劳成疾。由于心藏神，脾主思，血是神志活动的重要物质基础，故用神过度，长思久虑，则易耗伤心血，损伤脾气，以致心神失养，神志不宁而心悸、健忘、失眠、多梦和脾失健运而纳少、腹胀、便溏、消瘦等。

房劳过度是指房事不节，耗伤肾精导致阴阳两伤。伤阴会导致阴虚阳亢，出现咳嗽、咳血、骨蒸潮热、心悸、盗汗等情况。伤阳会导致食欲不振、手足冰凉、阳痿早泄、腰酸腿软、梦遗滑精等症状。

过逸是指过度安逸，包括体力和脑力过度安逸。过逸会导致身体气血运行不畅、瘀滞、心慌气短、四肢无力、精神萎靡不振等症状。

六、其他病因

除了六淫、疠气、七情内伤、饮食失宜、劳逸失度、病理产物之外的致病因素统称为其他因素，主要有外伤、诸虫、毒邪、药邪、医过、先天因素等。

物理外伤包括金属创伤、跌打损伤等。烧烫伤是指烧伤或者烫伤。冻伤是人体受到低温侵袭所引起的全身或者局部的损伤。虫兽伤是指被毒蛇、猛兽、马、狗、蝎子、蜂类、毒虫等虫兽咬伤。虫兽类咬伤，可能既是物理性外伤，也可能包含中毒。比如：蛇咬、狗咬、蜂蜇、蝎子咬、蜈蚣咬伤等都会中毒。

寄生虫是指导致人体产生寄生虫病的各种虫体，如疟原虫、阿米巴原虫、蛔虫、蛲虫、条虫、钩虫、丝虫、血吸虫、肝吸虫、肺吸虫等，这些虫类寄生在体内会产生相应的病症，也是身体产生疾病的原因。

药毒主要指服药后身体产生类似中毒反应的症状。包括吃错药或者药本身有毒，尤其是一些慢病的长期服药或终身服药。

医过也称“医源性疾病因素”，是指由于医生的过失而导致病情加重或变生他疾的一类致病因素。医源性因素涉及面很广，医生接触病人的整个过程中的言行举止，都有可能产生正反两方面的效应。上述“药毒”之中，部分就与医生的失误有关。《内经》对此早有认识，“疏五过论”“征四失论”等篇有专门论述，后世医家也十分注重。

最后一个病因是遗传方面，即先天因素和体质因素。先天因素来自遗传基因，受之于父母，古人称之为“胎病”，一生下来就有。第二种是体质因素。

延伸阅读

中国人的身体为什么越来越差?

近40年来，国人的生活条件大幅提升、营养早已过剩，可医院越建越高、病床越来越多，却越来越不够用，这是为什么?

一、外在因素

社会环境。社会大环境对我们的身心健康起着十分重要的作用。社会大环境是河，我们所有人都是这条河里的小鱼小虾。河水的质量、清洁度、流速、温度、水域宽度、水流深度、载氧量等因素，决定了河里所有鱼虾的健康程度。社会大环境包括：社会价值取向、社会风气、生活节奏、生活压力等。目前的社会环境怎么样？用两个词来形容，可以说是：全民焦虑、满城戾气。

自然环境。主要包括居住或工作环境、空气和水的质量等，还包括太阳辐射强度、臭氧层浓度、空气湿度、雨季长度、季风环流方向、极端天气频率、土壤成分与土地质量、人类制造的垃圾、植物数量与长势、地磁强度、电磁辐射（含自然电磁辐射与人为电磁辐射）、地球引力场强度（目前科学家偏向于认为，地球并不存在引力，而是一种原子相吸交换的过程：任何物质里面的原子都在不断地与地球物质的原子交换量子组成的“电磁光子”或称“吸力微子”）以及某些来自宇宙未知的辐射或射线等，都会不同程度影响人的身体健康。正因为如此，所以才有“风水”这门学问。事实上，风水研究的主要就是自然环境对人的作用力的学问，只是现代科学暂时还解释不了而已。

社会环境和自然环境构成我们身体健康的“外风水”。外风水好，则对我们的身心健康有利；反之，身体出问题的概率就会高很多，而且疾病越来越复杂。

二、生活方面的原因

冰箱和空调。冰箱和空调的发明，给人们生活带来了极大的便利，但是随着时间的推移，它们对人类身体健康的负面影响也越来越明显。那些长时间在冰箱冷冻的食物，其寒湿对人体的影响是新鲜食物的数倍，而寒湿是阳气的天敌，是消耗我们身体阳气的主要因素。空调吹出来的风，是典型的“虚邪贼风”，我们看空调出风口，伴随着风吹出来的是很多白白的“汽”，这个正是水汽，所以空调风是属于寒湿的风。

手机。智能手机的普及，让手机变得越来越有用且有趣了；但是某些应用程序长时间占用人们的时间，也产生了很多的问题，比如人与人之间的关系越来越疏远的心理障碍，同时造成注意力难集中、记忆力下降、视力受损、颈椎退行性改变加速等负面影响。

汽车。汽车给人们出行带来了极大的便利，但是也带来了至少三个方面的“副作用”：减少人们步行和运动的机会、汽车空调对很多人造成了负面影响（汽车空调是定向风，而大部分司乘人员都是将风口直接朝向人体，寒湿之气直接侵入人体经络关节）、汽车尾气对空气质量的负面影响。当然还有汽车产生的噪声，以及一些喜欢开远光灯的车主伤害了很多人的视力、汽车带来的快节奏同时也助长了人们的暴戾浮躁之气。

运动太少或不正确。这是两个问题：一是运动太少，不爱运动或没有时间运动；二是运动方式、时间、强度不对。运动形式和运动量因人而异。有的人盆骨已经倾斜、脊柱已经侧弯或错位，这时候跑步对身体反而是一种伤害；如果腰椎间盘已经膨出或突出，还要做仰卧起坐或打篮球，那简直就是自己找罪受；如果本来就气虚很厉害，还要每天运动到大汗淋漓，这种运动对身体只有害处。

晚睡。由于现代生活丰富多彩，或由于生活压力太大，导致现在的人普遍晚睡。晚睡对身体的伤害非常大，晚起同样对身体不利。无论长期失眠还是短期失眠，都会存在心理方面的影响，睡眠不好跟很多慢性疾病都有很强的关联性。睡眠时间不够、晚睡晚起、睡眠质量不好、睡不踏实……这些都会直接影响身体健康。

抽烟喝酒。说起烟酒，大家都知道这两个东西对身体不好，可对于部分人来说，那就是命根子，戒不了。我不支持完全戒烟戒酒，因为这里面有一个度的问题。但问题也出在这个“度”上面：到底多少才是适量？最重要的是，这世上有几个人能做到适可而止？

夜宵。夜宵对身体的伤害来自三个方面：一是夜宵所吃的东西大部分属于垃圾食品或不健康、不卫生的食物（含酒水饮料）；二是晚上吃东西会增加胃的负担，造成胆（肝）胃不和，加重胃、肠、胆、肝的工作量，同时影响睡眠质量；三是一般夜宵都会比较晚，无疑会同时产生晚睡的问题。

营养过剩。我一直说，现代人不缺营养，相反，现代人大部分营养过剩。既然不缺营养，那为什么还有这么多亚健康和疾病？还有各种“虚”证？答案是吃得不对。大家被长期以来的各种广告带偏了，以为贵的就是好的、稀有的就是最补的。其实真正的补品，是五谷、是我们身边最常见的、最普通的药食同源的这些食材。回归食物的本质，真正养人的是粗茶淡饭，真正的补品是最普遍而廉价的药食。

喝水太多。人需要喝水，但是每个人需要的水量是不同的；喝水的时间要对、水的品质需要讲究，不能乱喝。如果有人告诉你，每天必须 8 杯水，你最好离他远一点，因为他根本不懂养生，可能会害了你！

牛奶。牛奶也是反复提醒大家要少喝的东西，不是有意跟牛过不去，说实话牛也很辛苦，每天被打针、被强行挤奶、几乎所有的母牛都患有极度严重的乳腺炎，是真的很可怜；可是我还是要说，世上没有一种动物是需要长期喝奶的，人类也一样；如果你已经断奶了，就不要再喝什么牛奶了。

三、医疗方面的原因

过度医疗与过度服药。过度医疗就是超出必要的检查、治疗范围，让患者承受超出正常必要范围的诊治过程、付出额外的时间和金钱的行为。过度医疗对身心都是一种伤害。比如绝大部分冠心病患者完全可以不用装支架，可在巨大的利益面前，或者错误的指导思想下，无数的支架一个接一个地装进了患者的动脉。装完之后，终身服药。谁得利？谁受害？事实上，绝大部分支架可能就几副中药的问题，根本没必要。这个是典型的过度医疗，类似的情况当然还有很多。

过度服药是指有些疾病本来是可以不吃药的，结果让病人服用药物（包括西药和中药），比如大部分经络关节肌肉酸痛等；或者本来可以短时间服药即可的，却让病人长时间服药，比如冠心病等；或者本来是可以完全或基本治愈的疾病，结果让病人终生服药，比如部分高血压、糖尿病等。中医有一个说法叫“中病即止”，意思是疾病被控制住了就可以不用再吃药了，因为我们的身体有自愈能力，轻微的偏差身体自己会调整纠偏。过去某段时间，强制往身体里注射某种疫苗，就是典型的过度用药。如果过度服药一是降低了身体的自愈能力，二是药物可能对身体有副作用，所谓的耐药性，其实就是身体某些功能的衰退或丧失，因为长期大量吃某一种药，身体相应的功能就会衰退，慢慢丧失了这项功能。西医的药物按中医药性看，大多阴寒。更可怕的是，静脉点滴，直接把从冰箱里拿出来的药物，注射到人体37℃温暖的血液里。寒凉的药物，以寒凉的方式输入已经虚寒的病人体内，再加上医院空调的影响，无疑是雪上加霜。轻者，寒凉的治疗方式把病邪向体内压抑，表面看症状消失，实际上体质变差。重者，寒邪重伤心肾，可能在输液过程中病人就会猝死。

庸医和骗子太多。庸医是指医术马马虎虎的医生，不分中西，都有。庸医因为自己不能精于医术，而导致患者病情贻误甚至加重的情况，时有发生。自古以来，行医者无不是以治病救人为己任，无不是将医德放在首位。可是今天，我们扪心自问，还有多少医院坚守这份初心？缺少了医德，与骗子何异？

中西医选择纠结症。中国人何其幸运，既有中医，又有西医，这本是一件好事，却因为某些利益集团背后存在阴谋，造成中西医长期互相攻击、势同水火。目前中西医混战的现状，受害最多的不是中医，当然更不是西医，而是普通百姓。

四、食物安全的原因

农药残留。过度使用农药和化肥，可以让某些农作物长得更好看、产量更高，可是对食用者的身体却是有害的。我看到很多人，为了所谓的养生，每天从菜市场买大量的青菜，吃得津津有味，说实话，我觉得害怕。

重金属残留。现在农村（尤其是城市周边）的土地和水污染很厉害，有很多地方其实已经不适合种植作物。但是世世代代生活在那里的人们，不可能因为一点污染就搬走，而且也无处可去。除了重金属，还有埋在地下的垃圾、工业污水污染过的地下水、灌溉用水、饮用水等，都对食物（包括植物和动物）有很大的影响。

催长催熟。现在无论是家养的动物还是批量种植的植物，都有各种方法提高产量、加快生长周期。比如大家耳熟能详的虾吃避孕药、猪三个月出栏、蛋鸡一生见不到太阳等，这些反人性、反动物性的养殖方法饲养出来的动物，对人的身体到底是有益还是有害真不好说。还有很多反季蔬菜水果，这些东西对身体的影响，可能长期以来被忽略了。现代科学只知道研究成分，不知道这里面有一个叫做“气”的东西。夏天的萝卜，未得冬气、未经风霜，它跟冬天的萝卜是一样的吗？冬天的西瓜，未被暴晒、未得夏气，它跟夏天的西瓜一样吗？

转基因。虽然我们暂时还不能判断或证明，转基因作物与某些疾病之间存在直接的因果关系，但是按常理判断就会知道，这是违背植物天性的行为。万物皆有其自然规律，人为强行破坏这种规律，就会受到相应的处罚。

饮食习惯。现代人的不良饮食习惯包括：食物过于精细；喜食寒凉（包括大量饮食冰冻过的食物、冷饮、寒凉性水果、牛奶等）；不按时进食；在就餐时讨论增加压力的话题；不吃早餐；晚上吃太多；大量饮酒等等，不一而足。

五、其他原因

性开放与贞操观念的缺失。说起性开放的话题，大家可能都觉得这是改革开放、向西方学习的结果。其实不然。中国目前的性开放程度，可能已经超过了欧美国家。造成这一现象的原因，是传统教育的缺失。这样下去，社会礼崩乐坏，真的堪忧。性开放除了带来大量的离婚等社会问题，同时也带来一系列的健康问题。

早恋。单纯的早恋是值得歌颂的爱情，古人留下了太多关于早恋的诗篇。这里所指的，是“不单纯”的早恋，是以性早熟为基础、以性开放为大环境、以性放纵为目的的“早恋”——或者称为“早性”更合适。婚龄前洁身自好、保持处子之身的青少年越来越少，相反，大学生、中学生堕胎、流产、同性恋等各种问题层出不穷。这样下去，我们的社会到底会变成什么样子？

不必要的剖腹产。中国有个成语，叫“瓜熟蒂落”。胎儿发育是一个自然的过程，时间到了他自然出来，时间没到强行抱出来，就是违背自然（天理）的。也许你为婴儿出生挑了个很吉利的时辰，可你不知道，他将一生承受“早产”带来的负面影响。早产对婴儿身体的影响，可能超过我们所有人的认识！这不是危言耸听。

母乳缺失。不知道从什么时候开始，一些年轻妈妈竟然开始不给自己的孩子喂母乳了。这真是让人震惊。难道不喂母乳就可以让乳房挺拔不下垂？是孩子的健康生长发育重要，还是自己的乳房形状重要？

生活压力。这个时代，每个人都活得不轻松，每个人都很忙。这是一个人人焦虑的时代。钱越来越难赚、阶层越来越固化、贫富分化越来越严重、社会攀比之风日盛，普通百姓的压力越来越大，而随着科技的快速发展，生活节奏越来越快。事实上，这些压力不只是偶尔影响我们的心情或脾气，也严重影响了我们的日常生活和身体健康，幸福感、满足感越来越低，造成身体或心理疾病。

人际关系。家庭成员之间的关系至关重要，家庭和睦其实跟经济基础关系不是很大。与社会、人之间的关系，很大一部分的原因取决于自己的心态、性格、脾气与涵养，当然也跟自己的际遇、气场、运气有关。人际关系的本质是自身磁场的反应，所以才有“物以类聚、人以群分”的说法，你有什么样的磁场，就有什么样的朋友圈，你就会成为什么样的人。人际关系直接影响我们的情志，从而决定我们的心理健康。

上述方方面面的因素，以及先天体质、生存环境、家庭条件等，有些是我们无法选择的，有些是我们正在经历的，有些是发生在我们身边的。这么多因素综合影响下，我们的身体能好到哪去？我们所能做的，也许只能是尽量避免一部分对我们身体的不良影响吧。

第二节　病机

病机即疾病发生、发展的机制或规律，包括愈后的规律。病机既是疾病临床表现的内在基础，也是疾病发展、转归和诊断治疗的内在根据。只懂脏腑理论、经络理论，不懂病机的话，就像盲人摸象，只看到表面的症状，没有看到疾病的全貌。研究疾病一定要知道病机，清楚病是怎么来的，会怎样发展变化，会往哪个方向发展，在什么情况下会痊愈。简单来说，病机讲的就是疾病的规律。

教材上把病机讲得比较复杂，认为病机主要包括邪正盛衰、阴阳失调、气血失调及津液代谢失常等基本病机，以及外感病机、内伤病机、脏腑病机、形体官窍病机、经络病机、疮疡病机及肿瘤病机等系统分类病机，形成了一个巨大的知识体系。

《素问·至真要大论》病机十九条曰："诸风掉眩，皆属于肝；诸寒收引，皆属于肾；诸气膹郁，皆属于肺；诸湿肿满，皆属于脾；诸热瞀瘛，皆属于火（心）；诸痛痒疮，皆属于心（火）；诸厥固泄，皆属于下；诸痿喘呕，皆属于上；诸禁鼓慄，如丧神守，皆属于火；诸痉项强，皆属于湿；诸逆冲上，皆属于火；诸胀腹大，皆属于热；诸躁狂越，皆属于火；诸暴强直，皆属于风；诸病有声，鼓之如鼓，皆属于热；诸病胕肿，疼酸惊骇，皆属于火；诸转反戾，水液浑浊，皆属于热；诸病水液，澄澈清冷，皆属于寒；诸呕吐酸，暴注下迫，皆属于热。""谨守病机，各司其属，有者求之，无者求之，盛者责之，虚者责之，必先五胜，疏其血气，令其调达，而致和平，此之谓也。"

第三节 基于螺旋状圆运动理论模型的病因病机分析

螺旋状圆运动理论是学习中医、了解病因病机、快速掌握辨证论治秘诀的一个捷径。

一、螺旋状圆运动理论模型的两个主要病因

在螺旋状圆运动理论模型图中，人体疾病的主要原因就两个：一个是能量不足，一个是通道受阻。

第一个是能量不足导致升降旋转的动力不足，无法上升或无法下降。比如说车轮应该每分钟转1000圈，结果车轮轴动力不够，车子没油或没电，转不了那么快，一分钟只能转500圈，那么这就是一种病态。

第二个是通道受阻。通道指的是圆运动上面的这些箭头的位置受到阻碍或阻拦。左边的箭头应该要生升浮长的，结果因为瘀血、肝气郁结或其他原因导致升不上去。比如说肝木本来应该每天给心火提供100立方的木材作为燃烧材料，结果因为通道受阻运不上去，每天只能运70立方的木材上去，那么上面的火肯定就烧不旺——同时，它也表现为心火能量不足，或肝郁而成热。

除了部分外来侵害导致的疾病之外，人体内、外、妇、儿、五官科的大部分问题，基本上都是因为这两个原因而形成：要么能量不足，要么通道受阻，要么是能量不足和通道受阻同时出现。

（1）物质能量不足。螺旋状圆运动模型图中，中间由脾胃组成的小圆，脾主升，胃主降，脾的物质能量不够，升清动力不足，就会出现左升功能障碍；胃的物质能量不够，推动下行的动力不足，就会出现降浊功能障碍。螺旋状圆运动模型图外圈的大圆，肝肾主升，心肺主降，肝肾物质能量不够，左升动力不足，就会导致升清功能障碍；心肺物质能量不够，右降动力不足，就会导致降浊功能障碍。这个物质能量除了主动升降，还包括接纳前方来气的能

力：肾的物质能量不足，会导致从右边降下来的热能无法有效收敛、潜藏、封存；肝的物质能量不足，会导致从肾水中升起的阳气无法正常转化为生命动力升发——这一功能也可以称为“不受”。

（2）通道不畅或受阻。肾阳从左下往左上升起，在肝脾之气的带动下，升浮于君火之宫——心。如果此时左侧通道不畅，那么就会抑制、阻滞阳气的升发功能，导致君火热能不够，而热积于肝导致肝火太旺或肝有郁热；心火从右侧往下降，欲回归肾水进行封藏，如果此时右侧肺胃下降的通道受阻或不畅，那么心火所带来的热能就无法顺利潜藏进肾水，导致肾水热能不够，而肺胃有郁热。

因此，这一规律被称为“不足”“不通”或“不受”，几乎所有问题都不外乎这三种情况。这就是大道至简、删繁就简的极致理论。

从上面两点可以看出，我没有提到传统医书（包括教材）上所讲的脏腑功能“太过”的问题，那么，是螺旋状圆运动理论中没有“太过”的问题吗？李太云认为，在人体脏腑或经络中，正常的能量不会“过盛”或“过剩”，只有“不足”“不畅”或“不受”。比如最常见的肝的功能“太过”引起的“肝火上炎”“肝阳上亢”“肝胆湿热”，本质原因是：①肝血阴虚。肝为阴脏，藏血，阴血不足导致接受从肾升上来的热能的能力不足（不受），同时无以制衡肝阳或肝火（能量不足，阴不制阳），导致肝气上逆、肝阳上亢或肝火上炎；②肝经郁滞。往上输送热能的通道受阻，导致热郁于肝，形成肝郁有热、肝经郁热或肝胆湿热；③肝随脾升上去的热，心不能接纳，转换成正常的心火，称为“不受”，此时会表现为“心火过旺”“心火上炎”；④在肝与胆形成的小圆中，肝血阴虚，能量不足，小圆左升的动力不足，那么胆腑下降的动力也会不足，形成胆腑有热、相火不降或肝胆湿热。

比如，一个正常人，吃适量的热性食物是不会“上火”的，为什么有的人会“上火”？依然是这三个原因：①阴液不够。简单来说就是阴性能量不足，阴虚，阴不制阳；②下降通道不畅。“上火”的人大部分属于“上热下寒”、中焦不通，导致上面的热无法顺畅地下降；③从右边降下去的热，无法被肾水吸收封藏，即“不受”。

二、能量不足

物质能量不足表现为四种虚症：阴虚、阳虚、气虚、血虚。这四种虚证在五脏六腑的任何一个地方都有可能出现。虚证除了这四种，还有一个肾精不足的特例。比如心阳虚、肺气虚、肝血阴虚、肾阴虚等各种虚证，对应到每一个脏腑上都是属于物质能量不足。

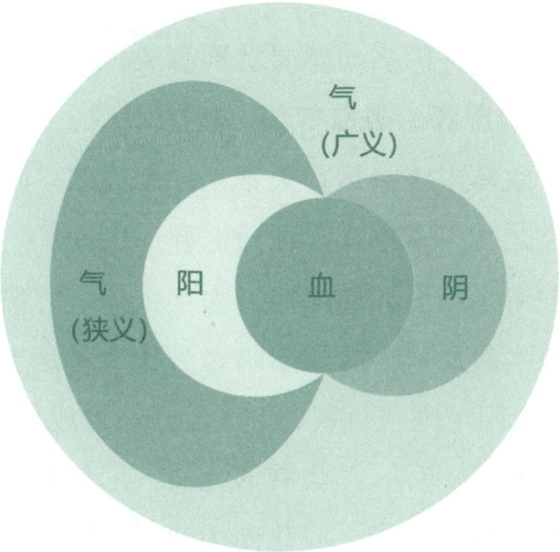

阴阳气血关系图

比如胃气不降，有可能是通道受阻，也可能是胃的动力能量不足。胃的动力能量不足，它想往下降，但是往下推动的力量不够，用手摸病人的中脘穴（中脘穴是胃动脉所过的位置），胃动脉在里面若有若无，这个人胃动力肯定不足。胃动力不足，要么就食少纳呆，要么就经常胃胀、腹胀、积食、便秘或腹泻。这是属于胃气不足的虚证。

三、痰、瘀、浊、毒

阻塞通道的物质，我把它归纳为四种实证——痰、瘀、浊、毒。痰、瘀、浊、毒的概念自古有之，但是把四者相提并论并形成系统性理论，我是第一个。它们既是一系列的病因，也是病机病理发展的过程，同时还是一套辨证方法。

因此，痰、瘀、浊、毒可以独立成为一个体系，对于指导我们诊断和治疗具有重要的临床意义。

1. 痰

痰，本质上是身体津液运化失常（水液代谢异常）所产生的垃圾。它的来源是水湿（实际应该包括体内一切阴液），久湿化痰，所以我们习惯上叫做“水饮痰湿”或“痰湿”。因此，我们这里所讲的“痰”，是指“水、饮、痰、湿”。

痰的成因比较复杂。外因多与感受湿邪有关，内因多与肺、脾、肾、三焦功能失常有关。外感湿邪、阻滞气机，情志不遂、气机郁滞，饮食劳逸、内伤脏腑等，均可导致体内津液运行失常，停聚成痰。脾为生痰之源，肺为贮痰之器，肾为生痰之本（李中梓《证治汇补·痰证》)。为什么脾是生痰之源？因为脾恶湿，湿聚于脾，久而成痰。为什么肺是贮痰之器？因为肺主行水、通调水道，痰是水凝而成，故聚于肺。为什么肾是生痰之本？因为肾阳是人体生命的原动力，阳足则水化气，阳不足则水聚成痰。中医有一种说法：“百病多由痰作祟，怪病从痰治。”痰有形无质，形似液体，随气走窜，无处不到，或聚而为核，或凝而为瘤，或化而为浊，或阻而为瘀，且有寒化、热化之别。

2. 瘀

中国有个成语叫“流水不腐，户枢不蠹”，意思是流动的水才不会发臭、经常转动的门轴才不会被虫蛀。一碗水如果长期放着不动，过一段时间之后会腐臭，为什么？因为里面的微生物都死了，它们的尸体会发出腐臭味。为什么水不动，水里的微生物就会死？太极理论说了，动则生阳，静则生阴。所有的生物，得阳气则生，得阴气则死。水至静则为至阴，阴至则死。

人体的血液（也包括所有津液），都需要不断地流动运行，人体才有生气、身体才会健康；相反，血液（及所有津液）流速减缓，甚至停滞，就会出问题。那么，这个停滞的过程以及它所产生的结果，我们就称它为“瘀”。所以，“瘀”并不是仅指凝聚成团的、多余的、有害的有机物、自由基、组织液、血栓、血管脂肪、内脏脂肪、瘤等，也包括比正常流动速度慢得多的血液（及所有津液）。从这个角度来说，“瘀”包括“瘀”和“滞”两个方面：瘀是已经成形的结果，滞是一个流速减缓的过程。

为什么会减缓甚至凝结成形？气不足，或者气本身被“郁”。众所周知，气为血之帅，血的运行需要气的推动（事实上，一切津液都需要气的推动）。气不足，或气被郁之后，气对血液的推动力就被减弱，推不动就滞流了。这个跟高速公路上的车流量是一个意思。所有或大部分汽车都快没动力了，大家都在减速行驶，就容易造成滞流；有些车完全失去动力了，就会停下来，然后被其他车辆挤到路边；越来越多的汽车堆积在一起，就成了“瘀”。怎么办？给所有的汽车都加满油、充满电，让它们都跑动起来！

3. 浊

李佃贵教授在《中医浊毒论》中认为“湿为浊之渐，浊为湿之极”，也就是说，湿久成浊。我认为李教授把概念搞混淆了，不管清痰浊痰，都是痰，所以不存在“清痰为湿，浊痰为浊”“浊轻为湿，湿重为浊”之类的说法。

我认为，浊指的是人体内不能被正常代谢的代谢物（垃圾），这些垃圾包括水浊、痰浊、浊液、浊气等。它可能有形，也可能“无形”（当然，“浊气”也是由物质构成的，本质上也是“有形”的）。所以，浊包括某些痰、瘀、毒，但又不等于痰、瘀、毒。它以气态、固态、液态三种状态存在于我们的体内。

这样说可能有点虚，举个例子。我们吃了不容易消化、或者不干净的食物，胃胀或腹胀，就是平常说的肚子胀气；大家都知道这是肠胃产生了浊气，这个时候有可能会放屁；而这个时候出来的大便一般不会很正常，里面会含有大量不同于普通粪便的浊物。所以这个过程中，有作为“固体”的浊物，也有作为“气体”的浊气，还有作为“液态”的水样排泄物。

再比如结石。结石跟痰和瘀有关系，但是本质上关系不大。因为痰的本质是流动态的，介于液态和固态之间的状态；瘀是液体在流动的通道上怠速形成的。所以结石并不符合这两条标准。那么它是怎么形成的？大量浊物堆聚凝结而成。泌尿系统结石，主要成分有草酸钙、磷酸钙、尿酸、胱氨酸等；肝胆系统结石主要有胆固醇、胆色素等。这些东西是一些不能被正常代谢的浊物，沉淀堆积而成结石。如果非要把它归类为痰或瘀，我觉得有点牵强附会。

还有痛风。我认为痛风是浊与毒二者互相结合的产物。书上说，在中医理论中，痛风既称之为痹症，也称之为热痹症。《金匮要略》称为历节病。痛风的发病原因多是以湿热蕴结于关节而导致的红、肿、热、痛。所以，湿热蕴结就成了痛风？问题是，你用清热祛湿真的能治好痛风吗？那些单钠尿酸盐晶体明明就是身体不能正常代谢的浊物堆积起来的好吗？

“浊”包括有形之积，也包括无形之郁（所以“肝郁”就是肝的上升动力不足或通道受阻之后产生的气态的浊气）。它有时候包括痰、瘀，有时又单纯就是浊，它还经常与“毒”同时出现。看它的字形，水中生虫，就是污水，所以“浊”的本义就是指饱含泥沙杂物的污水，在人体内就是指一切人体所不需要甚至对身体有害的物质，而且大部分时候液态、气态、固态、等离子态并存……

4. 毒

李佃贵教授认为，毒邪在中医学中的含义有以下三个方面：一是药物的毒性、偏性；二是指感染性外科脓疡病症，如丹毒、肠痈等；三是指病因，包括能够对机体产生毒害或毒性作用的各种致病物质，“物之能害人者，如毒药、毒物之类是”。目前亦认为，大凡内外致病因素，当其致病性强，对机体危害严重者，便可称之为毒邪。

我对这个定义有不同看法。药物、食物乃至空气中有毒的成分侵袭人体，这些当然属于毒，这些毒包括两个方面：一是当毒性侵入身体时当即作出的自然的应激反应（中毒），二是对身体有害的微量元素、毒素的累积，从量变到质变的过程（慢性中毒）。但是我认为，“毒”来自六淫、七情等一切内外因，风、寒、暑、湿、燥、火、喜、怒、忧、思、悲、恐、惊、痰、瘀、浊等一切之不足或太过，都可能日久化毒。所以有风毒、热毒、水毒、湿毒、痰毒、瘀毒、浊毒等各种毒。而且大部分时候，它们不是各自作战，而是沆瀣一气互相勾结狼狈为奸，形成更复杂更高级的“毒”。

李教授提到的丹毒、肠痈，本质是毒之所凑，在发之前，必有痰瘀浊，尤其是内痈，这一点更明显。李教授所讲的药物之毒性，对身体本身来说，其实不是毒，比如二甲双胍本身并不具有毒性（否则也不会被批准上市并大量应用于临床），但是它会诱发肾功能减退、肝功能下降、或大细胞性贫血等后果。为什么会这样？因为它在降血糖过程中，产生了一些不能正常代谢的浊物，这些浊物累积到一定程度就会变成毒物，从而对身体产生“副作用”。很多药物的副作用基本都适合这一原理。

治疗癌症为什么要解毒？因为所有的邪，不管风、寒、湿、热、忧、怒、恐、痰、瘀、浊等，都已转化为毒，不解毒就不可能解决癌细胞生长、转移（中医称为走注）的问题；因此治标必以解毒为主，辅以泄浊、化痰、祛瘀，治本必以补益气血为主，辅以行气解郁、活血化瘀。

从上面的分析可以发现，毒的性质是不一定的，它可能是虚，也可能是实，可能在表，也可能在里，可能属寒，也可能属热，可能为阳，也可能为阴，可能有形，也可能无形。所以“毒为火之极”这个观点，我是完全不认同的，很明显，火毒只是毒的一种而已。

所以我认为，“毒”的理论比六淫、七情、痰、瘀、浊都更复杂，它的成因、致病机理、所产生的后果，都更复杂，对身体的侵害性也更大。

四、基于螺旋状圆运动理论模型的脾胃病辨证施治新论

古来医学名家对脾胃有诸多详细论述，唯有李东垣与黄元御之论述最具代表性。李东垣《脾胃论》提出了脾胃元气论，同时指出脾胃是升降沉浮的枢纽。黄元御在《四圣心源》中进一步完善了升降理论，并提出了较为完善的“一气周流”理论，该理论后来被彭子益命名为“圆运动”。在圆运动理论模型中，脾胃居中，肝心肺肾为四维，脾胃健则四维运，脾胃虚则四维病。脾主升清，胃主降浊，脾胃构成脏腑藏象的中枢，决定着五脏六腑乃至整个人体的健康。脾胃是后天之本，脾胃之气谓之中气，是五脏六腑之中心、核心、重心。脾属阴脏，体阴用阳，主升清；胃为阳腑，体阳用阴，主降浊。一身之气血的升降、水谷精微与营养物质的运化、糟粕的传导，均有赖于脾胃之气的升降。脾胃的升降决定了肝肾之升与心肺之降，决定了气血化生速度与充盈程度，决定了人体体质之阴阳虚实。

基于螺旋状圆运动理论模型，李太云总结出脾胃系病证的本质，实际主

要包括脾胃两个脏腑或系统所包含的升降动力不足或升降通道受阻等两个方面的问题：

1. 脾虚或痰湿困脾

（1）脾主运化，为后天之本，脾气虚则消化、吸收功能差，不欲饮食或营养不良，气血化生无权，导致全身气血不足。脾主升清，负责一身阳气之升，脾气虚则清阳不升，出现气虚阳虚、全身困倦乏力，或因头部供血不够而头脑昏沉或七窍不通等虚证。

（2）脾恶湿，脾阳不足则脾的“阳化气”功能下降，脾虚则水泛，小肠之火太弱，容易造成湿邪留恋，形成水饮痰湿等证，出现痰多湿重、身重困倦、大便黏腻或溏稀、腹泻、小便不利或小便清长频数、水肿、眩晕等症状。

其中第一点是属于脾本身的能量动力不足，第二点形成了脾的升清通道受阻。

2. 胃弱或胃不降

（1）胃弱包括胃气不足、胃阳不足和胃阴不足，任何一种都可能导致胃的腐熟磨化水谷功能下降，造成消化不良，影响小肠吸收功能，从而造成水谷精微吸收与气血化生不足，出现纳差、消化不良、气血不足等虚证。

（2）胃主受纳和降浊，胃弱则推动水谷下行之力弱，导致胃肠气机或食物积滞。整个消化道以降为序，而降的动力来源于胃，因此消化系统最怕气之下行不力或不畅。胃气下行之力不足，或下行气机不畅，或因肝木横滞中土，则容易出现纳差、胃胀、腹胀、便秘、口臭、胃痞、吐酸、呃逆、反胃、胃热等证，在西医则可能表现为各类胃炎、十二指肠炎、消化不良、小儿疳积、幽门梗阻或肠梗阻、食管炎、幽门螺旋杆菌阳性、消化道溃疡、息肉或肿瘤等症状或疾病。

上面第一点属于胃本身的能量动力不足，第二点形成了胃的降浊通道受阻。

在临床辨治脾胃系病证的时候，针对上述两大系统、四个方面的问题，李太云提出两个总体解决思路：

1. 脾湿痰困或脾气虚弱

（1）脾虚证。脾气不足宜党参、黄芪、白术、山药、甘草、大枣等补气健脾为主，佐以消食之味，如山楂、神曲、鸡内金等，作为脾胃气虚证之主药，此外，大部分脾肺气虚、中气虚弱、中气下陷、脾肾不足，以及西医的慢性胃肠炎、浅表性胃炎、糜烂性胃炎、便秘、腹泻等，以及其他相关消化道疾病，均可常服山药作为辅助食疗。脾胃虚寒者，当以干姜、附子温之，其中脾胃虚寒以干姜或生姜为主，若身体整体热能不够，则非肉桂、附子不足以胜任。补益之剂当徐徐慢补，不可操之过急，尤其需要注意饮食或辅以食疗。参考方剂有：理中汤、补中益气汤、四君子汤、升陷汤、醒脾升陷汤、参术健脾丸、附子理中丸、香砂养胃丸等。

（2）痰湿证。痰湿困脾者，若痰多则以半夏、陈皮、橘红、南星、苍术、茯苓等祛湿化痰为主，若湿重则以白术、干姜、附子、茯苓、泽泻、猪苓、桂枝等恢复水液代谢功能，尤其是恢复小肠分清泌浊功能。祛湿泄浊之剂因人而异，可适当峻猛，中病即止，免伤正气。参考方剂有：二陈汤、香砂六君丸、苓桂术甘汤、五苓散、猪苓汤、生姜泻心汤、甘草泻心汤、芍药甘草汤、柴胡桂枝干姜汤、平胃散、异功散、益黄散、补脾汤、扶中汤、六一散、四神丸、三白汤、固肠丸、四柱散、升阳除湿汤、理痰汤、赤石脂禹余粮汤等。

2. 胃气不足或不降

（1）胃虚证。胃虚主要包括胃气虚、胃阴虚、胃阳不足等，分别对应：胃动力不足（即磨化、消化食物的运动功能不足）、胃液分泌不足（包括津液、胃酸、黏液、部分消化酶等获取或分泌不够）、胃的热能不足（即胃寒，主要是指胃的阳热不够导致腐熟功能不足）。这些问题基本都是属于胃的本体的。《素问·玉机真藏篇》讲的“得胃气者生，失胃气者死”，主要指的就是胃的本体的能量与功能。

胃的虚证与脾的虚证类似，因为胃和脾是阴阳的两面、是圆运动模型中的一体。同时胃是脾的执行器官，因此，凡能补脾气者，大多能补胃气。如上述的党参、黄芪、白术、山药、甘草、大枣、干姜、生姜、肉桂、附子等。但是光用这些还不够。

如果是胃动力不足引起的胃消化功能障碍，需要佐以健胃消食之品，如山楂、神曲、麦芽、枳实、莱菔子之类；如果是胃液分泌不足，需要佐以沙参、麦冬、石斛、百合、山药、天花粉等；如果是胃的热能不够，不能腐熟食物，则应当加干姜、附子、肉桂、高良姜等。参考方剂有：四君子汤、补中益气汤、理中汤、异功散、平胃散、附子理中丸、益胃汤、增液汤、健胃消食片、保和丸等。

（2）胃气不降。胃气不降、胆胃上逆、食欲不振、消化不良、大便不畅等证，包括胆汁反流性胃炎、非萎缩性胃炎、萎缩性胃炎、胃溃疡、十二指肠溃疡、胃胀、腹胀、口臭、便秘、呃逆、打嗝、干呕、易吐，包括孕吐等病症，均属于胃气不降。

降胃以生代赭石为主，随证加减，佐以宽中下气、消食、活血化瘀之品。张锡纯说“胃气逆而不降者，所用降胃之药若半夏、苏子、蒌仁、竹茹、厚朴、枳实诸品，亦用之等于不用也”“是以愚治胃气逆而不降之证，恒但重用赭石，即能随手奏效也”。（张锡纯经反复实践认为，孕妇可以按正常剂量服用生代赭石）赭石用量一般在 30 ～ 60 克，因代赭石质重，用量太轻无法发挥其重坠之效。需要特别指出的是，代赭石仅可生用，不可煅制或醋制，煅制之后的代赭石几乎没有药效。除代赭石外，半夏是经方中降胃气最常用的一味药。

胃不降一般包括四个方面：①气机不降。腹腔或消化道内气滞，导致气机不畅，以行气宽中、降气导滞为主，用木香、厚朴、陈皮、柴胡、香附、郁金等。②水谷不降。胃有积食，或小肠蠕动缓慢，食物下行缓慢产生积滞，或大肠推动不力，食物残渣推行缓慢产生便秘，用山楂、神曲、枳实、槟榔、大黄、火麻仁等。③津液不降。腹腔或消化道内水液不行，导致腹腔积水，产生肠鸣或腹泻，用白术、茯苓、泽泻、猪苓、滑石等。④气血不行。消化道出血、瘀血、息肉大多来源于此，用当归、三棱、乌梅、赤芍、大黄、丹皮、土茯苓等。参考方剂有：半夏泻心汤、旋覆代赭石汤、木香槟榔丸、平胃散、木香顺气丸、保和丸、肥儿丸、麻子仁丸、大黄牡丹皮汤、乌梅丸、参苓白术散、五苓散、猪苓汤、小柴胡汤、香砂六君丸、越鞠丸、逍遥丸、泻白汤、实肠散、导赤散、天水散（六一散）等。

凡胃气不降则必郁。水郁则为痰湿，谷郁则为食积，浊气郁则为胃胀腹胀，热郁则为炎症，寒郁则为瘀血；此几种郁，久则化为浊毒。

凡此种种，皆以代赭石降胃为君；胃气不降郁而化热，则加石膏以清热；胃气不降易积，则加山楂、神曲、鸡内金以消积；胃气不降水液代谢有碍，则以苍术、白术、茯苓化湿，或以藿香、砂仁以醒脾；湿久则化痰，加陈皮、半夏以化痰；胃气不降生瘀血，则加三棱、当归以化之；胃气不降气郁于胃肠，则加木香以通之；痰湿瘀血浊气郁热久则化毒，加夏枯草、莪术等以解毒；毒若不解则成息肉或肿瘤，必用乌梅、半枝莲、白花蛇舌草等以解毒化瘀散结。因郁而化热，造成阴耗津伤，非石膏莫属。一般来说，胃热阳有余而阴不足，导致胃体津液不足，出现口渴欲饮、容易上火、食欲增大等症状，用生石膏降气泻热。因肝郁横滞中土，导致胃气不降或脾气不升，出现胃胀、胃痛、不欲食、口苦咽干、或欲饮而口不渴等症状，则当以柴胡、香附、郁金等疏肝解郁，或同时辅用厚朴、陈皮等宽中行气。参考方剂有：半夏泻心汤、调胃承气汤、吴茱萸汤、白虎加人参汤、乌梅丸、旋覆代赭石汤、小柴胡汤、泻白汤、导赤散、白头翁汤、葛根芩连汤、麻子仁丸、四磨汤、润肠汤、脾约丸、木香顺气丸、舒肝和胃丸等。

因此，脾胃病辨证施治的整体思路是：若升降失序，一般采用先降胃再补气升脾的方法；若虚实夹杂，则先泄后补；若寒热往来，则先清后温调和营卫；急症痛症当先缓急止痛以治标，慢病久病则用食疗调理善后以治本。对于脾胃系病证，无论其病因病机有多复杂，均可按以上两大系统、四大方向的总体思路来解决。

【附医案一则】

黄某，女，28岁，2020年7月3日因胃痛久治不愈来诊。

刻诊：主诉胃部灼痛感，少食即胀，腹胀数月，初服西药能解痛感，后无效。曾在泉州市某医院就诊，连服30余剂中药未见好转。左关浮涩弦硬，右关浮大有力，重按若无，余脉尚可。舌体暗紫，苔黄腻。诊为胃气不降、肝郁胃热。

治则：降胃清热，疏肝活血。

处方：生代赭石40g、生山药40g、生石膏40g、生三棱10g、北柴胡10g、醋香附10g。

效果：上方服 4 剂，上述症状消失，痊愈。

因其体瘦，嘱常服四君子丸以补脾胃。追踪 5 年未再复发。

五、基于螺旋状圆运动理论模型的病因病机理论应用举例——睡眠障碍

在螺旋状圆运动理论模型中，睡眠出问题一般有三种情况：不升（阳性能量动力不足）、不降（阳性能量动力不足的虚证，或通道受阻的实证）、不受（阴性能量不足的虚证）。

第一个是左升的功能出现了故障。左边有两个往上升的箭头，叫做肝随脾升。这两个箭头任何一个出现问题都会导致清阳不升，原因是脾或肝本身的动力不足、能量不够，导致升不上去，是虚证。该升的升不上去，导致白天没精神，心神不明，头昏脑胀，晕晕乎乎，整天没精神，老想打瞌睡，到了晚上，想睡又睡不着，因为白天阳气没有升上去，导致晚上阳气下降的能量动力不足。

第二个是肺胃不降。有一个虚证，是下降的物质能量不够或动力不足，有一个实证，是下降的通道受阻。《黄帝内经》说“胃不和则卧不安”，用半夏秫米汤通过解决胃气不降的问题，来达到改善睡眠的目的，这是《黄帝内经》给我们的提示。临床中，胃气不降引起睡眠问题的比例不少。西医说睡眠障碍是因为大脑思维处于一种活跃的状态，安静不下来，所以睡不着或睡不安稳。从中医来看，是因为阳气聚于巅顶，无法下降，所以无法入睡或睡眠很浅或多梦纷纭。

第三个是肾水封藏功能障碍。右边的热能往下降的动力和通道都没问题，但是当降下来之后，肾水封藏不住降下来的热能。我们一直把肾水比喻成一个水池，这个水池里面的水不够、水温太寒或水温太高，导致右边降下来的热能，肾水无法全部接纳并封藏，所以无法安然入睡。

六、小结

人体出问题的原因：一是能量不足，二是通道受阻。能量不足包含阴、阳、气、血四种虚证，通道受阻包含痰、瘀、浊、毒四种实证。中医的内科、妇科、儿科问题，八成以上都是由这两个原因产生的，其他的主要是指外来侵害。所以螺旋状圆运动模型理论是属于“大道至简”理论。当碰到复杂问题，不知如何分析、解决时，套到圆里面，在“圆运动”中就能找到问题所在，找到诊治方案。

中医的书汗牛充栋，历代中医大家都有自己的观点，极考验学习者的中医思维和持之以恒的毅力，医者需在心中牢记“圆运动”模型图，积累经验，各种问题就能迎刃而解。我一直反复讲：学习没有捷径，但一定有方法。用好别人总结的经验，理解学习并辨证使用，就是相对较好的方法。

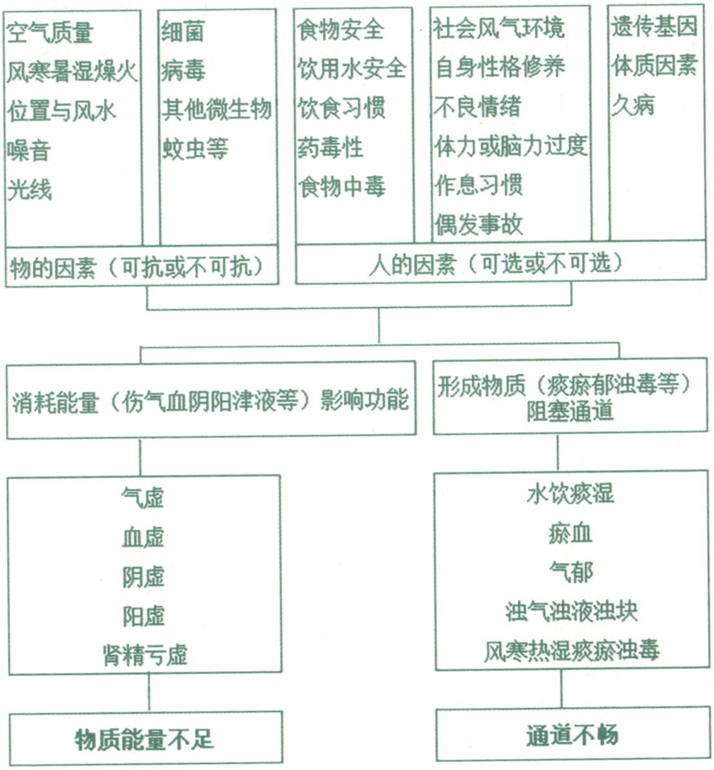

圆运动病因病机总图

第四节　发病

发病学说是研究疾病发生的途径、类型、规律以及影响发病诸因素的基础理论。正气不足是疾病发生的内在原因，邪气是发病的诱因。

一、影响发病的主要因素

影响发病的因素有很多，除了邪气和正气相搏、邪胜正衰的因素外，还有情志因素、体质因素、自然环境与社会环境因素，都跟疾病的发生有重要关系。

二、发病的类型

发病类型是邪气与正气搏斗的结果，跟正气强弱、病邪种类、性质、入侵途径、所中部位、毒力轻重有关，所以发病形式也不一样。主要就是感邪即发、徐发、伏而后发、继发、合病、复发等。

第六章

四诊基础

第一节 中医诊断概述

一、中医诊断的基本原理

中医诊断的基本原理有三个：司外揣内、见微知著、以常衡变。

司外揣内。看到外面的一些症状或体征，能够分析推测出内在的病理病变的本质，推测出病因病机。

见微知著。从局部细节的变化，能够推测出身体里面整体情况和整个身体的情况，这就叫做见微知著。

以常衡变。常，就是正常的、健康的生理状态。变，就是异常的、疾病的、病变的。以常衡变就是在正常生理状态的基础上，通过比较发现太过或不及的异常变化，从而识别疾病的性质和程度。它是一种整体的、动态的观察与诊断原理与方法。例如平常每餐吃一碗饭，突然变成每餐吃两碗，甚至还觉得饿；或者正常每天上一次厕所，突然变成三五天才上一次。这就叫做以常衡变。

二、中医诊断的基本原则

中医诊断的基本原则：整体审察；四诊合参；病证结合。

整体审察。中医诊断、辨证与治疗过程中，必须全程牵记和贯彻整体论。如果一个人来看病，要整体地了解病人的相关情况：身体的、精神的，包括寒热、饮食、睡眠、精神状态、舌象、脉象、二便，甚至平常的生活状态、居住环境、人际关系、性格脾气等，都要了解。了解越全面，就越能够找到问题的根本。

四诊合参。四诊是指望、闻、问、切，合参是指四种诊法综合运用、互相印证。在诊断的过程中，很多人习惯性以为中医诊病就是把脉，还有一些经常看西医的病人，不讲具体症状，只报病名。作为一个中医，要四诊合参，望、闻、问、切一样都不能少。想要把病看好，就要全面的诊断，不能以单一的信息，甚至只以病名信息作为判断依据，这是不符合中医思维的，也是不负责任的。

病证结合。就是辨病和辨证要结合。症状、体征、病名、证型等信息要互相结合起来并且取得印证统一，这样才能获得相对全面而客观的信息，减少误诊误判概率，提高疗效。

三、病、证、症、征名词释义

病：病是对疾病全过程的特点和规律的概括，就是疾病全过程中的特点。什么叫做全过程？比如胃脘痛，病初始时，有一点点胀痛是胃脘痛；严重时，比如糜烂性胃炎、胃穿孔、甚至胃癌，还是胃脘痛，就是在整个的过程里面，都叫做胃脘痛，这个病名没有改变。

证：是对疾病某一个阶段的病位、病性所做的结论，跟前面的病区别开来了。病的范围比较大，时间段比较长，而证是某一时间段里面的病位、病性的概括、总结，就是中医的“分证型论治”。

症：症是在某一时间段所显示出来的症状。以胃脘痛举例：脾胃虚寒是属于一种证型，脘腹痛，或者说上腹痛，这是症状。

征：西医常用字，中医不常用这个字。体征表示的是身体的特征。它是一系列体征的组合，既不等于病名，也不等同于证型或症状，它是一系列的病、证和症的集合，组合起来就叫做征。

第二节　问诊

问诊是获得诊断信息最简单的方式，也是初学者首选和必选的诊断方式，它获得的信息相对来说更接近于真实客观。

问诊基本按照《十问歌》来进行。从张景岳到陈修园，再到新中国成立以后，《十问歌》有几个版本。这个版本是李太云调整后用于线上教学的：

一问寒热二问汗，三问疼痛四问便，
五问饮食六睡眠，七问五官八情志，
九问旧病十问因，男科女科传染病。
诊史家族全问遍。

一、问寒热

问寒热指的是问对方平常或当下怕冷还是怕热，客观上有没有发热的症状或感觉。寒和热是临床上最常见的症状之一，也是在诊断时需要判断的重点之一。有时候不仅要问，还要用手触诊。

寒的症状有四种：恶风、恶寒、寒战、畏寒。恶风，是指病人遇风就觉得冷，避开风就比较舒服；恶寒，是指病人有强烈怕冷的感觉，多穿衣服或盖被，或靠近火取暖，仍不能缓解，这种叫恶寒；恶寒严重的阶段会出现寒战，全身发抖；畏寒，病人有怕冷的感觉，穿衣服或盖被子，或靠火取暖，能够缓解。

寒的来源分两种：寒为阴邪，感受寒邪之后出现怕冷的感觉；阳虚生外寒，表示体内阳性能量本身不够，所以畏寒怕冷。热也分两种：热为阳邪，感受外界热邪后出现阳盛发热的感觉；阴虚生内热，表示本身存在阴虚的情况，阴虚时间久了会产生虚热。

在问寒热的时候，要进一步问寒热产生的时间、轻重程度和持续时长，有没有某种规律，以及有无出现一些其他相关症状。临床上常见的寒热症状有：恶寒发热、但热不寒、但寒不热、寒热往来四种情况。

1. 恶寒发热

恶寒发热是指患者恶寒和发热同时出现。外邪侵袭肌表出现两种情况：卫阳被遏，不能宣泄，肌表没有阳气温煦，感觉到冷；阳气被困在里面，邪气也出不来，里面邪气和正气相抗争，出现发热的症状。①恶寒重发热轻：身上不出汗，身重，脉浮紧，属于外感风寒，是风寒表证；②发热重恶寒轻：口渴、面红，脉浮数，是风热袭表证；③发热轻恶风：没有感觉特别怕冷，但是比较怕风，自汗、脉浮缓，是伤风表证。

2. 但寒不热

但寒不热是指病人只感觉冷，没有发热的症状。一般新病畏寒是里实寒证，久病畏寒是里虚寒证。①新病时突然怕冷，四肢不温，或脘腹冷痛，或咳喘痰鸣，一般属于感受寒邪比较重，阳气瘀遏在里面，使皮毛失去温煦。②久病畏寒肢冷，得温可缓，舌体淡胖，或是出现嫩舌，脉沉无力，是阳气虚衰，因为久病必虚，本质上是身体里面的阳性能量不足，使形体由内而外失于温煦。

3. 但热不寒

病人只感觉发热，没有感觉到怕冷。但热不寒有三种：壮热、潮热、微热。

①壮热。壮热是体温可能超过 39℃，且持续不退，不怕冷，只觉热，面赤，口渴，想喝冷水或冰水，出汗多，脉洪大，属于里实热证。②潮热。午后潮热：下午三点到五点的时候发热或热势更盛，口渴，喜冷饮，腹满而痛，大便秘结，舌红苔黄燥，一般是阳明腑实证。湿温潮热：身体肌肤不觉很热，但是触摸稍久却感觉烫手，午后热盛，脘腹胀痛、身重、舌红苔腻，属于湿温病（温病的一种）。阴虚潮热：午后或入夜的时候低热，五心烦热，骨蒸潮热，脸颊潮红，盗汗（五心烦热：胸口、手心、脚心五个地方发热。骨蒸潮热：从骨头里蒸发热气的感觉），这些都是阴虚潮热。③微热。体温不超过 38℃，自己感觉发热。气虚发热：长期微热，劳累的时候较明显，伴疲劳、少气、自汗等症状，是脾气虚弱。气郁发热：情志不畅，胸闷，急躁，易怒，是肝气郁结化火所致。夏季热：小孩子在夏天炎热的时候出现低热、烦渴、多尿、无汗等，到秋天的时候能自愈，这种是小儿阴气不足，不能适应夏季炎热气候所致。

4. 寒热往来

寒热往来是指恶寒和发热交替发作，邪正相争，互为进退的表现。可见于少阳病和疟疾。①寒热往来发无定时，时冷时热没有规律，属于半表半里的少阳病，小柴胡汤证。②有时发作寒热往来，见于疟疾。

二、问汗

问汗包括三种情况：①有汗无汗；②特殊出汗的情况；③出汗的部位。

1. 有汗和无汗

表证分有汗和无汗，里证也分为有汗和无汗，所以一共四种类型。①表证有汗，属于中风表虚证，或外感风热的表热证。②表证无汗，属于外感风寒的表寒证。③里证有汗，属于里热证，或阳气亏虚，或阴虚内热。④里证无汗，一般属于久病阳虚或津血亏耗。

2. 特殊的出汗

出汗的时间、状况等方面有一些特殊的表现。①自汗：日间汗出不止，活动后更盛，属于阳虚气虚。②盗汗：睡着之后出汗，醒来之后不出，属于阴虚（因此民间称为“阳虚自汗，阴虚盗汗”）。③绝汗，也称脱汗，是在病危时大汗不止、高热、烦渴，或身凉肢厥。④战汗，是在病势沉重时，先全身恶寒战栗，然后再出汗。若汗出热退，脉复身凉，是邪祛正复；若汗出身热不减，脉跳数急，则是危候。⑤大汗，汗出过多一般属于实热证。⑥黄汗：汗出沾衣，色黄，属于风湿热邪较重，或黄疸病人出黄汗。

3. 局部出汗

是指身体的某个部位异常出汗。①头汗。头部或头颈部出汗，一般临床常见后脑勺出汗。可能是上焦有热，迫津外泄；可能中焦湿热蕴结，逼津上越；可能素体阳盛，热蒸于上；可能元气将脱，虚阳外泄。②半身出汗。一些中风、截瘫、痿病的病人，会出现这样情况。③手足心出汗。可能阴虚有热，可能阳明热盛，或是中焦湿热。④心胸出汗。胸口出汗跟心脏有关，或心脾两虚，或心肾不交，或心气虚。

正常的人一般在天气炎热、体力活动、过食辛辣、衣服被子太厚、或是情绪特别激动时出汗，属于正常出汗。在正常情况下，汗一直出得多或少，一般都没有临床诊断意义，只有出汗时间、状态、量和规律明显改变的时候，才属于病理性出汗。汗出太多会加重心的负担，长期不出汗会影响身体与外界的能量交换和代谢垃圾的排泄。

三、问疼痛

需要问清楚疼痛的部位、性质、时间长短、痛到什么程度、有无规律。

疼痛的原因：实证的痛，包括感受外邪、气滞血瘀、痰浊凝滞、食滞虫积等，引起脏腑经络被阻，气机闭塞，气血运行不通畅，出现疼痛的感觉，称做“不通则痛”；气血不足、阴津亏损、脏腑经络失养等虚证的痛，称做“不荣则痛”。

1. 痛感

①胀痛。疼痛而胀，是气滞作痛。②刺痛。像针刺一样的痛感，是瘀血致痛。③冷痛。痛伴有冷感而喜暖，是阳虚寒凝。④灼痛。有灼热感，喜欢凉爽的感觉，属于热证。⑤重痛。伴有沉重感的痛，一般是湿邪困阻气机导致。⑥酸痛。一种酸软不适的感觉，多因风湿导致气血运行不畅，或是肾虚气血不足，经络失养。⑦绞痛。像刀绞一样难以忍受的痛。多因气滞血瘀、结石冲击而出现，如冠心病引起的真心痛，尿路结石引起的腰腹痛。⑧空痛。疼痛时带有一种空虚感，一般见于头、腹部，因为髓海空虚或气血亏损导致。⑨隐痛。隐隐作痛，绵绵不休，属于虚证。⑩走窜痛。疼痛的位置游走不定，或走窜冲击身体出现痛感，一般因气滞或风湿引起。⑪ 固定痛。一般是瘀血、寒湿或湿热阻滞引起。⑫ 掣痛。一种牵引放射性痛。像腰椎间盘突出引起的痛，从腰部到下肢呈放射状痛。

2. 疼痛的部位

（1）头痛。头痛的类型：头痛连项称太阳头痛。两侧头痛属少阳头痛，俗称“偏头痛”。前额连眉棱骨痛，称阳明头痛。头顶百会穴这一块，叫巅顶痛，也叫厥阴头痛。头痛连齿痛，称少阴头痛。在西医大致属于三叉神经的位置。头痛晕沉，腹泻自汗，属于足太阴脾经头痛。头痛连项，遇风加重，是风寒头痛；头痛怕热，面红目赤，是风热头痛；头痛如裹，肢体困重，是风湿头痛；头痛绵绵，过劳则甚，是气虚头痛；头痛眩晕，面色苍白，是血虚头痛；头脑空痛，伴有腰膝酸软，属于肾虚头痛。

（2）胸痛。常见的是“胸痹”“真心痛”，西医的“心肌梗死”。心梗是一种绞痛的痛感。肺痛会引起胸痛身热。气滞胸痛会出现胸胀痛。

（3）胁痛。常见的是肝气郁结，情志不畅，容易生气发怒或叹气，引起胁部胀痛。胁肋灼痛，面红耳赤，是肝胆火盛，或肝火上炎。黄疸，身目发热、发黄，出现胁肋胀痛。瘀血或外伤引起的胁部刺痛，痛处固定不移。

（4）胃脘痛。包括胃和十二指肠。进食之后疼痛能缓解，属于虚证。进食之后疼痛加剧，属于实证。胃脘冷痛，得温则减，是寒邪犯胃。胃脘灼痛，消谷善饥，是胃火炽盛，可能伴有口臭、便秘的症状。胃胀、嗳气、反酸、打嗝、呕逆等症状，属于胃气不降。胃有刺痛感，痛有定处，是瘀血所致。胃脘隐痛，喜按喜暖，是阳虚有寒。胃脘灼痛嘈杂，饥不欲食，是胃阴不足。长期疼痛没有规律，痛无休止，一般是胃癌的症状。

（5）腹痛。喜暖喜按，食少便溏，属于脾胃虚寒。小腹胀痛，小便不利，属于膀胱湿热。少腹冷痛，牵引阴部，属于寒凝肝脉。小腹胀痛或刺痛，随月经周期而发，属于痛经，是子宫气滞血瘀所致。少腹疼痛，痛而欲泻，泻后痛减，属于肠道气滞。腹部胀满，大便不下，矢气频频，是胃气不降。

（6）背痛。脊柱疼痛，不可俯仰，属于脊柱损伤、劳损或错位。背痛连项，肩背灼痛，多为风寒湿邪阻滞导致。落枕的原因一般是虚邪贼风伤于肌肉经络，导致肩胛提肌或胸锁乳突肌出现了肌肉痉挛，不能转侧。

（7）腰痛。腰部经常酸软而痛，多为肾虚所致。腰部冷痛沉重是寒湿所致。腰肌疼痛连接下肢，多为经络阻滞，从西医来讲，是下肢的神经受到压迫了。腰部突然疼痛，向少腹部放射，出现尿血，一般属于结石阻滞所致。腰痛如针刺，痛处固定不移，属瘀血。腰痛连腹，属于带脉损伤，很多是带状疱疹后遗症。

（8）四肢痛。四肢关节肌肉痛，属于痹证，痹证一般是由风寒湿或湿热之邪引起。四肢肌肉疼痛无力，属于脾胃虚损，因为脾主肌肉，主四肢。足跟或膝关节痛、酸痛，多因肾虚引起。

（9）周身疼痛。久病卧床，周身疼痛，属于虚证，是由于气血亏虚，经脉失养所导致。新病不久，周身疼痛属于实证。

3. 其他感觉

（1）头晕。头脑晕眩，重者感觉自身或景物旋转，天旋地转，站立不稳。头晕而胀，烦躁易怒，属于肝火上炎，火热循经上攻头目，气血壅盛经络，舌红，脉弦数。头晕胀痛，耳鸣，腰膝酸软，舌红少苔，脉弦细，一般因烦恼而加剧，属于肝阳上亢，肝阳亢奋，上扰清窍。头晕面白，神疲体倦，舌淡脉细，因劳累而加重，属于气血亏虚，清阳之气不能上升。头晕严重，头痛如裹，胸闷，呕吐，舌苔白腻，属于痰湿内阻，清阳之气无法上升。外伤之后头晕、刺痛，属于有瘀血。

（2）胸闷。胸部有痞塞满闷之感，吸气不舒畅。胸闷胁胀，善太息，属于肝气郁结。胸闷气短，心悸，属于心气不足，心阳不振。胸闷刺痛，属于心脉瘀阻，冠心病发作时会出现这种刺痛感。胸闷痰多，属于痰湿阻肺。胸闷燥热，鼻翼扇动，属于痰热壅肺。胸闷气喘，肢寒、畏冷，属于寒邪客肺。胸闷气喘，少气不足以吸，属于肺气虚或肺肾气虚。

（3）心悸。心悸是指病人自觉心跳、心慌、悸动不安，甚至不能自主的一种症状。心悸包括惊悸和怔忡。心悸易惊、恐惧不安，或是没有明显的外界诱因出现心跳剧烈，悸动不安。

（4）胁胀。胁的一侧或者两侧胀满不舒，一般是肝胆病变。

（5）脘痞。是指胃脘部胀闷不舒，主要是饮食伤胃，或脾胃虚弱。

（6）腹胀。病人自觉腹部胀满，痞塞不舒。一般是因为胃气不降、或脾胃虚寒、或有食积、或实热内结等。如果腹胀如鼓，皮色苍黄，腹部青筋暴露，属于鼓胀。如果是小孩子，大多属于疳积。

（7）身重。病人感觉身体沉重酸困，一般属于湿气较重，脾肾阳虚。

（8）麻木。是指病人局部肌肤感觉减退或消失，一般是气血亏虚，或肝风内动，或痰湿瘀血阻络。

（9）乏力。是自觉肢体倦怠，运动无力，一般属于虚证。

四、问二便

二便的诊断是望诊、闻诊和问诊综合完成的，但是医者一般不太可能直接去看或闻患者的二便，因此基本由问诊完成。正常成年人一天 1 ～ 2 次大便，4 ～ 7 次小便（含夜间 0 ～ 1 次）。若因饮水较多，或吃稀饭较多，小便多一两次属于正常现象；大部分老人晚上起夜 0 ～ 2 次，小孩子在阳气未足时晚上要小便，属于正常现象。

1. 大便异常

最常见的是排便次数异常：①便秘：一是便次减少，两天一次，三天一次，甚至更久；二是大便燥结，排便时间延长，这种一般属于热结肠道，或津液亏少，或阴血不足，或气虚传送无力，或阳虚寒凝。老年人大部分属于气虚便秘；三是排便不畅，感觉很难出来，或者排便时间很长，也属于秘结范围。②腹泻：便次增多，便质稀薄。一般属于大肠湿热，或食滞胃肠，或脾胃虚寒，或肾虚命门火衰等几种情况。肾虚命门火衰引起的腹泻，一般在凌晨，又称“五更泻”。

大便的形态异常：完谷不化，大便中经常出现一些没有完全消化的食物残渣，属于脾胃虚寒，或因肾虚命门火衰；便溏，或因脾虚肝郁，时干时稀，或因脾胃虚弱，先干后稀。

大便颜色异常，主要是指便血；大便里夹有脓血，一般属于痢疾。如果是胃、十二指肠部分消化道出血，那么排出来的时候已经干掉变成了黑色，夹杂在粪便里。如果是肛门口的痔疮或肛裂出血，一般在排便之前或之后出血，颜色是鲜红色。

排便的异常感觉：①排便时肛周有灼热感，一般属于热泄，或是湿热痢疾。②里急后重。老想要大便，有一种重坠感，但是大便出来的时候又感觉特别不爽，属于痢疾的症状。③排便不爽。如果肚子痛，泻下黏滞不爽，一般属于湿热蕴结。如果腹痛腹泻，排出不爽，放很多的屁出来，属于肝气犯脾。④便泄不爽，夹有未消化的食物，泻后腹痛减轻，属于伤食。⑤滑泄失禁，属于脾肾虚衰，一般老年人身体虚弱才会出现这种情况。⑥肛门有一种下坠感，或出现脱肛，属于脾虚中气下陷，或因久泻久痢所致。

2. 小便异常

尿量异常：尿量增多，属于虚寒证，也有一部分是属于糖尿病的症状；尿量明显减少，属于热证或水肿病。

尿次异常：小便频数，排尿次数增多，属于下焦湿热，或肾阳不足，肾气不固。尤其老年人尿频，夜间尤甚，是典型的阳气不足。与小便频数相对应的就是癃闭，虚证是肾阳虚，实证是湿热或结石引起。

排尿感觉异常：小便涩痛，排出不畅，伴有急迫、灼热感，一般是淋证。小便后点滴不净，称为尿后余沥，还有小便失禁，或遗尿（三四岁以上的小孩或成人，在睡觉的时候小便自行排出），这些一般是因为肾气不固，下焦虚寒，膀胱失约。

小便气味异常：如果尿量比较少，颜色比较黄，气味就会比较明显。小便清长量多，次数多，可能就没有什么气味。还有一个就是糖尿病，淋证，高龄的人小便会有一种含有糖分的甜甜的气味，或是尿骚味特别重，还有一种是泡泡特别多。

五、问饮食

问饮食多少，可以知道津液的盛衰和脾胃强弱的问题；问口味的好恶，可以了解脏腑虚实的问题。

1. 口渴与饮水

口渴是指口干渴的感觉，饮水是指实际饮水的多少。渴饮反映体内津液盛衰和输布情况。口不渴、不想喝水，表示体内津液未伤，可见于常人，或有寒证、湿证，或是没有明显燥热症状的轻症。

口干微咳，发热，微恶风寒，喉咙肿痛，属于温热病初起；大渴，喜冷饮，面赤，出汗，脉洪数，属于里热炽盛，津液大伤；口渴，多饮，多食，多尿，体渐消瘦，属于糖尿病消渴的症状。渴不多饮，喜热饮，属于痰饮内停，或阳虚水津不布；渴不多饮，身热不扬，头身困重，脘闷，苔黄腻，属湿热；渴不多饮，饮后作呕，属于水逆证。

2. 食欲与食量

食欲是指进食的欲望和欣快的感觉，食量是指实际的进食量。食欲和食量可以判断脾胃功能的强弱、疾病的预后转归。诊断时要有针对性地问。对于一个消化系统有问题的患者，需要详细询问饮食、排便等相关问题。一个人如果长期无法按时按量吃饭，那么他的肠胃功能可能不是很好。放在圆运动模型图中，中间的小圆出了故障，那外圈的大圆可能也会有问题。

食欲减退，不想吃饭，或食量减少，食欲不振。纳少，进食量减少，因不欲食引起。纳呆是没有饥饿感和进食的要求，吃饭纯粹是为了活命，吃的时候也毫无欣快感。新病食欲减退，一般来说属于正常现象；久病食欲减退，神疲体倦，面色萎黄，舌淡脉虚，属于脾胃虚弱；食少纳呆，头身困重，脘闷腹胀，舌苔厚腻，属于脾湿或食积。厌食是指对某些食物讨厌，一是饮食不节，食滞胃腑，造成嗳气酸腐，脘腹胀满；二是脾胃湿热，厌食油腻，胸闷呕恶，脘腹胀满；三是肝胆湿热，厌食油腻厚味；还有一种是孕妇特有的妊娠反应。

消谷善饥，食欲亢进，食欲过旺，吃了没一会儿又感觉饿，吃得多，消化得快。一是指消渴病（糖尿病里面的一种）；二是胃火炽盛，腐熟太过，胃强脾弱。

饥不欲食，虽有饥饿感，但不想吃，或是吃一点就吃不下了。一般属于胃阴不足，胃液不够。食物进入胃里，没有足够的消化液来浸泡、搅拌、腐熟，胃自然就会拒绝食物。

偏嗜食物或异物是指过分偏爱、进食某类食物。偏食肥甘容易生痰湿，偏食生冷容易伤脾胃，过食辛辣容易生燥热。孕期偏嗜酸辣属于正常现象。

久病患者本不能食或不欲食，突然欲食或暴食，称为“除中”，是脾胃之气将绝的现象，属于危症。

就饮食方面来说，最主要的问题就是食欲、食量、口味应当长期基本维持在一个相对稳定的状态，不要有明显甚至剧烈的变化。食欲如果在较短时间里发生剧烈变化，通常表示身体可能出现了一些问题。在疾病过程中食欲恢复，食量渐增，表示胃气渐渐恢复，疾病快要好了；疾病过程中食欲逐渐不振，食量越来越少，表示脾胃功能逐渐衰弱，提示病情比较难恢复或越来越严重。

3. 口味

口味是指口中味觉或气味，口味异常能反映脾胃功能失常或脏腑病变。口淡即口中无味，舌上味觉消退，属于脾胃气虚，或见于寒证。口甜属于脾胃湿热或脾虚。口苦是由于肝胆火旺，或湿热内蕴，导致胆气上逆。口酸是脾胃消化不良，或肝胃不和，胃失和降引起。口涩是一种像吃生柿子的感觉，属于燥热伤津或是脏腑阳热偏盛，火气上逆。口咸属于肾虚，或寒水上泛。口中黏腻不爽，一般是痰湿或积食。

六、问睡眠

通过了解睡眠状况，可以了解机体阴阳气血的盛衰，脏腑功能的强弱。

失眠是指经常入睡困难，或睡而易醒，醒来难再入睡；或睡而不酣，容易惊醒；或多梦纷纭，如放电视连续剧；或噩梦连连，惊醒坐起；或魂梦飞扬，魂不守舍；或彻夜不眠。一般是阴虚阳盛，阳不入阴，神不守舍。详见第五章第三节“圆运动病因病机”相关内容。

嗜睡是老想睡觉，不由自主地入睡，一般是痰湿内盛，或阳虚阴盛，阳不出阴。

七、问五官

1. 问耳

耳朵最常见的问题：耳鸣、耳聋、重听、耳内流脓等。

耳鸣是自觉耳内鸣响。有两种响声，一是像水烧开时的水沸声，二是知了鸣叫的蝉鸣声。前者属实证，因肝胆火盛，上扰清窍所致。后者属虚证，因肝肾阴虚，肝阳上扰，或肾精亏虚，髓海不充所致。

耳聋是指听力减退或丧失。分为两种，一是新病暴聋，属于实证。二是久病渐聋，属于虚证。实证是肝胆火逆，上壅于耳，或湿热蕴结上焦，蒙蔽清窍。虚证是肾精亏虚。

重听是指听力减退，听音不清，声音重复。突发性的重听属实证病例。久病慢慢形成的属虚证。实证是痰浊上蒙，或风邪上扰耳窍。虚证是肾精亏虚，耳窍失荣。

2. 问目

眼睛的常见问题有：目痒、目痛、目眩、目昏等。

目痒剧烈，多属实证。长期轻微目痒，是血虚目失濡养所致。两眼痒如虫行，畏光流泪，或有灼热感，属于肝经风火上扰。

一只或两只眼睛疼痛剧烈，属于实证；轻微痛一般属于虚证。眼睛剧痛难忍、面红目赤，是肝火上炎、目赤肿痛、羞明多眵，属于风热上袭；眼睛微痛、微红，时痛时止、干涩，属于阴虚火旺。

目眩属于头眩晕的范畴。（在本节“第三问”）

目昏就是视物昏暗不明，模糊不清，可能是指青光眼、老花眼之类。雀目是白天视物正常，黄昏的时候视物不清。视歧是指看东西成两物，两只眼睛不聚焦形成重影。三者都属于不同程度的肝肾亏虚，精血不足，目失充养，久病或年老体弱之人才会有这些症状。

3. 问鼻

鼻属五官之一。最常见的问题是鼻炎。现在的中小学生，发病率最高的很可能就是鼻炎和近视，而在所有的鼻炎患者中，可能八成以上是属于寒性鼻炎（寒证）。究其原因，长期过食寒凉饮食物，长期严重依赖冰箱和空调，导致体内阳气被过度消耗，包括各种过敏问题，如荨麻疹等皮肤病、过敏症，基本都和这一因素有关。

八、问情志

喜、怒、忧、思、悲、恐、惊等七情六欲是人之常情。当抑郁、焦虑、烦躁、愤怒、恐惧等情志过于剧烈，或较长时间处于某一种负面情绪状态，就会产生脏腑功能紊乱，导致身体或情志病变的产生。

1. 抑郁

抑郁是一种不愉快的情志，患病后的症状通常表现为持续情绪低落，心情苦闷，寡言少语，愁眉不展，唉声叹气，善悲欲哭，提不起兴趣，觉得活着没什么乐趣，严重的会意志消沉，悲观绝望，自责，有时有自杀的观念或行为。一般认为，抑郁的产生是由于肝心脾肾及气血功能失调引起，如肝气郁结、肝郁脾虚、心脾两虚、脾肾阳虚等问题。李太云认为，抑郁的主要原因是阳虚，体内正向的阳性能量严重缺乏，导致身体负能量积累，加之长期处在压抑的工作生活环境中，可能较内向甚至极端的性格脾气与思维习惯等，导致精神的负能量不能及时被排解出去，出现意志消沉，悲观绝望，甚至想要自杀。现在因情志问题引发身体问题的情况越来越多。抑郁症的预防需要从两个方面入手：一是身体物质能量方面，需要足够的阳气、正能量，二是在意识层面，需要积极的暗示和思维方式。

2. 焦虑

当前这个时代，在我们身边，举目望去，身边的人几乎都处于焦虑中。现实中，来自生活、工作、学习等各方面的压力，和外部的很多事情，会让我们感觉压力巨大或无能为力，于是我们抑郁、焦虑、绝望、烦躁、愤怒……这些是我们绝大部分普通人避免不了的，关键在于我们怎么去面对。生活就是这样一个不断面对问题、解决问题的过程，所以其实不必太焦虑。

3. 烦躁

书上说引起烦躁的原因是邪热、痰火、瘀血，或阴虚火旺，这些解释都是属于物质和能量层面的，而情志病的本质主要是能量和信息层面的。对于情志病来说，性格脾气、思维方式、经济条件、人际关系（包括家庭关系）、人生态度（心态）、胸怀气量、“三观”、好恶等因素才是决定性因素。

4. 愤怒

愤怒就是当我们的愿望不能实现，或行动受挫时引起的一种紧张不愉快的情绪，也就是生气。我初中班主任李卫东老师，也是对我人生影响最大的一位老师，他在我们十三四岁的时候就告诉我们：生气就是拿别人的错误来惩罚自己。几十年来我一直都记着这句话，并且时时警醒、告诫自己不要生气。

5. 恐惧

恐惧是指面临不利或危险处境时表现出的一种正常的保护性的情绪。恐惧症状是指患者对某种客观情况产生的一种不合理的恐惧反应。比如说紧张、害怕、提心吊胆，伴有心悸、出汗、气喘、颤抖、面色改变等一系列症状。恐伤肾，突然之间的恐惧，会造成小便失禁，或吓得腿软。

九、问旧病与诊疗史

问旧病是指对一些长时间、较复杂、较严重的问题，要知道它的来龙去脉。包括以前生过的较大的或较特别的疾病，以及当时的诊断治疗经过和结果，包括手术、服药历史等。

十、问因

这里不是说去问患者的病因，而是问诱因。魔鬼常常藏在细节里，对于某些疑难病，我们需要发挥想象去询问一些特别的问题，找到疾病最初的起因或诱因，是什么原因导致出现了现在的这些问题。

十一、问男科、女科、儿科

男性问诊，要问一些男性性功能方面的问题；女性问诊，要问一些女性经带胎产方面的问题；小儿问诊，要问一些小孩子特有的问题；老年人问诊，要问一些老年人特有的问题。

1. 问男子

主要是指与性功能相关的阳痿、早泄、遗精等问题。

2. 问妇女

女性问诊，月经是必须要问的。正常月经周期一般是 28 天左右，行经的时间一般是 3 ～ 5 天。这个时间只是一个参考。如果每个月固定提前 3 ～ 5 天或推迟 3 ～ 5 天也是正常的。月经的时间在 3 ～ 5 天，如果一两天就没有了，或者八九天十来天还不停，就属于异常状况。月经量过少或过多、崩漏、闭经，这些都是异常情况。正常的月经颜色是稍微偏暗的红色。月经不是直接从血管中流出的血，古代称为“天癸”，它是经过肾处理之后的，所以颜色会稍微偏暗，可能有极少量的块状，属于正常现象。经前或行经期间或经后，出现头痛、腰痛、腹痛、乳痛等，只要是与月经周期有关的、有规律的疼痛，都属于痛经。痛感大多为：胀痛、刺痛、冷痛、钝痛等。

带下是指有少量乳白色无臭味的分泌物。正常少量的分泌物，具有润滑和清洁阴道，防御外邪入侵的作用。如果量太多，淋漓不断，或颜色、气味、质地产生改变，可能就是病理性的带下。《傅青主女科》讲到白带有五种颜色，最常见的是白带，其次是黄带，赤带、青带和黑带比较不常见。一般白带属于寒湿，黄带属于湿热。

3. 问小儿

儿科在古代被称为“哑科”，因为小孩可能无法客观准确地描述病情或自身感受，回答问诊的问题，大部分需要通过他们的父母来了解一些相关信息。比如小孩出生前后的情况，成长过程中有没有碰到一些可能的病因，或者疾病产生的原因、治疗的历史等，这些都问父母。小孩子的优势在于身体比较单纯，除了一些先天遗传问题或特殊的疑难杂症外，常见的问题要比成年人简单，基本上主要就是外感和消化系统两大问题。

儿科问诊的时候，要特别注意一个年龄问题。对于幼儿，可能需要精确到月甚至天，稍大的小孩，需要准确的周岁年龄。

十二、问家族史

问家族史主要是用于某些可能具有遗传性的问题。比如头发早白、脱发问题，很多时候是属于遗传性的，而遗传性的问题想要逆转很困难。大家关心高血压、糖尿病等疾病有没有遗传性，我觉得情况要一分为二：在大部分时候，它不具有遗传性；但是在少数人身上，它确实有遗传的可能。为什么？因为同一家人的生活习惯、生活环境、生活方式，甚至性格脾气、行为处事习惯都具有某些相似之处，所以会比较容易出现相似的问题。关于遗传，我个人的理解是：在受孕时，如果父母一方或双方身体处于一种亚健康或疾病状态，那么生下来的小孩，可能会遗传父亲或母亲身体的某些问题；如果双方在比较健康的状态下而受孕生下来的小孩，这些问题大多是不遗传的。

第三节　舌诊

舌诊是望诊的一部分。相比其他的望诊内容，舌诊的优势在于它更容易掌握，更直观，更有效率。

一、舌头的分区

舌诊首先要看的是舌头的分区。标准的舌头是一个不太尖也不太方的比较圆润的形状，厚薄适中，干湿适中。舌头中间有一根纵向沟纹，从舌根延伸到舌尖，正对着人中沟和鼻尖，舌中沟两边是完全对称的。

传统中医理论根据人体的五脏，将舌头划分为五个区域。这五个区域的尺寸大小不是固定的，只是一个大概，无法量化或固定。

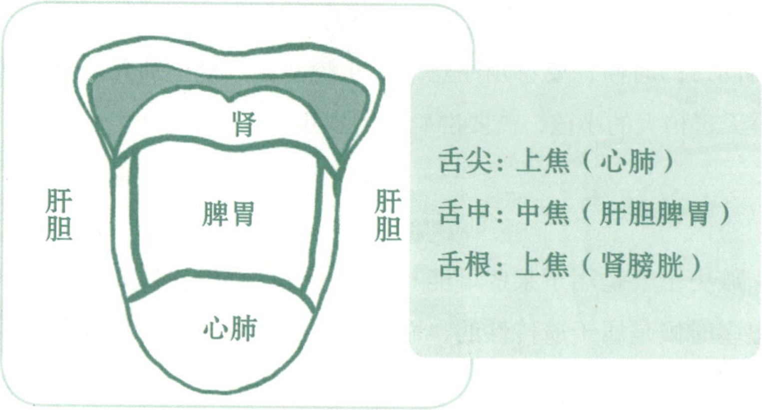

舌诊分区示意图

脾胃区域位于舌面的中间部分，距离舌头两边大约一厘米多。舌头的两边是肝胆区，有的书上认为舌的左边是肝，右边是胆，不需要这样去分，肝胆是一体的。具体范围是舌头伸出时两个侧面和舌面交接的部位，也就是侧面部分和侧面跟上面过渡部分。舌根部位属于肾。舌尖属于心，包括舌头前端的部分舌面和舌尖的顶端部分。它的范围无法固定，有的人舌头比较尖、比较窄，有的人舌头比较胖、比较方或比较圆，所以宽度和范围会有所不同。在舌尖心区和舌中脾胃区之间的连接部分属于肺。如果呼吸系统基本正常，那么从舌尖到舌中是一个很平顺的过渡，没有什么特别的表现；但一些肺气虚、肺燥，可能在这块区域出现凹陷或红点等情况。

舌象图中还画了两条虚线，舌尖往前的部分属于上焦，两条虚线之间的部分是中焦，舌根部位属于下焦。上焦心肺，中焦脾胃，两边肝胆，下焦属肾。

二、舌诊的方法

舌诊对姿势没有特别要求，但对时间和光线有要求。在舌诊之前两小时内，不宜吃喝任何带颜色的饮食物。最好是自然光或接近于自然光，避免强光直射，避免冷暖色灯光照射。张口，平衡地、自然舒展地将舌头伸出，不能刻意用力，避免卷曲或僵硬，舌体放松，舌面平展，避免伸舌时间过长，影响舌象而失真。如果一次判断不清，可以稍事休息之后再重复观察。

舌诊首先观察整体，如舌头的形状、胖瘦、厚薄、形态等，再看舌质（即舌体），最后看舌苔。这是先整体后局部的方法。

三、正常的舌象

正常的舌象是指一个身体基本健康的人，其舌质和舌苔所表现出来的舌象。简单来说就是：淡红舌、薄白苔。

淡红舌，舌质淡红鲜明润泽，舌体大小适中，柔软灵活。在舌体上面覆盖着一层半透明的黏膜，黏膜有许多细小的凸起称为舌乳头。根据这些舌乳头的形状不同，分为丝状乳头、蕈状乳头、轮廓乳头和叶状乳头四种。舌苔是无数的小小的乳头聚集并覆盖在舌体上面，正常不会因刷牙等情况而消失，这种属于正常舌苔。所以这种均匀的、薄薄的、白色的、干湿适中的，就叫做薄白苔。

四、异常的舌质和舌苔

我们用望诊的方法来进行舌诊的时候，主要看六个方面的内容，舌质的神、色、形、态和舌苔的苔质、苔色。

1. 舌神

舌神主要指舌的荣枯。有神的舌头，舌质红色，鲜活润泽，舌体运动灵敏自如，津液充足，气血旺盛，精神健旺，即使有病也不严重，因为它表示正气未伤，属于善候。如果舌头无神，舌质暗质枯涩，运动失灵，缺乏血色和生气，津液气血大亏，精神衰败，病情危重，一般是属于恶候。望神是比较难以用文字描述清楚的，它实际上是一种感觉，这种感觉很难量化。

2. 舌色

舌色指的是舌头本体的颜色，不包括舌苔的颜色。一般有淡红色、淡白色、红色、绛红色、青紫色等。

淡红而润泽的淡红色，是属于正常的气血调和的征象，或外感病初起，病情轻浅，没有伤及到气血和脏腑。淡白舌比正常舌色更浅更淡，整体上以白为主，这是血虚的表现。淡白舌也是气血两虚，阳虚的一种表现。如果舌色淡白润泽，舌体胖润，有齿痕，是属于阳虚水停。如果舌质白无血色，称为枯白舌，枯白舌是属于脱血夺气，是危重症。

舌质鲜红，属于热证。如果舌体正常大小，或偏大、偏饱满，那么就是实热；如果舌体瘦小，舌体偏窄、偏长、偏细、偏薄，这种就是虚热。舌色稍红或舌尖较红，可能是外感风热表证。如果从侧面看舌边很红，这是肝经有热。绛红色表示热入营血，阴虚火旺，一般舌体会变瘦、变小、变长、变薄，舌苔会变少或没有舌苔。温热病、风热感冒、疫病等，常出现绛红舌。

青紫色是指舌头呈现青色或紫色，或在舌色中泛现青紫色，它主要是因为气血运行不畅。青紫色在舌体出现的原因，大致有几种：血脉瘀滞，热盛伤津，气血壅滞，瘀血，药物中毒或食物中毒。

3. 舌形

舌形包括居中、对称、老嫩、胖瘦、点刺、裂纹、齿痕等方面的特征。舌头的正常形状是一个对称的圆润的形状，只要是不符合这个形状的，都是属于舌形有偏差的。

如果一个人气血充足，精神状态良好，舌头一般是比较饱满圆润的。如果偏窄偏瘦，表示气血不够，无法充满舌体；如果变得细长，一般表示阴虚。舌头变胖，一般是由于阳虚气虚，无法把水液气化掉。舌体胖大，舌质呈红色，是脾胃湿热或痰热较厉害。舌尖没有对齐中线，偏歪或不对称，或在舌尖处出现一个凹陷（不是舌面，而是舌体形状出现一个缺口），通常提示心系问题，也就是心脑血管系统存在潜在风险，或心主神明的大脑系统存在隐患。

老舌是指舌体坚敛苍老，纹理粗糙，舌色较暗，它是实证的表现；嫩舌的舌体浮胖娇嫩，纹理细腻，舌色浅淡，属于虚证；整个舌头胖嫩，表示病程较久、病情较复杂。舌体肿大满嘴，甚至导致不能闭口，不能缩回，表示热毒上涌或食物中毒。点刺是指蕈状乳头肿胀或高突的病理特点，通常是提示脏腑阳热亢盛，或血分热盛。裂纹是指舌面上有各种形状的裂纹、沟槽（这些裂纹和沟槽没有舌苔覆盖，如果有舌苔覆盖的可能是属于舌面不平整）。一般来说是由于热盛伤阴、血虚不润或脾虚痰湿引起的。如果是先天性的裂纹，身体没有不适的症状，可以不用理会。舌体边缘有牙齿压迫的痕迹叫做齿痕。齿痕大部分时候跟胖大舌同时出现，表示脾气虚或湿气重。

4. 舌态

舌态是指舌体活动时的状态。包括痿软、强硬、颤动、歪斜、吐弄等情况。

痿软舌，舌体软弱无力，不能随意伸缩回旋。它有两种情况：新病舌痿软红绛少苔或无苔，是属于外感热病；久病舌痿软淡白无华，是久病气血虚衰。

僵硬（强硬）舌，舌体失其柔和，屈伸不利，或板硬僵直，不能转动，舌体僵硬而舌色红绛少津，是邪热炽盛；若舌强硬而舌苔厚腻，是风痰阻络；如果突然舌强，语言謇涩，伴有肢体麻木眩晕，这是中风先兆，需要立即采取措施。

歪斜是指整个舌体的歪斜，属于肝风夹痰，痰瘀阻络，属于中风先兆。

舌体控制不住地颤动，动摇不宁，是肝风内动。若舌色淡白而颤动，属于血虚动风；若舌红少苔而颤动，是阴虚动风；若舌绛紫而颤动，属于热盛动风；若舌红绛而颤抖，且伴有眩晕、肢体麻木，是肝阳化风，肝风内动，是中风先兆。

吐舌是把舌头伸到口外，不能立即缩回来，这种是病危吐舌，属于心气已绝。弄舌指伸舌即回缩，反复舔舐口唇四周，是先天愚痴患儿的一种表现，对于成年人来说可能是热盛动风，是中风前兆。

舌头短缩是指舌体卷缩不能伸长，严重者舌不抵齿。如果舌头短缩，舌色淡或青紫，属于寒凝经脉，或气血虚衰；舌短缩颜色红绛而干，是热病伤津；如果舌短而胖大，属于风痰阻络，这几种情况都是病情危重的表现。也有的人先天舌下系带过短，影响舌体伸出，这种没有诊断意义。

5. 舌下络脉

舌下络脉是舌系带两侧纵行的两条大络脉，也是金津、玉液两个穴位的位置。这两条络脉，正常是粗细适中，呈淡紫色，比较直，没有曲张迂回，没有分支和瘀点。我们可以把它理解成两条静脉。有些人过度追求舌下络脉没有颜色，这是不对的。异常情况有两种：一是舌下的络脉细而短，色非常淡，周围的小脉络几乎看不到，舌色偏淡，属于虚证，气血不足；二是如果舌下络脉粗胀曲张，呈青紫色、紫红色、绛紫色或紫黑色，或细小络脉很多且呈暗红色或紫色的网络状密布，还有瘀斑等，是瘀血的表现。

6. 舌苔的苔质

舌苔厚薄是以是否能见底为标准，薄白苔是能够见底的。厚苔是指透过舌苔看不到舌体，属于里证，说明有痰湿或积食或湿热等问题。如果舌苔由薄变厚，表示邪气正在往里，或病情正在加重。如果舌苔由厚慢慢变薄，生出新的薄白苔来，表示疾病正在慢慢消退，正气正在慢慢恢复或向好的方面发展。润苔是指舌苔干湿适中，不滑不燥，这是正常的舌苔，或者轻证。滑苔是指舌面上的水分过多，伸舌欲滴，扪之湿滑，一般表示痰湿、寒湿或湿热。燥苔是舌苔干燥，缺少津液的滋养，甚至干裂，表示津液耗损或因湿浊内阻导致津液不能上承。还有一种糙苔，舌质粗糙，扪之碍手，是热盛伤津的重证，或肺浊之邪严重。舌苔由润变燥，表示热重伤津，津液流失。如果由燥转润，表示热退津复。

腻苔是指苔质的颗粒细腻而致密，融合成片，中间厚边周薄紧贴于舌面，揩之不去，刮之不脱。苔腻而垢浊，一般是黄腻或黄厚腻，属于痰热、湿热或暑热、暑湿之类的邪气。滑腻比较容易理解，它属于痰浊或寒湿或湿热。燥腻苔是光滑的一片，比较干燥，没有什么水湿，像撒了一层粉似的，一般在时邪、温热病或瘟疫时出现。黏腻苔是腻苔上面有一层浓稠的黏液，导致舌苔更厚更滑更腻，一般表示脾胃湿热或有积食。腐苔是在苔质颗粒粗大、疏松的情况下，像豆腐渣堆积于舌面之上，比较厚，揩之容易脱落而舌面光滑。表示胃气衰败，湿浊上泛，多见于痰浊积食、胃气大伤、邪气有余等情况。比腐苔更严重的是脓腐苔，舌苔黏厚一层，像脓疮一样，一般表示体内有内痈或邪毒内结，是邪甚病重的表现。霉腐苔是舌上满布糜点，如凝乳或饭粒状，揩之即去，揩去之后立即又长，属于气阴两虚，或湿热泛滥，多见于危急、重症病人，或是营养不良的小儿。

剥落苔是舌苔部分剥落或全部剥落。舌淡苔薄或类剥苔，是血虚或气血两虚。剥脱的部位跟它相对应的脏腑病变有关。镜面舌是指舌色红，胃阴干涸，没有舌苔，形成一面光滑如镜的镜面舌，能直接看到舌体的颜色。属于营血大亏，阳气将绝。舌苔从全到剥，表示胃的气阴不足，正气渐渐衰退，苔剥落之后又慢慢长出新的薄白之苔，表示胃气渐复，邪气正在慢慢消退，疾病正在慢慢好转。舌苔的消长应该是逐渐转变的，不能突然暴增或暴减。

7. 舌苔的苔色

舌苔的颜色常见的就两种，一种是白，一种是黄，白为寒，黄为热。

透过舌苔可以看到舌体是薄白苔，不能见到舌体的是白厚苔，舌上满布白苔，犹如白粉堆积叫积粉苔。这三种情况都属于表证或寒证。苔白厚腻，痰饮湿浊，食积内停；苔白厚腻而干，表示湿浊痰饮中阻，导致津液不能输布。积粉苔多见于温热病或瘟疫。

黄苔主热证和里证。从淡黄、深黄到焦黄，表示邪热的程度变深。排除饮食物染色，有一种薄薄的犹如染色一样的薄黄苔，是风热感冒、病毒性感冒时常见的苔。

五、舌诊实践

舌诊是收集四诊信息的重要途径之一。舌苔和舌体从不同角度反映病理的变化，舌体反映脏腑气血津液的情况，而舌苔主要反映与感邪和病症的性质有关的信息，所以舌苔和舌体所提示病机要一致，才有临床意义。

初学舌诊的时候，可以通过下表反复训练，逐步提高舌诊技能和准确率。

舌诊记录与分析

舌诊项目	舌诊描述	舌诊分析	舌诊结论	辨证结果
舌体—神				
舌体—色				
舌体—形				
舌体—态				
舌苔—色				
舌苔—质				
其他特殊描述或补充描述				

舌诊信息收集、分析、判断后，要与其他四诊信息和结论相互印证统一。大部分时候应当是一致的，如果出现不一致，一般需要舍舌从脉或舍舌从症，极个别的时候也可能舍脉从舌或舍症从舌。

第四节　脉诊

一、诊脉的基本方法

1. 位置

寸口诊法的位置是指切按桡骨茎突内侧一段桡动脉的跳动，根据其跳动来推测人体生理、病理状态的一种方法。

通常医者以中指在患者腕后高骨和桡骨茎突的位置向内关穴滑进来，能感觉到脉搏的位置叫关脉，这一步叫“中指定关”，关脉前面往腕横纹方向一指处为寸脉，关脉后面往肘关节方向一指处为尺脉。这就是寸、关、尺。左右手各有寸、关、尺，共六部脉。

脉诊摸到的是桡动脉的搏动，也是手太阴肺经经过的地方，“肺朝百脉”，此处能显示脏腑、气血、经脉充溢程度和运行情况。

2. 时间

清晨起来，没有进食和活动之前是最佳诊脉时间。《素问·脉要精微论》：“诊法常以平旦，阴气未动，阳气未散，饮食未进，经脉未盛，络脉调匀，气血未乱，故乃可诊有过之脉。”现实中很难做到，只能尽量减少干扰，一般建议患者在饭后1~3小时之间诊脉，避免运动、劳累、情绪波动，诊脉前让患者稍作休息、放松心情。过饥、过饱或酒后不宜诊脉。

3. 体位

患者采用坐姿或平卧的姿势，将手自然伸出，放置于脉枕之上，基本保持与心脏在同一水平高度；掌心向上或向内，即大拇指朝上或朝内，自然放松，不要绷直或抓握。医者坐于患者对面或侧边，以自然放松的方式用手指触按对方寸口，不能过高或过低、或以别扭的姿势诊脉。

4. 平息

一呼一吸谓之一息。医者在诊脉的时候，要保持比较平和的状态，呼吸均匀，静心宁神，才能以自己的呼吸计算患者的脉搏跳动的次数，仔细感知患者脉搏状态。患者也需要平心静气、呼吸均匀，不能在运动、饮酒、发怒等情况下诊脉，这样可能造成误诊。

以医者的一息为准，数患者脉搏跳动的次数；实际中一般数2~3息的脉搏总数，再取平均数即为一息至数。建议初学者以秒表计数更为精准。

5. 布指

切脉时，医者食指、中指、无名指三指轻轻并拢，将指腹基本对齐（即三指微曲，而中指曲起稍多）。先以“中指定关”，食指位于寸脉位置，无名指位于尺脉位置。三个手指大概呈45°角斜切患者寸口，以指目接触桡动脉。在这个过程中，要做到三个手指疏密适中，指尖平齐，指目触脉。

6. 指力

手指放在寸口上的力度，应当由轻到重，不可一上来就重按，影响血脉正常运行。常用的指力有举、按、寻三种力度。三指轻轻接触患者寸口皮肤，未加任何向下按的动作，称为“举”；然后稍用力往下按，是最常用的、正常力度的“寻”；最后用力压下去，手指可以触摸到桡骨，称为“按”。

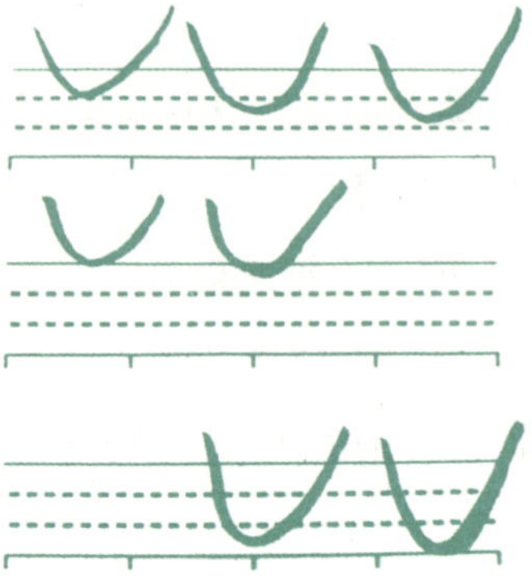

我们来看看古人是如何将“寻”脉的力度数据化的：左寸力度相当于6粒花椒的重量，而右寸力度相当于3粒花椒，左关相当于12粒花椒，右关相当于9粒花椒的重量。它的规律是：左寸是左关一半的力度，左寸是右寸一倍的力度，右寸是右关1/3的力度。“肾脉循骨而行”。力度纯粹是一种感觉或直觉，无法量化，古人这个方法也仅供参考。总而言之，三根手指的用力是不一样的。在实际操作中，食指、中指、无名指分别切寸、关、尺脉，中指比食指稍重、无名指比中指稍重，不能三个手指等同用力。

7. 指法

指法分为单按和总按。单按是用一根手指把脉，单按能集中注意力、更加准确地诊察脉象的位、数、形、势的细微变化或区别。单按对于诊断一些特殊疾病时，是一个有效的方法。总按是寸、关、尺三部一起按，总按是常用的方法。

8. 诊脉的注意事项

注意选择安静的环境，能让医者静心宁神专注分析，同时方便保护患者隐私。患者应穿着较宽松的衣物，肩臂不宜挎包拎物，不宜佩戴手表首饰（女性尤其注意手镯或橡皮筋之类物件），以免压迫脉管而影响诊脉。

9. 寸口脉对应

关于寸、关、尺分候脏腑一般以《难经》为准：左手心、肝、肾，右手肺、脾、肾。左寸包括心脑血管系统、循环系统、中枢神经系统；右寸是呼吸系统；左关除了肝胆系统外，还包括妇科、男科、三焦系统、免疫系统、内分泌系统、《伤寒论》厥阴病，以及性格、脾气、情志等；右关包括整个消化系统，从食管到直肠。双尺都属肾，左尺为肾阴肾水，右尺为肾阳肾火。为什么与平常讲的左属阳、右属阴不同？因为左脉候血、右脉候气，这是总纲，寸关尺是子纲，总纲优于子纲。

	寸	关	尺
左脉候血	心	肝	肾
	心、脑、神	肝、胆、三焦系统、少阳和厥阴及性格、脾气、情志等	肾阴、肾水、津液等
	心脑血管系统、中枢神经系统	妇科、男科、免疫系统、内分泌系统	先天遗传基因、泌尿生殖系统等
右脉候气	肺	脾	肾
	肺	脾、胃	肾阳、肾火、命门之火
	呼吸系统、皮肤	消化系统	先天遗传基因、泌尿生殖系统、筋骨关节等

二、脉诊八要素

脉诊八要素是脉诊里面非常重要的内容，是初学者入门的必修功课。古代大部分医书和现代教材都弱化了脉诊八要素的重要性，实际上它是中医自学最方便的入门途径。脉诊八要素就是尽量将玄之又玄的脉诊变成可量化、可视化、数据化、标准化、流程化的一套脉诊方法。

1. 脉位

脉位是指脉的深浅程度，医者的手指接触到患者寸口的皮肤，用“举”的力度就能感觉得到脉搏，就是浮脉；如果要重按去寻，就是沉脉。手指稍微用力，既不压到底，也不是轻轻浮于皮肤表面，就能够感觉到脉搏均匀有力，就是平脉。浮脉和沉脉的区别是：浮脉在表，按到底的时候就没有了；沉脉在里，轻取（“举”）的时候没有。

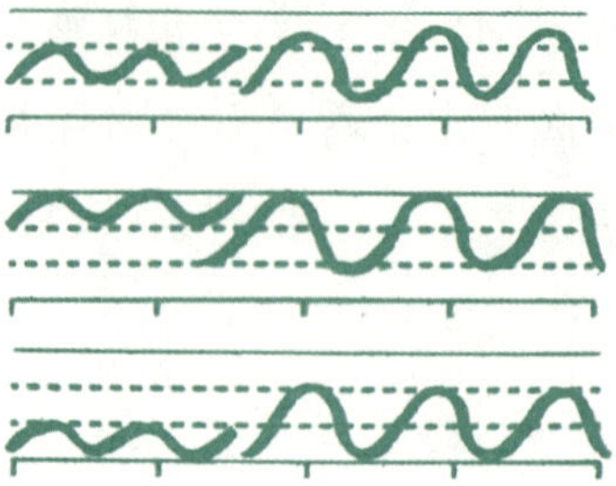

平脉

浮脉

沉脉

脉诊八要素

分类	八要素	主要表现
位	脉位	浮
		沉
数	脉率	数
		迟
	均匀度	促、结、代
形	脉长	长
		短
	脉宽	大
		细
势	流利度	滑
		涩
	紧张度	弦紧
		濡缓
	脉力	强
		弱

2. 至数（脉率）

诊脉的时候，以医者的一息（一呼一吸）为准。一息脉搏 5 至或以上的称为数脉；一息脉搏不足 4 至的称为迟脉。一息 4 ～ 5 至之间的是平脉。4 ～ 5 次之间大致相当于脉搏 70 ～ 90 次 / 分。一息大于 5 次的时候，脉搏可能超过 100 次 / 分；一息少于 4 次，脉搏可能低于 60 次 / 分。李太云建议初学者可以用秒表计数可能会更准确。如：以 30 秒记数乘以 2，这样的数据更准确、更客观。

3. 节律（均匀度）

节律指脉搏跳动是否均匀。一是脉动节律是否均匀；二是如果不规律或有停歇，那么停歇的时间和次数是否有某种规律。在一些特殊情况下可能出现促脉、结脉、代脉三种不规律的特殊脉象（详见后文 28 脉）。

4. 脉长

寸脉过腕横纹往大鱼际方向延伸，或尺脉超过无名指往肘关节方向延伸，称为长脉。寸脉长度不及食指宽，或尺脉长度不及无名指宽，称为短脉。

5. 脉宽

脉宽是指桡动脉在寸、关、尺三部的直径，用手指感知血管直径大小。血管扩张，直径变大，血流量加大；血管收缩，直径变小，血流量变少。

6. 流利度

流利度指的是血液在脉管里流动时的状态。在感知血液流动状态的时候，不用理会脉管的状态（紧张或松弛）、位置（浮沉）、形状（长短大细），只要用心感知血液流动是否顺畅就可以了。血液流动过于顺畅，甚至有滑溜的感觉，属于滑脉；血液在脉管里流动得很不顺畅，走得很艰难，如轻刀刮竹，称为涩脉。

7. 紧张度

紧张度指的是桡动脉血管本身的状态。在感知脉管状态的时候，不用理会血液的流动状态（滑涩）、脉管的位置（浮沉）、形状（长短大细），只要用心感知脉管自身的状态就可以了。脉管绷紧，有僵硬感，是弦紧脉；脉管松弛，有软糯感，是濡缓脉。

8. 脉力

脉力是指脉搏应指的力度强弱问题。脉搏应指有力，按之不断，属强脉。脉搏应指无力，轻按感觉微弱，重按若无，称为弱脉。

三、脉诊步骤

自学中医者，初学脉诊时遇到的最大难题在于：自古以来，脉诊过于重视“心法”，无法做到可视化、可量化，缺乏标准的、可重复的操作指南。

李太云结合多年线上线下培训、授徒经验，总结了一套适合初学者的脉诊操作步骤。初学时一定不要嫌麻烦，利用“脉诊记录表”多练习、多记录、多分析、多总结，“以量变求质变”，待到练习到足够多的案例，就可以做到“手中无表、心中有表”，在心中默默记录、分析、总结，到最终实现“手中无表，心中无表”，在短短的两三分钟时间内，准确诊断出脉象，并加以提炼、分析、总结。

（1）分别按诊患者左右手寸、关、尺六部脉，并将诊得的结果分别记录于“脉诊记录表”；

（2）横向和纵向分别提取每一行和每一列的信息，主要提取不同的、异常的项；

（3）将横向和纵向提取的信息，进行比较和分析，得出脉象的综合结论，由主到次记录；

（4）将脉象结论转换为证型（需要熟悉辨证方法），抓主要矛盾，保留1~3个词语（证型一般是三字或四字词）；

（5）将脉诊结论与问诊、舌诊及其他诊断结论或辨证结果相互印证统一。

脉诊八要素

八要素	主要表现	左手候血			右脉候气			信息提取	信息综合	脉诊结论
		寸	关	尺	寸	关	尺			
脉位	浮沉									
脉率	数迟									
均匀度										
脉长	长短									
脉宽	大细									
流利度	滑涩									
紧张度	弦紧濡缓									
脉力	强弱									
信息提取										
信息综合										
脉诊结论										

四、病理脉象（28 脉）

脉类	共同特点	脉名	特征	主病
浮脉类	轻取即得	浮	轻取即得，重按稍减或空	表证或虚证
		洪	脉形宽大，充实有力，来盛去衰	热盛
		濡	浮细而软	虚证或湿证
		散	浮散无根，至数不齐	元气耗散，脏气将绝
		芤	浮大中空，如捻葱管	失血或伤阴
		革	浮而搏指，中空边坚	亡血失精，崩漏半产
沉脉类	重按始得	沉	轻取不应，重按始得	里证，可见于平人
		伏	推筋著骨，始得	邪闭，厥证，痛极
		弱	沉细而软弱无力	气血不足，阳气虚弱
		牢	沉取实大弦长	阴寒内积，疝气癥瘕
迟脉类	一息不足四至	迟	一息不足四至	寒证
		缓	一息四至左右，脉来怠缓	脾虚，湿证，可见于平人
		涩	往来艰涩，如轻刀刮竹	精伤血少，气滞血瘀
		结	迟而时一止，止无定数	阴盛气结，寒痰瘀血，癥瘕积聚，气血虚衰
数脉类	一息五至以上	数	一息五至以上	热证
		疾	一息七八至	阳极阴竭，元气将脱
		动	脉短如豆，滑数有力	痛或惊
		促	数而时一止，止无定数	阳盛实热，痰饮宿食，脏气衰微
虚脉类	应指无力	虚	轻取若无，重按空虚	虚证，多为气血俱虚
		细	脉细如线，应指明显	诸虚或湿
		微	极细极软，似有若无	诸虚或阳虚危候
		短	首尾不及本部	气郁或气损
		代	脉来一止，止有定数，良久方来	脏气衰微，风证痛证，惊恐外伤
实脉类	应指有力	实	举按皆有力	实证，可见于平人
		滑	往来流利，应指圆滑，如盘走珠	痰饮食滞，实热，可见于青壮年和孕妇
		弦	端直以长，如按琴弦	肝胆病，痛证痰饮，可见于老人
		紧	紧张有力，状如牵绳转索	寒证、痛证，宿食
		长	首尾超过本位	阳热有余，可见于平人
		大	脉体宽大，无汹涌之势	平人或病进

（一）浮脉类

1. 浮脉

脉象特征：轻取即得，重按稍减或空，举之有余，按之不足。

浮脉的脉象特点：脉位较浅，“如水漂木，如水上覆轻舟”，脉管在皮下组织较浅表的位置。

临床意义：一般主表证，也可能主虚证。

机理分析：表证出现浮脉是机体驱散邪气往外走的表现。比如风寒感冒或风热感冒，初起时大多出现浮脉。《伤寒论》中讲“太阳病脉浮”。

2. 洪脉

脉象特征：浮而有力，脉体宽大而浮，来盛去衰，状若波涛汹涌。

洪脉的脉象特点：脉体宽大，脉动部位在浅表，硬直有力，来盛去衰。脉管里面血流量增加，充实有力，浮在表层，脉来的时候力量较强，像洪水一样汹涌而过，来盛去衰。

临床意义：洪主阳盛阴虚之病。

机理分析：洪脉一般见于外感热病的中期，或阳明气分热盛，这时体内充斥着邪热，正气不衰，正气跟邪气剧烈交争，气盛血涌，脉管扩大，所以出现洪脉。

3. 濡脉

脉象特征：浮而柔细，浮细无力而软。

濡脉的脉象特点：脉位浮在表面，形状较细，脉管直径较小，脉势无力而软，状态疲软无力。濡脉三要素：浮、细、无力，如絮浮水，轻取即得，软弱无力，重按即无。

临床意义：多见于虚证，也见于湿气较重。

机理分析：体内精血亏虚，不能荣于脉，脉管不充，形成脉管细小而应指乏力，是虚证的表现。濡脉一般出现在精血亏虚、阳气亏虚、自汗喘息、长期腹泻、长期遗精失精、女性崩中漏下等情况之后。

4. 散脉

脉象特征：浮散无根，涣散不收，稍按则无，至数不齐。

散脉的脉象特点：脉浮，状态散漫，稍用力若有若无，重按则无，一般伴有脉搏不规律，时快时慢，时多时少，时强时弱。

临床意义：散为气血俱虚之脉。若双尺出现散脉，表示元气离散，脏腑精气衰败，阴阳即将离绝，属于危重病症。

5. 芤脉

脉象特征：浮而无力，浮大中空，如捻葱管。

芤脉的脉象特点：应指浮大而空，脉位浮，脉形大，脉管直径较大，中空表示脉管中血液流量并不大，充盈度不够，紧张度低下。

临床意义：一般见于瘀血、胃肠痈、出血或失血伤阴之后。

机理分析：如血崩、呕血、吐血、外伤出血过多之后，包括体内津液突然损伤之后，脉管里面的血流量突然大量减少，阴血不能维系阳气，阳气浮散充盈于血管，把血管直径撑得较大，但体内血液不够，所以脉管形成了中空的状态。

6. 革脉

脉象特征：浮而搏指，中空外坚，如按鼓皮。

革脉的脉象特点：浮取感觉脉管较硬，有搏指的感觉。刚接触的时候感觉脉管搏动有力或较硬，重按的时候有一种豁然而空的感觉，好似手指按压在鼓皮上，外紧内空。

临床意义：虚寒相搏名曰革，亡血失精、半产漏下、重症或出血太多。

机理分析：因精血耗伤、脉管不充、正气不固，气无所恋而浮越于外，导致脉来浮大搏指，外急内空，像绷紧的鼓皮一样，有刚无柔。一般是属于危重症或重症。

浮脉类的六个脉象，浮脉、洪脉、濡脉、芤脉这四种比较常见，而散脉、革脉不常见。

（二）沉脉类

1. 沉脉

脉象特征：轻取不应，重按始得，举之不足，按之有余。

沉脉的脉象特点：沉脉的部位比较深，脉管在皮肉之下靠近筋骨的地方，因此用手指轻轻地按触感觉不到，用力按时才能感觉到脉搏比较明显的跳动。

临床意义：主里证。沉而有力属于里实证；沉而无力属于里虚证。如果六部脉都是沉脉，有可能属于正常脉，不一定是病脉。

机理分析：一些比较胖的人，皮下组织比较厚，脉管比较深，会出现沉脉，属于正常脉象；在冬季的时候，气血收敛，脉象偏沉，也属于正常脉象；有的人六部脉都比较沉，但是没有任何其他临床症状或不适，也可以理解为平脉。

不正常的沉脉一般表示两个问题：一是体内邪气实，邪正相争于里，导致气滞血阻，阳气被遏，不能鼓动脉搏于外，出现脉沉而有力，症状可能有气滞、血瘀、食积、痰、瘀、浊、毒等证。二是气血不足，或阳虚乏力，无力升举鼓动脉搏，脉沉而无力，是脏腑虚证引起的，如肾虚、脾胃虚、心气虚等。

里实表示为：气滞血瘀、湿积痰饮、痰瘀浊毒等。里虚表示某个脏腑或各个脏腑的虚证。

2. 伏脉

脉象特征：脉管比沉脉更深，隐伏于筋下，附着于骨头之上，古人称之为“重按著骨”。

伏脉的脉象特点：脉管搏动的部位比沉脉更深，浮取中取都找不到，必须用重指力按到骨头上，甚至要推动筋和肉，才能在筋肉的缝里摸到脉搏。

临床意义：常见于邪闭、厥证或者痛极。也有六脉皆伏而无临床症状或不适者。

机理分析：伏脉是邪气内伏，肺气不得宣通。邪气闭塞，气血凝结，导致正气不能宣通，脉管潜伏不显。若脉伏而有力，一般多见于急症。若实邪内伏、气血阻滞，导致气闭、热闭、痰闭，也会出现这种脉象。危急重症的伏脉一般是血管病变导致的。

3. 弱脉

脉象特征：沉细无力而软。

弱脉的脉象特点：脉位沉，脉形较细，脉势无力而软弱。

临床意义：表示阳气虚衰、气血两虚。

机理分析：脉为血之府，阴血亏少，不能充盈脉管，出现脉形细小。阳气是鼓动血脉运动的力量，阳气衰少，无力推动血液运行，鼓动脉搏，导致脉位深沉，脉势软弱无力。

4. 牢脉

脉象特征：深居于内，坚固牢实。

脉象特点：实大弦长、坚牢不移，脉位沉，脉形长，脉势弦，深居于内，就像监狱一样很牢固。脉的紧张度、流利度属于弦脉。属于沉脉、弦脉、大脉、实脉、长脉五种脉象的复合脉。

临床意义：一般多见于阴寒内盛、疝气、癥瘕积聚等实证。

机理分析：邪气很牢固，而正气未衰，阴寒内积，阳气沉潜；或气血瘀滞，凝结成癥积而固结不移。气血瘀滞凝结成肿瘤，有时会表现为牢脉。

（三）迟脉类

1. 迟脉

脉象特征：脉来迟缓，一息不足四至，相当于脉搏低于 60 次 / 分。

临床意义：迟而有力是冷痛，迟而无力是虚寒。

机理分析：寒邪侵袭人体，会消耗或困遏阳气，导致阳气亏损或无力鼓动血脉，出现心动缓慢、气血凝滞、脉流不畅或脉搏迟缓。如果阴寒内盛而正气不衰，就是脉来迟而有力；如果心阳不振，无法鼓动气血运行，就会出现迟而无力。

2. 缓脉

脉象特征：脉来和缓，一息四至左右，大致相当于脉搏 50 ～ 70 次 / 分，应指均匀。

脉象特点：脉搏跳动比较慢，不徐不疾，从容和缓，稍微偏慢一点，比迟脉偏快一点。

临床意义：浮缓为风，沉缓为湿，缓大风虚，缓细湿痹；一般认为缓脉是湿气较重，或脾胃虚弱；大部分见于常人。

机理分析：痰湿困脾或脾胃虚弱，清阳上升的通道受阻，或上升的动力不够，脉搏就会较缓。脾胃是气血生化之源，脾胃虚弱则气血不足，气血不足则脉管不充，脉管不充则脉搏鼓动无力，出现迟滞怠缓的脉象。

3. 涩脉

涩脉和滑脉主要表示血液从桡动脉中流过时的一种流畅程度。

涩脉的脉象特征：形细而行迟，往来较艰难不畅，脉势不匀。至数较缓，且不均匀，脉势滞塞不畅，比喻为“轻刀刮竹”。

临床意义：涩主血少精伤之病，多见于气滞、血瘀、实邪内盛、伤精、血少。

机理分析：气滞血瘀、邪气内停，阻滞脉道，导致血脉被遏制，形成脉气往来艰涩，是实邪内盛，正气未衰，脉涩而有力。精血亏少，津液耗伤，不能充盈脉管，导致脉管失去濡养，血行不畅，脉气往来艰涩而无力。

4. 结脉

脉象特征：脉来缓慢，时有中止，止无定数，时一止复来。

结脉的脉象特点：脉来迟缓，脉律不齐，有不规则的停歇现象。

临床意义：一般是阴盛气结、寒痰血瘀，或气血虚衰。

机理分析：阴盛气结，气机被遏制，气行缓慢而艰涩，时不时停一下；阴寒偏盛导致脉气凝滞，脉率缓慢；气结痰凝血瘀，导致积滞不散，心阳被抑制，脉气阻滞而失于宣畅。

有一种情况例外，正常人因情绪激动、劳累、大量饮酒、喝浓茶或咖啡之后，可能会出现结脉的脉象。

（四）数脉类

1. 数脉

脉象特征：脉来急促，一息六七至，大致相当于脉搏 100 次 / 分以上。

临床意义：多属于热证，也可能是阴虚证。

机理分析：数脉是热证的主脉，比如高热的时候，脉搏一般都比较快。实热内盛或外感病，邪热亢盛，正气不衰，邪正相争，气血受到邪热的鼓动而运行加速，出现数而有力的脉，往往热势越高，脉搏越快。久病阴虚，虚热内生导致气血运行加快，阴虚不能够充盈脉道，脉体细小，脉搏较快，可能出现脉细数无力。人体气血亏虚，为了满足身体各个脏腑系统的需要，心跳会变快，脉搏会加速，形成数脉。如果阳虚阴盛，逼阳上浮，或精血亏甚，无以敛阳，导致阳气外越，也可能出现数脉。

2. 促脉

脉象特征：脉来数而时有一止，止无定数。

脉象特点：脉率比较快，节律不齐，有不规则的停歇。

临床意义：一般见于阳盛实热或气血痰湿停滞，也可能是脏气衰败。

机理分析：阳邪亢盛，体内有热，热迫血行，导致心气亢奋，所以脉来急速；热灼阴津，导致津血减少，心气受损，脉气不相接续，形成间歇性的停止。气滞、血瘀、痰饮、积食都是有形的实邪阻滞。如果体内元气衰竭，心气衰败，虚阳浮动，导致脉气不相顺接而出现促脉，可能属于亡阳之象。跟结脉一样，如果情绪激动、劳累过度、酗酒、喝浓茶和咖啡之后出现促脉，不在此列。

3. 动脉

脉象特征：脉形如豆，滑数有力，厥厥动摇，关部尤显。

动脉的脉象特点：短、滑、数，关脉搏动特别明显。

临床意义：一般见于惊恐或疼痛剧烈的情况。

机理分析：惊则气乱，恐则气下，痛则气结。不管是气乱、气下还是气结，都会导致阴阳不和，气血阻滞，气血运行紊乱而出现的一种特殊脉象。

（五）虚脉类

1. 虚脉

脉象特征：三部脉举之无力、按之空豁，应指松软无力。

虚脉的脉象特点：应指无力，轻取、中取时感觉很弱，重按则空，松松垮垮，没有力气。虚脉通常是寸、关、尺三部，浮、中、沉三种力度都呈现出一种无力的状态。

临床意义：虚证，多为气血两虚。

机理分析：气虚无力推动血行，脉管搏动无力，或气虚不敛，导致脉管松弛，或血虚不能充盈脉管，流量较少，均可能出现虚脉。迟而无力是阳虚，数而无力是阴虚。

2. 细脉

脉象特征：脉道狭小，但应指明显。

细脉的脉象特点：脉管直径较小，脉管内血流往来如线，按之不绝，应指较为明显。

临床意义：一般属于气血两虚，或者湿邪、伤精、血少。

机理分析：气虚则无力鼓动血行，阴血亏虚则脉道不充盈，故脉来细如线或无力。湿性重浊黏滞，脉道受湿邪困遏，气血运行不畅导致脉体细小而缓。

3. 微脉

脉象特征：脉管极细极软，按之欲绝，若有若无。

微脉的脉象特点：脉形极细小，脉势软弱无力，以致轻取不到，重按不明显，似有似无。

临床意义：多见于气血大虚，阳气衰微，精血亏损。

机理分析：营血大虚，脉道失充，阳气衰微，鼓动无力，所以脉微。久病脉微，是正气将绝，新病脉微，是阳气暴脱。临床上多见于心肾阳衰暴脱的患者，或者久病元气大虚者。

4. 代脉

脉象特征：脉来一止，止有定数，良久方还。

代脉的脉象特点：脉势软弱，节律不齐，表现为有规则的停歇。

临床意义：属于脏气衰微，或疼痛、惊恐、跌打、损伤等。

机理分析：脏气衰微，元气不足，鼓动乏力，以致脉气不相接续，所以脉来时有中止，止有定数，良久复还，脉虚无力。疼痛、惊恐、跌打损伤等出现的代脉一般是临时性的。

5. 短脉

脉象特征：首尾俱短，脉只见于关部，在寸部和尺部不明显或没有。

临床意义：多见于气虚或者气机郁结等。

机理分析：短而无力是气虚，短而有力为气郁。气虚不足，无力推动血行，气血不仅难以到达寸尺两端，也不能充盈脉管，导致脉形短小。气滞血瘀，痰凝食积，导致气机阻滞，脉气不能伸展，出现短脉。

（六）实脉类

1. 实脉

脉象特征：三部脉举按充实有力，脉势较强盛，来去都有力，应指明显。

实脉的脉象特点：寸、关、尺三部脉搏力量都比较强；沉、中、浮三部均有力量，脉管直径较宽大。

临床意义：多见于实证，也见于常人。

机理分析：邪气亢盛而正气不虚，正邪相搏，气血壅盛，脉道坚满，充盈度较高，故脉来充实有力。如果是久病、虚证之人出现实脉，那是反常脉象。

2. 滑脉

脉象特征：往来流利，应指圆滑，如盘走珠。

滑脉的脉象特点：脉搏形态应指圆滑如珠，搏动极其流利，如同圆珠，流畅地由尺部向寸部滚动。一般浮、中、沉三个力度都能感觉得到。

临床意义：多见于痰湿、积食和实热等情况。

机理分析：痰湿留聚，食积停饮，或实邪壅盛于内，气实血涌，所以出现圆滑流利的脉象。火热之邪波及血分，血行加速，脉来更为流利，且一般呈现数脉。

《景岳全书·脉神章》说，如果平人脉滑而和缓，是营卫之气充实，是一个好现象。古人用滑脉来判断妇人是否受孕，已婚女性如果停经两个月以上，且出现滑脉，那么可能是已经怀孕了，是正常脉象。

3. 弦脉

脉象特征：端直以长，如按琴弦。

弦脉的脉象特点：脉形端直而形长，脉势较强，脉道坚硬，有挺然直下、直起直落的感觉，所以形容为："从中直过、挺然于指下"。其弦硬程度根据病情的轻重不同，轻则如抚琴弦，重则如按弓弦，甚至像按在刀背上似的。

临床意义：多见于肝胆之病，疼痛，痰饮，或胃气衰败。

机理分析：肝主筋，脉道的柔软或弦硬与筋的松弛或强劲有关。肝病多郁滞，肝气失于条达，肝气郁结，心理压力大，心情不舒畅，左手关脉就可能出现弦脉。通俗来说，弦脉就是脉管弹性韧性降低，紧张度增高，就像绳子或橡皮筋绷紧一样。弦脉在四季对应春天，春季平人脉象可能微弦，属于正常脉象。老年人气血逐渐衰败，脉道失其濡养而弹性降低，脉象会偏于弦硬，若弦硬程度不是很厉害，一般属于正常脉象。

4. 紧脉

脉象特征：来往有力，绷急弹指，状如牵绳转索。

紧脉的脉象特点：脉势紧张有力，坚搏抗指，脉管的紧张度和力度都比弦脉更加紧张有力。

临床意义：一般是指寒证、实证、痛证等。

机理分析：寒属阴邪，收引凝气，困扰消耗阳气。寒邪侵袭机体，脉管会收缩紧张而拘急，体内正气不虚的话，正邪相争剧烈，气血向外冲击有力，主实寒证。寒邪侵袭，阳气被困，不能宣通，不通则痛，寒邪在表，脉见浮紧；寒邪在里，脉见沉紧。诸痛、宿食出现的紧脉，也为实邪积滞与正气相搏，脉失柔和所致。

5. 长脉

脉象特征：首尾端直，超过本位，如循长竿。

长脉的脉象特点：脉搏的搏动范围较长，前后超过寸、尺两部。

临床意义：长主有余之病，亦常见于平人。

机理分析：若无阳证、热证、实证，而出现长脉，一般没有什么问题。

6. 大脉

脉象特征：脉体宽大，但无脉来汹涌之势。

大脉的脉象特点：在寸、关、尺三部脉位均显示脉管直径较大，同时呈现比较和缓、从容的脉象。

临床意义：一般属于健康人，也有可能提示病情加重。

机理分析：身体健壮之人可能是大脉，表示体魄健壮。如果久病出现脉管直径变大，表示病情可能正在加重。《素问·脉要精微论》曰："大则病进。"

以上为二十八病脉（教材上在数脉类增加一个疾脉，共29病脉）。《黄帝内经》有21种脉，《伤寒杂病论》有26种脉，《脉经》是24种脉，《四圣心源》也是24种脉，《景岳全书》分为16种脉，《濒湖脉学》是27种脉，《诊家正眼》第一次出现28种脉，《脉理求真》变成30种脉，而《脉诀阐微》有37种病脉。

五、相似脉象的区别

1. 浮脉、芤脉、革脉、散脉、洪脉的区别

浮、芤、革、散四种脉都是浮脉，区别是：浮脉举之有余，重按稍减或空，不区分脉管直径大小和脉势有力无力。芤脉浮大无力，中空，如按葱管；而革脉浮取弦大，搏指外坚中空，如按鼓皮。散脉浮而无根，至数不齐、脉力不均的，一般不常见到。最后洪脉是浮而有力，脉管直径较大，血流量较大，脉势来盛去衰。

2. 沉脉、伏脉、牢脉的区别

沉、伏、牢脉三种脉都在皮下深层，轻取不应，要用力按才有。但是按的时候力度不一样，感觉不一样：沉脉的脉位较深，而伏脉更深，需要推筋着骨才能找到；牢脉沉取的时候，实大弦长，坚牢不移，应指有力。

3. 迟脉、缓脉、结脉的区别

迟、缓、结脉三种脉都比较慢，迟脉一息不足四至。缓脉不只是描述脉搏次数，更是一种从容和缓、不急不躁的状态；而结脉是在迟的基础上有不规则的停歇现象。

4. 数脉、滑脉、促脉的区别

数脉、滑脉、促脉的脉率比较快，脉搏一息五至以上。滑脉侧重于描述血液在脉管中流动的状态，只关注流利度。虽然大部分可能脉率较快，但重点不是用于描述脉率的。促脉是在数的基础上有不规则的歇止现象。

5. 细脉、微脉、弱脉、濡脉的区别

细、微、弱、濡脉四种脉的脉形细小，脉势软弱无力。它们的区别是细脉的脉管直径较小，但应指比较明显；而微脉极软、极细，脉力极弱似无；弱脉是沉细而无力；濡脉是浮细而无力。

6. 实脉、洪脉的区别

实脉和洪脉在脉势上都比较充实有力。但是实脉应指有力，轻取重按，都是比较强盛的脉势；洪脉的脉势像一阵波涛汹涌的洪水一样，来大去空，来盛去衰。

7. 短脉、动脉的区别

短脉跟动脉都是比较特殊的脉象。短脉侧重于描述脉形的物理长度，即寸口脉整体的长度偏短；而动脉侧重于描述血液从脉管中流过时应指的感觉，脉形如豆，滑数有力，一般单独在关脉上出现。

8. 促、结、代脉的区别

促、结、代是三种特殊的脉象，都有停歇的情况。促脉数而中止，结脉缓而中止，它们二者的停歇时间没有规律；而代脉歇止有规律，脉率可快可慢。

六、基于螺旋状圆运动理论模型的脉诊秘诀

李太云经常说，学习没有捷径，但一定有方法。学习脉诊也一样，方法就是不断地多练习、多实践，实践出真知。万事万物都有规律，找到规律就能事半功倍、水到渠成。

黄元御将“把脉”称之为“听脉”，告诉我们要用心去听脉是怎么搏动的，而不仅仅是用手指去感觉。

诊脉的时候，先在脑海里建立一个圆，左手三个手指，右手三个手指，想象着不是放在对方的两个手腕上，而是放在这个圆上，然后认真感受圆上的六个点是太过还是不及？如果凸起来就是太过，凹下去就是不及，六个手指在上面很容易感觉出来，先不要去想六部脉到底是28脉里面的哪一个，只要记住是“不及”还是“太过”就可以了。“不及”包括脉位沉、脉率迟、脉形短小、脉势涩弱；“太过”包括脉位浮、脉率数、脉形长大、脉势滑强等。

接下来根据圆运动理论模型去找原因，为什么太过、为什么不及？我们讲过，所有疾病有两个原因，一是物质能量不足；二是通道受阻。手指放在“圆”上面，不论是能量不足的虚证，还是通道受阻的实证，用心一感受就出来了。所以用圆运动理论模型诊断，脉诊会变得异常简单，可以说这是一个“秘诀”。

七、脉诊的几个注意事项

脉象跟主病的内在联系十分复杂，因此在分析脉象所反映的疾病不同本质，或辨别疾病所出现的不同脉象时，需要注意四个方面的问题。

第一个问题是本人一直反复强调的“抓主要矛盾”。脉诊时六部脉在浮、中、沉取时，会表现出千变万化的脉象，而诊脉的时间一般可能只有两三分钟，要在这么短的时间里面面俱到是有一定难度的，所以尤其需要快速确定主要矛盾（即主要问题或根本问题），然后通过圆运动模型快速找到主证，并作出相应的分析判断，给出解决问题的基本思路和方案。

第二个问题是辨脉主病不可拘泥，不能用机械化对应的方式来分析脉和病。中医很多的时候靠的是一种感觉、一种直觉、一种悟性、一种灵感，摸到脉，感觉这个人是这个问题就对了，这是第一感觉。但是不能过于依赖和相信第一感觉，需要进一步验证核实，包括与其他诊法收集的信息或结论相互印证统一。

第三个问题：脉有真假，不可拘泥。比如正常浮脉主表，沉脉主里，但有时浮脉是指虚证；正常数脉是热证，迟脉是寒证，但有时候数脉是虚证；比如弦大为实脉，细微为虚脉，但有时候可能浮洪脉是属于亡阳，而细缓脉有时也可能是痰湿。

第四个是脉诊的顺逆与从舍的问题。比如舍症从脉、舍脉从症的问题。脉和症相对应一致的话，就是顺脉，如果脉和症不一致，那么可能有一个是真的，而另一个是假的。谁真谁假，需要进一步分析、判断，甚至去感觉，是要舍症从脉，还是舍脉从症。同时还要跟舌诊的结论去印证，有时候舍舌从脉，而有时候需要舍脉从舌。

第五节 望诊

古人说，问而知之谓之工，望而知之谓之神。可见望诊是属于比较高深而难学的。李太云建议初学者，把问诊、舌诊和脉诊作为主要的信息来源和辨证依据。

一、望全身

全身望诊又称整体望诊，是指医生通过对患者的神气（神）、色泽（色）、形体（形）及姿态（态）等进行整体观察，借以了解患者机体精气的盛衰、脏腑功能的强弱，并以此作为辨别疾病性质、推断病情预后的依据。望诊基本上属于一种主观的感觉，没有固定的参数，所以有时候会感觉比较玄或空，不好界定。

1. 望神

神，是人体生命活动的总称，是对人体生命现象的概括。广义的神，是指脏腑功能活动的外在表现，而狭义的神，是指精神、思维、意识、情志活动等。神是一种功能，它是基于一定的物质基础的，这个基础就是身体里的精和气。精和气产生了神，而神又反过来影响精和气。望神主要有四个重点：

眼神。眼睛是心灵的窗户，通过眼神可以看到很多跟神有关的东西。

神情，也就是表情，这个不太好描述或量化。

气色，是属于望色的内容，同时也是属于神的范畴。比如自然红润的脸色，是属于有神的。

体态或精神状态。当一个人向我们走过来，他的步态、体态、表情、精神状态等方面比较矫健、自信、昂首挺胸、气宇轩昂，那么这个人一般没什么问题。如果这个人低着头，无精打采，甚至含胸驼背，走路时脚步飘浮，说话声音低沉，眼神没有自信、没有光彩，皮肤没有光泽，那么他的身体一定存在一些问题。

（1）得神的人，眼睛是有光彩、有精神的，呼吸平稳、动作自如、反应灵敏、面色红润，肌肉相对来说比较饱满，神智清楚，语言清晰。

（2）少神的人，精神不振，眼睛里面光彩较少，不聚焦，无精打采，少气懒言，面色淡白少华，倦怠乏力，肌肉松软，动作迟缓。

（3）失神的人，眼睛目暗睛迷，没有光彩，呼吸气微或粗重，面色无华，身体消瘦或松垮，精神微微，语言错乱，或舌謇肢厥，或猝倒神昏等，这些一般是在病情较严重时才会出现。

（4）假神，俗称“回光返照”。

实际上，望神一般就是望第一感觉，是一种直觉。一个人有神还是无神，是无法量化的，比如他的眼睛里面有没有光彩，是无法量化的，只有练习多了，才自然能感觉得出来。眼睛的神，不但表示了身体的神的情况，也表示了一个人对世界的看法和状态。比如一个人虽然身患重疾，但是他的眼神充满渴望、想象、坚定或愉悦，那么可能他的求生欲就比较强，对未来充满希望。所以眼神也是生命力是否旺盛的表现之一。望神不是看相，它不是玄学，而是一种建立在生理病理基础之上、有一定规律可循的诊断方法。

2. 望色

色是指一个人的面部和全身皮肤的颜色和光泽，包括皮肤的颜色（包括色调）、光泽、明暗度的变化等方面。

一个人的面色，反映的是整个身体气血的状态，面部及全身皮肤的色泽是柔润还是枯槁，是脏腑精气、气血盛衰的重要表现。比如小孩子的面色红润，皮肤吹弹可破，很嫩的样子；刚成年的时候满脸都是胶原蛋白，很有弹性，也很有光泽；再到了老年的时候，胶原蛋白流失，皮肤变得暗淡无光，还会起皱纹。

3. 望形

望形是看一个人形体的强弱、胖瘦以及体质形态和异常表现。形体跟脏腑密切相关，脏腑精气充养，形体就比较壮实，相反可能就会比较虚弱。不同的体质，阴阳盛衰不同，对疾病的易感性和发展与转归也不一样。从形体可以大致判断出一个人的体质，知道体质之后，就知道这个人容易犯哪些疾病，以及犯了这些疾病之后会往哪个方向发展，容不容易好转等。所以，望形是通过观察形体，来判断脏腑的虚实、气血的盛衰、抗病能力的强弱和某些疾病的易感性以及预后情况的一种诊断方法。

首先是望形体的强弱。观察形体强弱时，要将形体的外在表现与机体的功能状态、神的盛衰等结合起来，进行综合判断。身体强的人，骨骼粗大，胸廓宽厚，肌肉充实，皮肤润泽，内脏坚实，气血旺盛，抗病力就会比较强。

形体弱的人，骨骼细小，胸脯狭小，肌肉消瘦，皮肤干枯，内脏脆弱，气血不足，抗病能力就会比较弱。

胖有两种情况。如果一个人体胖，而且能吃，肌肉结实，神旺有力，这种属于神气有余，精气充足，身体健康的情况，这种胖是没有问题的。如果一个人体胖，但是吃得较少，皮肤松弛，肌肉松垮，容易神疲体倦，老想坐着或躺着，这种属于形盛气虚，阳气不足，容易出现以痰湿为基础的各种问题。所以中医认为，体重不重要，胖瘦不重要，重要的是健康。

瘦也分为两种情况。一是体瘦颧红，皮肤干焦，这属于肾阴虚，阴虚内热，虚火上炎，导致面部颧红而干瘦。二是久病卧床，骨瘦如柴，病人脏腑精气被慢慢消耗，精气和津液逐渐干枯。

4. 望态

望态是指观察患者的动静姿态和肢体异常动作，并以此来诊察病情的方法。病人的动静姿态和机体的阴阳盛衰、病情的寒热虚实有着密切的关系。比如，阳证、热证、实证的人，就容易躁动不安；而阴证、寒证、虚证的人，喜静而懒动。肢体有异常动作的，一般指的是一些特殊的疾病。

比如坐的时候喜欢把头仰起来，大口地喘气，还时不时地吐痰，这种就是肺实气逆或痰湿壅肺。如果一坐下就喜欢身子往前弯，一般是气虚体弱，胸腔里面的气不够，所以会不自觉地用这种蜷缩的姿态来保护自己的气。

如果一个人喜欢仰卧睡觉，躁动不安，可能是阳证、热证或实证。如果喜欢脸朝里睡觉，喜欢安静，不想说话，身体感觉困重，不喜欢转动或无法自由转动身体，这种可能是阴证、寒证或虚证。如果仰卧，掀衣去被，这种属于实热。如果蜷卧缩足，穿较厚的衣服或盖比较厚的被子，这是虚寒。

如果一个人头部低垂，眼神无光，说明他非常疲倦。如果一个人后背弯曲，两肩下垂，含胸驼背，可能是心肺气虚、中气不足。如果一个人平常还好，生了大病之后，背弓起来，双肩下垂，这是一种自我保护的反应。如果一个人眼睑、嘴唇、手指、脚趾头等颤动，有可能是中风的先兆。四肢抽搐，角弓反张，是属于肝风内动。如果一个人猝然昏倒，口眼歪斜，半身不遂，一般是中风的主要判断依据。如果恶寒、颤抖，特别怕冷，可能是伤寒或疟疾。

如果夏天猝然昏倒，面赤而汗出，这可能是中暑。如果素体虚弱，突然昏倒，且面色苍白，呼吸微弱，出汗很多，这种是气脱。如果大失血之后突然昏倒，面色苍白，血压下降，这种是血脱。如果大怒生气之后突然倒地，出现呼吸停滞、窒息的情况，或者大口喘气，双目紧闭，全身僵直，或者四肢不规则地舞动，意识还没有丧失，这种属于气厥。如果突然昏倒，不省人事，四肢抽搐，口吐白沫，有怪叫声，过一会儿能自行慢慢苏醒过来，而且醒来之后又好像啥事都没有，这种是癫痫病。如果关节疼痛或肿胀变形，活动出现障碍，这是痹症。如果病人出现撑额捧头、低头或用手压着头，可能是头痛。如果双手扪心、闭目不语，可能是怔忡或心痛。如果双手护住腹部，或按揉腹部，可能是腹痛。如果双手扶腰，腰不能动，这是腰痛。诊断就是要通过这些外在的表现，找到疾病的本质或原因，或确定病名。

二、局部望诊

局部望诊是在全身望诊的基础上，根据诊断的需要，对具体局部进行深入、细致的观察，以测知局部病情的诊察方法。

1. 头发

头发的生长与肾气和精血的盛衰关系密切，故望发可以诊察肾气的强弱和精血的盛衰。正常人发黑，稠密而润泽，这是肾气充盛，精血充足的表现。头发黄而干枯，稀疏易落，表示精血不足，血不荣发。斑秃一般是属于血虚受风。秃顶可能是因为劳心过度，损伤精血，或是先天遗传。

2. 颜面

面部浮肿，大部分是因为水湿上泛。如果颜面红肿严重，灼热、疼痛，眼睛都睁不开，这种情况可能是“大头瘟”。腮肿也称“痄腮”，是因外感温毒之邪导致的，一般小孩子比较常见，现代的病名叫腮腺炎，具有一定的传染性。如果一个人面部肌肉消瘦，颧骨高耸，眼窝凹陷，大骨枯槁，大肉下陷，属于气血虚衰，脏腑精气衰竭，说明生命力很弱，是慢性病的危重阶段。一侧口眼歪斜而没有半身瘫痪的情况，一般属于面瘫或口僻。

3. 眼睛

眼睛又称为目，目为肝之窍、心之使，一个人眼睛有没有神，表示的是心有没有神，“眼睛是心灵的窗户”，“五脏六腑之精气，皆上注于目”。眼睛黑白分明，神采内含，神光充沛，视物清晰，叫做有神，即使有疾病，也比较容易治好。如果白睛浑浊暗淡，黑睛失去神采，浮光暴露，无屎无泪，视物模糊，属于无神，疾病就会比较难治，或者预后不太好。

目赤肿痛，属于实热证，两眦赤痛，属于心火；白睛变红，属于肺火。白睛变黄，属于黄疸。如果眼睛刺痛红肿，一般属于肝经风热。黑睛灰白混浊，可能是“青光眼”“白内障”等问题，一般是由于邪毒上攻，或湿热熏蒸，或虚火上炎导致黑睛受损。目胞浮肿是水肿病。眼窝凹陷一般是气血不足或伤津耗液，严重的可能是脏腑精气衰竭，在慢性疾病的后期出现眼窝凹陷，或眼生异膜。如果眼球凸起，一般属于肺胀或瘿肿，如果单眼突出一般属于恶症，比较严重，治疗起来比较麻烦。胬肉攀睛是属于心和肺两经的风热壅盛、经络瘀滞，或脾胃湿热蕴蒸，血滞于经络，肾阴暗耗，心火上炎所导致。瞳孔缩小多数是因肝胆火炽，或劳损肝肾，虚火上扰所致，也可见于中毒。瞳孔散大一般是属于肾精耗竭，在病危的时候才会出现。

4. 耳朵

如果耳廓淡白，可能是气血亏虚；如果红肿，可能是肝胆湿热或热毒上攻；如果是青黑色，表示阴寒内盛，或者有痛症。

如果耳轮干枯且焦黑，一般属于肾精亏耗，是病情较重的表现。如果小孩子的耳背有红肉而且耳根发凉，可能是要出麻疹的先兆。耳轮瘦小而薄，表示可能先天肾气不足。耳轮干枯萎缩，表示肾精衰竭，属于病危的情况。耳内流脓水属于肝胆湿热熏蒸所致，如果时间久了，有可能是属于肾阴不足或虚火上炎而引起的。如果耳朵内长有小肉团，也叫“耳痔”，这种是属于湿热痰火上逆，气血瘀滞。耳道局部红肿疼痛，长疖子（叫做“耳疖”），是属于邪热搏结于耳窍所致。

5. 鼻

正常的鼻子颜色是红黄隐隐，含蓄明润的，这是胃气充足的表现。比如鼻梁高挺，有光泽，表示胃气比较充足。如果鼻端微黄明润，表示胃气未衰或胃气来复，是向好的表现。如果鼻端晦暗枯槁，表示胃气已衰，属于病重的情况。如果鼻端色白，表示气血亏虚或失血过多；如果鼻尖色赤，是肺或脾有热；如果鼻尖色青，表示阴寒或有剧痛，假如不但色青而且发凉，表示病情更严重；如果鼻尖颜色微黑，可能是肾虚，或肾阳虚导致寒水内停。如果鼻头红肿生疮，鼻端生红色粉刺（叫做“酒槽鼻”），是属于胃热或血热。鼻柱溃陷是一种特殊的梅毒病人才会出现的症状。如果鼻梁塌陷，眉毛脱落，是属于麻风病人的恶症。鼻翼扇动是鼻孔的两翼因呼吸急促而使劲地扩大，也叫“鼻扇”，属于肺热或哮喘。

鼻塞，流清涕，恶寒，发热，这些是外感风寒的表现。鼻塞，流浊涕，是外感风热的症状。鼻塞，流腥臭味或有脓的鼻涕，同时嗅觉减退，称为“鼻渊”，多因外感风热或因胆经蕴热上攻于鼻所致。鼻腔出血，称为“鼻衄”，是风热犯肺，燥邪伤肺所致，也有可能是外伤引起。鼻腔内长有状若葡萄，且光滑柔软，带蒂，可活动，而无痛感的肉状物，导致气息难通，叫做“鼻息肉”，也叫“鼻痔”，一般是因为湿热邪毒壅结鼻窍所致。

6. 口唇

口为饮食通道，脏腑要冲，脾开窍于口，其华在唇，手足阳明经环绕口唇，所以望口与唇的异常变化，可以诊察脾胃的病变。

唇色淡白可能是有血虚，或者失血所致。唇色深红属于热盛，因为红色的颜色很深，是属于有热。唇色红肿干枯，唇边生疮，是心脾有积热。口唇出现樱桃红色，是煤气中毒的一种特殊唇色。唇色青紫常见于血瘀。唇色青黑是阴寒很盛，或疼痛剧烈。口唇干裂一般是津液耗伤所致。口角流涎俗称“流口水”，属于脾虚湿盛，成年人中风也可能口角流涎。口舌生疮或口腔溃疡，一般是心脾积热或阴虚火旺所致。小孩子口腔舌面上布满白斑，像“雪片”一样，这种称之为“鹅口疮”，是肺浊之气上蒸于口形成的。如果口一直张开，不能闭合，是属于虚证。如果口闭难以张开，是属于实证，如惊风、破伤风、痉病、厥逆等都可能出现口噤。

7. 齿和龈

齿为骨之余，肾主骨生髓，所以牙齿归肾管。人到老年的时候，肾气慢慢虚衰，牙齿就会慢慢掉落，原因就在这里。如果牙关紧闭，是风痰阻络或热极动风。睡中磨牙，一般是属于胃热，或有虫积（主要是小孩子）。齿龈淡白，是血虚或失血所致。如果牙龈红肿、热痛，甚至出血，一般是胃火亢盛或胃火上炎所致。如果牙龈萎缩，是肾虚或胃阴不足。

8. 咽喉

咽喉为口鼻与肺胃之通道，是呼吸和饮食的门户，又是经脉循行交会之处，与五脏六腑关系密切。咽部深红且痛，属于实热证。咽部色焦红，但肿痛不明显，属于肾阴虚，虚火上炎。咽喉漫肿，颜色淡红，是痰湿凝聚。咽部的一侧或两侧出现喉核红肿、疼痛、溃烂，有黄白色的脓点，中医叫做“乳蛾”，西医叫“扁桃体炎”，一般是因为肺胃热盛，壅滞喉核，火毒熏蒸。咽喉部红肿、高突，疼痛剧烈，身发寒热，这叫“喉痈”，大致相当于急性扁桃体炎的一种，是脏腑蕴热，复感外邪，热毒客于咽喉，导致喉部红肿，甚至影响呼吸。咽部溃烂，分散表浅，这是肺胃之热或虚火上炎造成的；如果溃烂成片或凹陷下去，表示肺胃热毒壅盛比较严重。如果咽部溃疡日久，周围淡红或者苍白，这种属于虚证。如果咽部溃烂处的表面覆盖一层黄白色或灰白色的假膜（称为“伪膜”），这表明肺胃热盛。如果这层膜坚硬，拭之不去，剥开则出血，而且很快又会起一层膜，这种叫“白喉”，是属于肺胃热毒伤阴而形成的。

9. 其他

包括落枕、扁平胸、桶状胸、鸡胸（又称“漏斗胸”）、乳痈、腹部膨隆或凹陷、腹部青筋暴露、驼背或龟背、脊柱侧弯、角弓反张，以及四肢筋骨关节肌肉等部位异常，和二阴部位的阴肿、阴缩、阴疮、湿疹、肛痈、痔疮、脱肛、肛瘘、肛裂等疾病或症状，通常采用望诊、问诊与触诊相结合的方式进行诊断。

10. 皮肤

皮肤是身体最表面的部分，直接跟外界接触。肺主皮毛，肺与大肠相表里，所以皮肤跟肺和大肠相关。

如果皮肤突然鲜红成片，色如涂丹，属于“丹毒”。皮肤、面目和爪甲发黄，明显超出正常人的黄，一般是“黄疸”。皮肤黄中显黑，黑而晦暗，称为“黑疸”。四肢、面部等处出现白斑，大小不等，界限清楚，病程缓慢，叫“白驳风”，现代医学叫做“白癜风”，多因风湿侵袭，气血失和，血不荣于肤所致。皮肤干枯无华，甚至皲裂、脱屑，多因阴津耗伤，营血亏虚，肌肤失养，或有外邪侵袭，气血滞涩所致。肌肤甲错是指皮肤干燥粗糙，状若鱼鳞，多因血瘀日久，肌肤失养，导致局部的微循环不好。皮肤硬化是指皮肤粗厚硬肿，失去弹性，活动度低，现代医学叫“硬皮病”，有多种原因，如外邪、阳虚、血虚等。

斑疹是斑和疹的合称。斑是指皮肤出现深红色或青紫色片状斑块，平铺于皮下，抚之不碍手，压之不褪色，或因外感湿热邪毒，热毒窜络，内迫营血；或因脾虚血失统摄，阳衰寒凝气血；或因外伤等，使血不循经，外溢肌肤所致。疹，包括麻疹、风疹、瘾疹等。麻疹是古代儿童常见的传染病，现代常见的荨麻疹是瘾疹的一种，多因血虚生风或风邪夹寒湿热等邪气而起。湿疹一般是因湿热蕴结，复感风邪，郁于肌肤而发。癣一般是真菌感染引起，从中医来讲属于虫类，因此单用内服药的效果不是很好，而要配合使用外用药如雄黄、硫磺之类才可以根除。疮疡包括痈、疽、疔、疖等类型。痈一般红肿高大，盘根紧束，灼热疼痛，容易成脓，多因湿热火毒蕴结，气血郁滞。疽一般漫肿无头，皮色不变或晦暗，属于气血亏虚、阴寒凝滞。疔和疖属于热毒，一般是外感风热或内生火毒，毒邪蕴结，或外感热毒，湿热蕴结。一般化脓的、变成黄色的，或是长起来是红色的，基本属于阳证热证，而白色的、晦暗的一般属于阴证寒证。

从上面的内容可以看出，望诊的内容非常多，很多问题需要配合问诊、闻诊或触诊同步进行。通过望诊、闻诊、触诊等诊法收集的信息，经过提取、分析、提炼、综合后，需要进一步与舌诊和脉诊的结论互相印证统一，这就是“四诊合参”。不能仅依赖于某一种诊法收集的片面信息，就武断地下结论。

第六节 闻诊

一、听声音

如果一个人发声自然，声调和谐、柔和、圆润，语言流畅，应答自如，言与意相符，一般这种人的气血充足，发声的器官和脏腑功能正常，这是属于正常的声音。年龄、性别、先天禀赋体质和情志变化，都会对声音产生影响。

正常来说，如果语声高亢、洪亮有力、声音连续，一般属于阳证、实证、热证；相反，如果语声低微、细弱、懒言、声音断续，一般属于阴证、虚证、寒证。声音嘶哑的叫“音哑”,发不出声音的叫“失音”。一般新病不久属实证，久病则属虚证。鼻鼾也叫“打呼噜”，是在睡着或昏迷时鼻腔发出的声音。一般有四种可能：一是慢性鼻病，二是睡姿不当，三是身体疲劳，四是高热神昏或中风之后鼾声不绝。呻吟是当一个人在病痛难忍时发出的痛苦的声音。如果呻吟声高亢有力，一般属于实证或疼痛非常剧烈；如果呻吟声低微无力，一般是久病虚证。惊呼是指突然发出的惊叫声，一般是在剧痛、惊恐或癫痫病发作的时候出现。对于小孩子来说，可能是惊风、惊恐或剧痛，也可能是脾胃虚寒，或心脾有热，或有虫积等。太息就是叹气的意思，是一个人在情志抑郁、胸闷不畅的时候发出来的长吁短叹的声音，一般是由于长期情志不顺，或突然遭受较大的精神刺激而导致的。喷嚏是属于肺气上逆于鼻而发出的声响。一般的喷嚏没有特别的意义，特殊的情况，如部分鼻炎患者经常打喷嚏。打呵欠一般是张开口深深地舒一口气，有一点轻微的伴随声音，没有固定的时间或规律。如果连续打呵欠，也叫“数欠”，是属于阴盛阳衰体虚的情况。人在休息不够或很疲劳的状态下，自然而然会打呵欠，一般习惯上认为打呵欠是想要睡觉的一种表现，尤其是小孩子。

谵语是说一个人神志不清，语无伦次，声高有力，属于热扰心神之实热证，一般是胃热引起的。郑声指神识不清，语言重复，时断时续，语声低弱模糊，属于虚证，是心气大伤，心神散乱所致。夺气是指言语轻迟低微，欲言不能复言，属于中气大虚所致。独语是病人自言自语，喃喃不休，见人语止，说话不连续，一般属于心气不足，神失所养，或气郁痰结，蒙蔽心窍所致，常见于抑郁症或癫痫病人。错语是病人语言错乱，自己说了什么自己也不知道，或无法控制。虚证是久病体虚或年老体衰，心脾两虚，心神失养；实证是体内有痰湿或瘀血，气滞阻遏心窍，总之与心神有关。狂言是精神错乱，语无伦次，狂躁妄言，一般属于实热证，常见于狂病、伤寒蓄血症等，多数是由于体内的瘀血阻滞心脉而引起。语謇是指患者神志清楚，思维正常，但语言不流利，或吐字不清，多数因习惯而成，也称为“口吃”，没有临床诊断意义。如果是病中语言謇涩，每与舌强并见者，多因风痰阻络所致，为中风之先兆或中风后遗症。呓语就是说梦话，一般是心火或胆腑有热，或因胃气不降所导致。这个问题跟多梦基本相似。

正常人呼吸均匀通畅，不徐不疾，在运动之后或情绪激动时呼吸加快，在睡眠的时候呼吸会变缓、变深，这些是正常现象。如果一个人感受了邪气，呼吸急促，一般属于热证、实证；如果因为内伤，正气不足，呼吸轻微，频率较慢，一般属于虚证、寒证。喘是气息急迫、呼吸困难，气息通过的速度比较快。哮是呼吸急促，喉间有啸鸣的声音，好像喉咙里面咕噜咕噜的响声。哮和喘经常会同时出现，所以叫做“哮喘”。少气是指呼吸微弱，言语无力，属于虚证。短气是指呼吸急而短促，呼吸频率较快。

咳嗽一般是肺失宣降引起的肺气上逆。一般有声无痰称为咳，有痰无声称为嗽，有痰有声称为咳嗽，但实际生活中并不需要详细区分，合称为咳嗽。如果是干咳，无痰或少痰，一般属于燥邪犯肺，也叫燥咳，一般在秋季比较常见。如果咳声细微，气短而喘，则是肺气不足、肺失宣降引起的。如果咳嗽阵发，一阵一阵地咳，咳时剧烈且连续，叫做“顿咳”。如果咳一阵又停一阵，病程较久，缠绵难愈，这种叫“百日咳”。还有一种特殊的情况，咳声像狗叫的声音，同时伴随着声音嘶哑，呼吸困难，这是“白喉”特有的症状，属于火毒攻喉，肺肾阴虚所致。

二、闻气味

一般情况下，如果气味酸腐、臭秽，属于实证、热证；如果气味比较淡或有轻微的腥臭、酸臭味，则可能属于虚证、寒证。

口气也称“口臭”，可能是因为口腔不洁净，或牙齿有龋齿，或消化不良有积食，或胃热便秘。如果口里有酸臭味一般是肠胃食滞，如果又臭又秽则属于胃热，腐臭味则表示可能胃有溃疡。还有一种特殊的牙龈腐烂，秽臭难闻。

如果汗有腥膻味，属于风、湿、热邪久蕴于皮肤。如果是腥臭味，可能是暑热火毒炽盛，也可能是瘟疫。还有一种特殊的狐臭，在腋下的部位，随汗散发出一种臊臭味，一般属于湿热内蕴，也可能是一种天生的体质。

如果咳吐浊痰，带有脓血，有腥臭味，属于肺痈。如果咳痰黄稠，味腥，是肺热壅盛。如果咳痰清稀，味咸，一般没有特殊的异味，是属于寒证。

如果大便酸臭难闻，一般属于热证，是肠道有郁热。大便溏泻而腥臭，一般属于脾胃虚寒，可能出现完谷不化的、酸味或腥味的、块状的食物残渣。腹泻，臭如败卵，矢气酸臭，是有积食。

小便黄赤、混浊、臊臭，一般是膀胱湿热，时间久了容易出现结石。尿甜，有苹果气味，这是糖尿病的特殊气味。

如果月经臭秽的气味比较明显，一般属于热证；如果有腥酸的气味，一般属于寒证。带下也一样，如果白带黄稠、臭秽，一般属于湿热；如果白带稀白、腥臭、酸臭则属于寒湿。

如果呕吐物清稀无臭味，属于胃寒。如果呕吐物酸臭秽浊，属于胃热。呕吐物中有未被消化的食物，味酸腐，属于有积食。如果吐脓血，有腥臭味，可能是胃有溃疡。

第七节 触诊（也称切诊或按诊）

触诊，是指用手直接触摸或按压病人的某些部位，以了解局部的冷热、润燥、软硬、压痛或肿块，以及关节肌肉的结构形态等。患者体温或局部冷热，皮肤或斑疹疮痈状态，某些结块、瘀血、痰聚物如瘰疬、瘿瘤、脂肪瘤等的形态，以及颈椎、胸椎、腰椎、腕关节、指关节、膝关节、踝关节等部位，在望诊、问诊的同时,大多应当辅以触诊。有些问题很可能是其他诊断方法诊不出来的，只有用手去触摸感知，才能准确判断出问题所在。所以，在四诊里面，触诊有时候具有不可替代的作用。

古代有些很厉害的大医，只要看一眼患者就知道问题在哪，“望而知之谓之神”。但是对于我们这些普通人来说，尤其是对于初学者来说，一定要四诊合参，在不断实践的过程中慢慢积累经验。不同的问题要灵活地将不同的诊断方法综合运用，以期保证收集的信息全面且准确，才能在下一步辨证时不至于“差之毫厘，失之千里”。所以，一个真正的中医，需要熟练而灵活地掌握各种诊断方法。

第七章

辨证辨病

辨证论治是中医学的特点和精华，也是学习中医过程中最大的重点和难点。诊断收集到的信息，需要经过辨证才能变成治疗的有效依据。在第四章讲“体质”的时候我们说过，所有的诊断和辨证都必须建立在体质辨证的基础之上。这是一个前提。但是光辨体质是不够的，还要进一步辨证和辨病。

辨证是指将四诊收集的信息，结合体质、环境等因素，分析疾病的阶段性病理本质，归纳为某一证候或证型，为立法处方提供证型和思路。辨病是明确疾病的整体属性与全过程规律，确定具体病名（一般是中医习惯使用的病名或国家标准病名，有时候也包含少数西医病名）。辨证关注疾病当下的个体化状态，辨病把握疾病全程规律。辨证是分析疾病某一阶段的病理本质（证候），侧重于个体差异、动态变化（如同病异证），强调灵活调整治则（如同病异治）。辨病是确定疾病的全程规律与名称（病名），侧重于疾病的共性特征（如病因、病程），强调针对性、规范化、群体性治疗（例如凡是肿瘤，都需要清热解毒、软坚散结，这是通用之法；比如新冠病毒引起的肺炎，都可以使用银翘散为基础方）。

因此，我们应当坚持辨证与辨病相结合。在临床实践中一般“辨病为先，辨证为主”，先明确疾病（如“消渴”），再分阶段辨证（如“阴虚血热证”或“气阴两虚证”），既重视整体规律，又灵活应对动态变化，体现“病证同治”的诊疗特色。当然，有些简单的或者比较单纯的疾病，只需要辨病即可对症下药，我一般将这种诊治方法称为“通方通治”。

辨证的本质是什么？就是把通过“四诊”收集到的数据和信息，进行整理、分类、取舍、分析、提炼、总结，并转换成一个高度抽象的证型描述。

比如，患者主诉感冒，四诊收集到的信息有：咳嗽、发热、头痛、怕风、流清涕、咽喉痒，舌淡、苔白、脉浮等症状和信息。但是这些信息并不是治病开方的直接依据，需要进行辨证。通过对这些信息的分类、提炼并转换成证型名，结论是：这是一个太阳病表寒证，具体为风寒袭表、肺失宣降；针对“表寒证”确立治则治法：解表散寒、宣肺止咳；根据这一治法，可以选择一个基础方：桂枝汤；根据患者的体质和当下症状，可以考虑在桂枝汤的基础上，加入苦杏仁、桔梗等，那么一个完整的治疗方案（中药方剂）就出来了。这就是一个“辨证论治”的基本过程。如果这个患者症状相对简单，病名比较单一，辨病的结论是“风寒感冒”，那么我们也可以直接使用中成药“风寒感冒颗粒”或“通宣理肺丸”，省去前面的“辨证论治”过程，而直接采用“辨病论治”。在使用外治法的时候，同样需要辨病或辨证。对于这个患者，在判断为“表寒证”或“风寒感冒”之后，可以采用刮痧、艾灸、毫针针刺、刺血等方法，同样可以快速解决问题。

大家有没有发现，在这一过程中，无论是基础方“桂枝汤”加减，还是中成药（通方通治）“风寒感冒颗粒”或“通宣理肺丸”，或者外治法的针灸等，都没有直接去治疗患者的具体症状，没有专门用药去“退热”“止头痛”“御风防风”“止清涕”“止咽痒”，而是治“表寒证”这个证型，治“风寒袭表”“肺失宣降”的辨证结论。这就是中医思维，这个案例就是中医思维“辨证论治”在临床应用的典型。

李太云认为，①辨体质是基础，是大前提，我们接触患者之后的第一判断，这个判断会影响诊断、辨病、辨证、立法、处方、选方、选药、选穴或手法的每一步。②辨病是分类，用于筛选出可以使用“通方通治”的较为简单的一类，如果疾病比较单一或单纯，可以“辨病论治”；如果不是单一或较单纯的疾病，不能单独使用“辨病论治”，那么就需要进一步“辨证论治”。③对于病因、病机、病理、症状等相对复杂的疾病，没有明确病名或病灶的疾病、疑难杂症、久病、危急重症等，“辨证论治”拥有无可比拟的优势和不可替代的重要性。辨证常用的方法有十余种：八纲辨证、脏腑辨证、气血辨证、六经辨证、六淫辨证、阴阳虚损辨证、津液辨证、卫气营血辨证、三焦辨证、病因辨证、经络辨证等，说明辨证可能比诊断更复杂、更难学，也更重要。这十余种辨证方法中，有基于物质和能量层面的八纲辨证、脏腑辨证、气血辨证、阴阳虚损辨证、经络辨证、六经辨证等，也有基于能量和信息层面的情志辨证、病因辨证、四柱或八字辨证、手相面相辨证、阳宅阴宅风水辨证等。因此，辨病和辨证是一个非常庞杂的理论体系，要做到熟练掌握、灵活运用，需要坚实的理论基础、反复地训练、不断地总结，才有可能实现。

本篇主要讲解三种常用辨证方法：八纲辨证、脏腑辨证和病因辨证。这三种辨证方法里面实际已经包含了气血辨证、津液辨证、阴阳虚损辨证、六淫辨证等；六经辨证在讲《伤寒论》的时候专门讲解；卫气营血辨证、三焦辨证是温热病的专用辨证方法，在讲“温病和瘟疫”时专门讲解；经络辨证在讲“经络与针灸”时专门讲解。

我们在实际临床辨证过程中，并没有要求具体使用哪一种方法进行辨证，而是随机应变、灵活运用。有一些疾病只要用“辨病”即可，有一些疾病可能只要用到“八纲辨证”即可，有一些疾病可能只要用到“脏腑辨证”即可，还有一些疾病可能只要用到“病因辨证”即可，当然大部分时候是需要几种辨证方法结合起来辨证，才能得出相对完善而正确的辨证结论，为下一步的立法处方提供简洁且准确的依据。

第一节　八纲辨证

张景岳提出了“二纲六变”。《景岳全书》曰：“六变者，表里寒热虚实也，是即医中之关键，明此六者，万病皆指诸掌矣。”我认同张景岳的观点，“八纲辨证”应当以“阴阳”为纲，以“六变”为重点进行辨证。

教材上关于“八纲辨证”的定义是：通过诊法所获得的各种病情资料，运用八纲进行分析综合，从而辨别病位的深浅、病性的寒热、邪正斗争的盛衰和病证类别阴阳，作为辨证纲领的方法，称之为八纲辨证。这个定义指出了八纲的侧重点：表里是判断疾病的部位，寒热是辨别疾病的性质，虚实是用来分析邪正盛衰的状态，阴阳是用来归纳病证的整体类别。

一、表里辨证

表里是辨别病位的内外深浅和病势进退的一对纲领。一般情况下表和里有具体对应的部位，比如：身躯属表而脏腑属里，腑属表脏属里；经络是表而脏腑是里；皮肤在表而筋骨在里；三阳经在表而三阴经在里。表里实际上是一个相对的概念，不是绝对的。

1. 表证

表证是指外邪犯表，病变在身体的浅表层所反映的证候，一般是指外感病的初期阶段。临床表现为恶寒、发热、舌苔薄、脉浮，以及头痛、身痛、关节酸痛、鼻塞、流涕、打喷嚏、微有咳喘等症状，表证一般是由于外感六邪，六邪从皮毛、口鼻侵入人体浅表部位所引起的。

根据八纲辨证的证型名称组合规则，表证可分为四种：表虚证、表寒证、表实证和表热证；根据病邪种类、入侵方式及所呈现症状的特点，可以分为：风寒束表证、风热犯表证、风湿遏表证、燥邪犯表证、温燥犯表证、凉燥犯表证、暑湿袭表证、风袭表疏证等证型。这些用来表示证型的词，是经过辨证之后高度抽象的用来描述疾病的专用名词，每一个证型对应一种或一系列治则治法。

2. 里证

里证跟表证相对应的，是指病变部位在身体内部，包括脏腑或气血受病，反映出来的一系列证候，称为里证。里证是一个比较广泛的概念，里证的范围比表证明显要更复杂、更丰富，学习起来也更难理解和掌握。

形成里证的原因大概有三种：第一种是表证不解，病邪传里。表证没有及时诊治，或用药过轻，或错误用药，导致病邪入里。第二种是外邪直接侵犯脏腑，称为“直中”脏腑。比如吃坏了东西，出现急性胃肠炎，上吐下泻，这是里证。第三种是属于七情内伤、饮食劳倦，以及各种其他因素引起脏腑、气血、精神、骨髓之类的疾病，这些病从一开始就是里证，没有表证之说。比如精神情志方面的疾病，跟表证基本没有关系。根据八纲辨证的命名规则，里证可分为四种：里寒证、里热证、里虚证和里实证。

3. 半表半里证

半表半里证，简单来说，主要是指《伤寒论》中的少阳病。病变的部位并不完全在表，也没有完全入里，处于从表入里、半表半里的状态。症状包括寒热往来、胸胁苦满、神情默默、不欲饮食、心烦、喜呕、口苦、咽干、目眩、脉弦。它们是小柴胡汤证的主要证候。

4. 表证与里证的鉴别

表证的特点是起病较急、病程较短、病位较浅；里证的特点是起病较缓、病程较长、病位较深。很多时候，表证舌象可能没有明显异常，但是里证大部分都会有较显著的变化，比如里寒或里热，舌苔会变白或变黄。脉象方面，一般浮脉是属于表证，而沉脉是属于里证。

二、寒热辨证

寒热是指疾病的性质，是阴阳偏盛偏衰的具体表现。很多学员问我，感冒到底要怎么看？我说，感冒如果实在不会看（辨证），你就给它分出寒热来就可以了。寒热总会分的吧？分出了寒热，感冒就算是看好了一大半。这是没有办法的办法。

但是需要注意，我们讲的寒证和热证，是一系列的症状经过分析之后得出来的，而不是指患者体温的直接表现。比如感冒发热，体温升高，但它不一定是热证，发热属于一种症状，不是证型，所以不能用体温的高低来判断是寒证还是热证。

1. 寒证

寒证就是感受寒邪，或阳虚阴盛，导致机体功能活动衰退所表现出具有“冷”“凉”等特点的证候。各类寒证的表现并不一致，一般有：恶寒喜暖，手足冰凉，口淡不渴，或喜热饮，面色一般偏向于苍白，倦卧喜净，冷痛喜温，痰、涕、涎液清稀，小便清长、大便稀溏等症状。寒证一般舌苔偏白，舌质偏浅淡，长期寒证还可能出现青紫色。脉紧或脉迟。

寒证，兼有痰湿、瘀血、结节、肿瘤的，称为实寒证。体弱，久病内伤，阳气耗损，阴寒偏盛，符合虚证特点的寒证，称为虚寒证。

寒邪侵袭肌肤，符合表证的特点，叫做表寒证。寒邪客于脏腑，或阳气亏虚。脏腑寒证为主的，称为里寒证。

2. 热证

热是相对于寒来说的。热证是感受热邪，或阴虚阳亢，导致机体的功能活动亢进所表现的具有“温”“热”特点的一系列证候。热证常见症状有：发热或高热，手足温，口渴，面赤或颧红，烦躁不宁，小便短赤，大便燥结，舌红少津，脉数。

热证一般因为外感火热之邪，或表证入里郁而发热，或七情太过，五志化火，或过食辛燥食物，或因房事不节、劳倦内伤，热伤阴津，导致阴虚阳亢而表现为热的证候。所以热证形成的原因相对来说可能更多一些。阴液亏少或火热伤津，会出现口渴，舌干少津，小便短少，大便干燥；火性炎上，会出现面赤颧红，舌质偏红；虚阳偏亢，或火热内扰，导致心神不宁，会出现烦躁；火热迫血妄行，会出现数脉。

热证的分类：火热阳邪侵袭，或过食辛辣温热之品，或体内阳热之气亢盛，病势较重，符合热证和实证的特点，称为实热证。体弱多病，内伤久病，阴液亏少，阳热偏旺，符合热证和虚证特点，称为虚热证。风热之邪侵袭肌肤，符合表证特点，发热重恶寒轻，称为表热证。阳热盛于脏腑，脏腑偏热或阴液亏虚而火热偏旺者，称为里热证。

3. 寒证与热证的鉴别

一般口渴的属热证；不渴属寒证。一般寒证喜欢热性饮食物，热证喜欢凉性饮食物。面色赤红是偏热；面色较白，四肢冰凉，可能是寒证。小便清长，大便稀薄，是寒证；小便短促，大便燥结，是有热证。舌淡苔白是寒；舌红苔黄为热。脉迟或紧是属寒，脉数属热。

三、虚实辨证

实是指邪气太盛，虚是指正气不足。虚证反映了人体正气虚弱而邪气也不太盛的情况，而实证反映的是邪气太盛而正气尚未虚衰的情况，虚实相争就是邪正相争的一个过程。邪正交争是疾病过程中的根本矛盾，分辨疾病过程中邪正的虚实关系是辨证的根本要求。《素问·调经论》曰："百病之生，皆有虚实。"虚证一般多见于慢性疾病或病变后期，病程较长；实证多见于疾病的初中期，病程较短。

1. 虚证

虚证是指人体正气虚弱，是以"不足、松弛、衰退"等为特点的各种临床表现的病理概括。正气虚，包括人体阴阳、气血、津液、精髓等功能物质、能量的亏虚，以及脏腑各种不同的虚损。一般用不足、亏虚、虚弱、虚衰、亡脱来描述虚损的程度，这是一种比较模糊的定量描述。

阳气不足，可能出现面色无华，精神不振，身倦无力，气短，自汗，形寒肢冷，大便滑泄，小便清长，舌淡苔白，脉弱无力。阴血不足，可能出现面色萎黄，手足心热，心烦，心悸，盗汗，舌嫩无苔，脉细。虚证一般是长期问题的集中反应，而不是突然出现的，比如说昨天还好好的，今天突然就气虚血虚阴虚了，正常情况下不大可能。

2. 实证

实证是指人体感受外邪或体内病理产物而产生的，以"有余、亢盛、停聚"为特点的各种临床表现的病理概括。由于感邪的性质差异，致病的病理产物不同，实证的范围比较广泛，临床表现多种多样：身热面赤烦躁，神昏谵语，呼吸粗喘，胸闷不实，痰涎壅盛，脘腹胀痛，大便秘结，小便不利，体内痰饮、寒凝、水泛、血瘀、积聚、癥瘕等，舌苔较厚，脉来有力。本书第五章第三节"圆运动的病因病机"篇，专门论述了"痰瘀浊毒"。"痰瘀浊毒"基本属于实证。

四、阴阳辨证

阴阳是一个总纲。《类经·阴阳类》曰："人之疾病……必有所本，或本于阴，或本于阳，病变虽多，其本则一。"《景岳全书》曰："凡诊病施治，必须先审阴阳，乃医道之纲领，阴阳无谬，治焉有差？医道虽繁，而可以一言而蔽之，曰阴阳而已。"但是辨证里的阴阳，跟《中医基础理论》讲的阴阳，是有所区别的。作为哲学理论的阴阳，本质是认识事物的一种方法或描述事物一体两面的特性或规律，而辨证理论中的阴阳，本质是一种分类。

1. 阴证

阴证是指所有具有抑制、沉浸、衰退、晦暗、不足、不及等表现的里证、虚证、寒证，以及趋势向内、向下的，或不易被发现的，或阴邪致病的，病情变化比较慢的病变。这个定义包括了疾病的趋势、致病的原因、病情的变化三个方面。阴证包含了里证、寒证、虚证，是一个总纲。它们的共同特征是：面色苍白或黯淡，精神萎靡不振，身重体倦，畏寒肢冷，语声较低，纳差，口淡不渴，小便清长或短少，大便溏泄或秘结，舌淡，脉沉迟微弱或细。

2. 阳证

阳证是指以兴奋、躁动、亢进、明亮为表现的表证、热证、实证，以及症状表现倾向于向外、向上的，或容易被发现的，或阳邪致病的，或病情变化较快的病变。表现为面色赤，恶寒发热，肌肤灼热，烦躁不安，呼吸气粗，喘促痰鸣，口干渴饮，小便短赤涩痛，大便秘结，舌红绛，苔黄或黑，生芒刺，脉浮数洪大滑实。

五、八纲证之间的关系

八纲证候之间的关系非常复杂，而且很重要。这么复杂的东西要怎么才能把它给描述清楚？我们从三个方面来理解。

1. 证候相兼

证候相兼是指在疾病的某一阶段，在病位的表里、病性的寒热、邪正的盛衰虚实三个方面相互联系所形成的综合性的证候。表、里、寒、热、虚、实本来是从不同的角度来分析、归类、判断、描述疾病某一方面的本质，所以它们之间是不能互相代替的。用表里、寒热、虚实、阴阳四组证型，从四个不同的角度、不同的层面比较完整地描述疾病。根据八纲辨证的组合规则，通过不同的排列组合，常见的相兼证有：表寒证、表热证、表虚证、表实证、里寒证、里热证、里虚证、里实证、实寒证、实热证、表虚里热证、表实里热证、表寒里实证、表热里实证、表寒里虚证、表热里虚证等。

2. 证候错杂

证候错杂是指疾病在某一个阶段，八纲相互对立的两纲病证同时出现，比如表证和里证同时出现，寒证和热证同时出现，虚证和实证同时出现，就叫做错杂。所以错杂是表示同一组里面两个相互对立的证型，在同一个阶段同时出现在一个人身上。包括表里同病（如表里俱虚，表里俱实，表里俱寒，表里俱热等）、寒热错杂（如寒热往来，表寒里热，表热里寒，上热下寒，上寒下热等）、虚实夹杂（如虚证夹实，实证夹虚等）。

3. 证候真假

某些疾病在病情危重阶段，可能会出现一些与疾病本质相反的假象，必须认真辨别，去伪存真，才能准确抓住疾病的本质，作出准确的判断。这种情况一般是在一些比较极端或严重的情况下出现。主要有：真寒假热，真热假寒，真虚假实，真实假虚。

4. 证候转化

病情在发展过程中，某些对立的证候在一定的情况下可能会互相转换。比如说表证转化成里证，或里证转化为表证，称为表证入里，或里邪出表；寒热也会转换，寒证化热或热证转寒；虚实也会转化，实证转虚，虚证化实。

证候相兼、证候错杂是比较常见的，真假的比较不常见，而证候转化实际上指的是疾病发展的动态过程，提示我们要随时注意观察疾病的变化，不能刻舟求剑。

第二节 病因辨证

第五章第一节我们讲过“病因”，了解了疾病产生的原因、因素或诱因。现在我们要用病因相关理论来分析、归纳疾病，这就是病因辨证。病因分为外因、内因和不内外因，因此，“病因辨证”也称为“三因辨证”。

一、六邪辨证

1. 风证

【临床症状】发热恶风，头痛，汗出，咳嗽，鼻塞流涕，苔薄白，脉浮缓，或肢体麻木，强直，痉挛，四肢抽搐，角弓反张，或皮肤瘙痒。

【辨证要点】新起恶风、微热、汗出、脉浮缓，或突起风团、瘙痒、麻木、肢体关节游走痛等为主要表现。

2. 寒证

【临床症状】恶寒发热，无汗，头痛，身痛，咳喘，鼻塞，脉浮紧，苔薄白，或四肢厥冷，手足拘急，脉微欲绝，或新起畏寒，腹痛，肠鸣，呕，泻，或咳嗽，哮喘，咳白痰等。

【辨证要点】新病初起，病势较剧，有感寒的经历，以寒冷症状为主要表现。

3. 暑证

【临床症状】伤暑，身热，汗多，渴饮，溲赤，疲乏无力，舌红，脉虚数。中暑，发热，卒然昏倒，汗出不止，口渴，气急，严重的昏迷惊厥，舌绛干燥，脉濡数。

【辨证要点】夏天有感受暑热的经历，发热、口渴、汗出、疲乏、尿黄等。

4. 湿证

【临床症状】伤湿，恶寒发热，头胀痛，口不渴，肢体困重，疲乏无力，胸闷，纳呆，脘痞，恶心，苔腻，脉濡缓。冒湿，头重如裹，遍体不舒，周身倦怠。湿痹，肢体关节酸痛重著，屈伸不利。

【辨证要点】起病较慢，以困重、酸楚、痞闷、腻浊为主要表现。

5. 燥证

【临床症状】凉燥，头微痛，恶寒，无汗，咳嗽，咽痒，鼻塞，舌白而干，脉浮紧。温燥，身热有汗，口渴咽干，咳逆胸痛，甚者痰中带血，上气鼻干，舌干苔黄，脉浮数。

【辨证要点】在秋冬气候干燥时，以干燥失润为主要特点。

6. 火证（热证）

【临床症状】面红目赤、壮热、大汗、口渴饮冷、烦躁、便秘，溲黄、苔黄干，脉洪数；或渴不多饮，心烦不眠，舌红绛，脉数。或斑疹、吐衄；或神昏谵语、抽搐；或疮疡痈疽、局部红肿热痛等。

【辨证要点】新病初起，病势较剧，以发热、汗出、口渴、便秘、尿黄、舌红或绛、脉数为主要辨证依据。

二、疫疠辨证

疫疠，分为瘟疫、疫疹和瘟黄，现在主要是以瘟疫为主。个人认为称它为“病毒”或“传染病”也没问题，能方便大家理解就行。医学是为了让人理解和接受，最终目的是能治好疾病。因此，李太云认为，瘟疫的辨证，应当以吴鞠通的三焦辨证为主，参考叶天士的卫气营血辨证，同时也要考虑传统的脏腑和八纲，最重要的一点是，需要借助或参考现代西医病毒理论，这是一个比较完备妥善的办法。

三、七情

七情就是喜、怒、忧、思、悲、恐、惊。七情太过，皆能致病，证候多见于内伤杂病，故称“七情内伤”。第六章第二节“问诊”篇关于“情志”部分讲到的焦虑、抑郁、愤怒等负面情绪，是现在情志病高发、疑难杂病多样化且难以疗愈的重要原因。本人认为，对于情志病、疑难杂病、久治不愈的疾病，必须考虑情志因素，需要将古代情志理论与现代心理学结合，同时还需要医者洞明世事、了解人情，全面考虑，才能更好地解决问题。

四、饮食劳伤

饮食劳伤，包括嗜食肥甘、饮食不节、运化失常、饮食伤胃肠，或食物中毒，或过劳损伤元气，或过于安逸导致气血运行不畅，或因房事损伤精气等。

胃痛，胸膈痞满，嗳腐吞酸、纳差，怕闻到食物的臭味，一般是饮食伤胃；腹痛、腹泻，一般是饮食伤肠；突然出现上吐下泻，腹痛如绞，可能是食物中毒。过劳，可能倦怠乏力，嗜卧懒言，饮食减退；过逸，可能体胖，动辄咳喘，心悸短气，肢软无力，甚至行动不便等。

房事过度，伤阴会导致阴虚阳亢，骨蒸潮热，心悸盗汗，咳嗽咯血；伤阳会导致身体失于温养，手足清冷，腰膝酸软，阳痿早泄，梦遗滑精。

五、外伤

外伤是指受到来自外界的创伤。包括：①物理性伤害：器物运动造成的挤压、划伤、刺伤、震伤、晃伤等，以及一切声、光、电等物理性伤害。②动物侵害会损伤身体，如蚊虫叮咬伤、蛇咬伤、猫狗咬伤或抓伤、马牛咬伤或踢伤、冲撞伤等。③其他原因造成的意外伤害，如摔伤、劳动或运动损伤、跌仆殴打损伤等。

病因辨证的目的就是找到疾病的直接原因、间接原因、主要原因、核心原因、根本原因、深层原因以及相关因素，弄清“因果”和“来龙去脉”，才能真正做到审因证治、对症下药。在这一过程中，可能需要一边辨证一边反复诊断，尤其是运用“问诊”这一诊法，不断寻找各种证据和关联。

第三节 脏腑辨证

脏腑辨证的内容跟第二章“脏腑”内容有较强相关性，根据以五脏为核心的五大系统的生理功能及病理特点，将四诊收集的信息进行分类、归纳、分析、提炼，并转换为标准证型名，习惯上将这一过程称为“落脏”。

一、心系病证

气血运行障碍引起的胸闷、胸痛，血液妄行引起的吐血、衄血、尿血、瘀斑等，血不养心引起的心悸、怔忡，血虚不能养神引起的失眠、多梦、健忘，热扰心神引起的心烦、谵语、昏迷等，均属于心主血脉，心主神明的病证。心开窍于舌，舌头、舌体的病变也属于心。如：舌痛、舌僵、口舌生疮、味觉减退或丧失、语言表达不利等。

心气虚、心阳虚、心血虚、心阴虚等属于虚证，心脏本体能量不足。心火亢盛、心脉痹阻、痰火扰神、痰蒙心窍、瘀阻脑络等属于实证，是痰瘀浊毒阻塞相关通道引起的。

1. 心气虚证

心气虚证是指心气不足，鼓动无力所表现出来的证候。

【临床症状】心悸，胸闷，气短，精神疲倦，活动后加重，面色淡白，自汗，舌质淡，脉虚，可能有结脉或代脉。

【辨证要点】以心悸、胸闷和气虚同时出现为依据。

2. 心阳虚证

心阳虚证指的是心阳虚衰、鼓动无力、虚寒内生表现出来的证候。

【临床症状】心悸怔忡，心胸憋闷或痛，气短，自汗，形寒肢冷，面色㿠白，面唇青紫，白滑舌苔，舌淡胖或紫暗，脉弱，可能有结脉或代脉。

【辨证要点】心悸、怔忡、胸闷、胸痛与阳虚证同时出现。

3. 心血虚证

心血虚证是指心血亏虚，不能濡养心及心神所表现出来的证候。

【临床症状】怔忡、心悸、头晕、失眠、多梦、健忘，面色淡白或萎黄，唇色、舌色淡白，脉细弱。

【辨证要点】怔忡、心悸、失眠、多梦与血虚症状同时出现。

4. 心阴虚证

心阴虚证指的是心阴亏虚，虚热内扰所表现的证候。

【临床症状】心烦、心悸、怔忡、失眠、多梦、五心烦热、午后潮热、盗汗，两颧潮红，舌红少津，脉细数。

【辨证要点】心悸、心烦、失眠、多梦与阴虚等症状同时出现。

5. 心火亢盛证

心火亢盛是指心火内炽所表现出来的实热证候。

【临床症状】心烦失眠，面赤口渴身热，狂躁谵语，神识不清，便秘，尿黄，舌尖红绛，可生舌疮，舌苔黄，脉数有力。

【辨证要点】心烦失眠与舌尖红绛等实火证共见。

6. 心脉痹阻证

心脉痹阻证是指由于瘀血、痰浊、阴寒、气滞等因素阻痹心脉，以心悸怔忡、胸闷心痛为主要表现的证候。通俗来讲就是心脏冠状动脉出现瘀血阻塞问题。

【临床症状】心悸怔忡，心胸憋闷作痛，痛引肩背或内臂，时作时止；或痛如针刺，舌暗，或有青紫斑点，脉细涩，或脉结代；或心胸闷痛，体胖痰多，身重困倦，苔白腻，脉沉滑或沉涩；遇寒痛增，得温痛减，形寒肢冷，舌淡苔白，脉沉迟或沉紧，或疼痛而胀，胁胀，喜太息，舌淡红，脉弦。

【辨证要点】以心悸怔忡、心胸憋闷作痛为主要表现。

7. 痰蒙心窍证

痰蒙心窍证是指痰浊内盛，蒙蔽心神，出现神志异常为主要症状的证候，也称痰蒙心神或痰迷心包。

【临床症状】癫狂，精神抑郁，表情淡漠，神志痴呆，喃喃独语，举止失常，苔腻，脉滑；痫，突然昏倒，不省人事，口吐涎沫，喉有痰声，四肢抽搐，两目上视，醒后如常人，苔腻，脉滑；痰厥，面色晦滞，胸闷呕恶，意识模糊，语言不清，喉中痰鸣，甚至昏不知人，苔白腻，脉滑。

【辨证要点】神志错乱、痴呆、昏迷与痰浊症状共见。

8. 痰火扰神证

痰火扰神是指火热痰浊侵扰心神，出现神志异常的证候。

【临床症状】发热烦躁，面赤口渴，气粗，便秘尿黄，咳吐黄痰，喉间痰鸣，胸闷，心烦不寐，甚则狂妄，打人毁物，胡言乱语，哭笑无常，神昏谵语，舌质红，苔黄腻，脉滑数。

【辨证要点】神志异常，有痰火内盛，两个要点同时出现。

9. 瘀阻脑络证

瘀阻脑络证是瘀血犯头，阻滞脑络出现头痛、头晕，经久不愈的证候。

【临床症状】瘀血阻滞脑络，不通则痛，头痛持续如针刺感，固定不移，脑络不通，气血不得正常流布，脑失所养，经久不愈，瘀血不去，新血不生，则心神失养、健忘、失眠、心悸、头部外伤后昏不知人，面色晦暗，舌质紫暗或有紫斑，脉细涩。

【辨证要点】头痛、头晕与血瘀症状共见。

二、肺系病证

肺主气，司呼吸，主宣发肃降，通调水道。肺系和肺失宣降引起呼吸系统的问题如：咳嗽、喘促、咳痰、胸痛、喉痛、声音变异、或鼻塞流涕等呼吸系统问题；肺主行水功能失常，则出现水肿、痰饮等问题；肺开窍于鼻，在体合皮，其华在毛，肺与大肠相表里，鼻、皮毛、大肠等问题与肺都有关。

1. 肺气虚证

肺气虚是指肺的功能减弱，导致主气、卫气功能失职所表现出来的虚弱证候。

【临床症状】咳喘无力，少气短息，动则益甚，语声低怯，自汗，怕风，易感冒，神疲体倦，面色淡白，舌淡苔白，脉弱。

【辨证要点】咳喘无力，咳痰清稀与气虚状态同时出现。

2. 肺阴虚证

肺阴虚证是由于肺阴不足，肺失滋润，清肃失司，导致虚热内扰。

【临床症状】干咳少痰，或痰少而黏，不易咯出，口燥咽干，形体消瘦、五心烦热、午后潮热，盗汗，颧红，或痰中带血，声音嘶哑，舌红少津，脉细数。

【辨证要点】干咳无痰、痰少而黏与阴虚症状同时出现。

3. 风寒犯肺证

风寒犯肺证指的是风寒之邪侵袭肺表，导致肺卫失宣。

【临床症状】咳嗽，痰涕清稀，恶寒，发热，鼻塞，咽痒，头身痛，无汗，苔薄白，脉浮紧。

【辨证要点】咳嗽、痰涕清稀色白，有感风寒的经历。

4. 风热犯肺证

风热犯肺包括外感风热、风寒感冒、郁而化热转化而成的风热，以及现代医学的病毒性感冒、流行性感冒等。

【临床症状】咳嗽、发热，鼻塞、流浊涕，痰稠色黄，舌尖红，苔薄黄，脉浮数。

【辨证要点】咳嗽、黄浊鼻涕、痰黄稠、薄黄苔。

5. 燥邪犯肺证

燥邪犯肺指的是外界燥邪侵犯肺卫，导致肺系津液耗伤所表现一系列证候，又称燥气伤肺或肺燥证。

【临床症状】干咳少痰，或痰少而黏，难以咳出，甚者胸痛，痰中带血，或口、唇、鼻、咽干燥，或鼻衄、咳血，便干、尿少，发热，微恶风寒，无汗或少汗，舌苔薄而干燥少津，脉浮数或浮紧。

【辨证要点】干咳少津，或痰少而黏难以咳出，舌面干燥少津。

6. 肺热炽盛证

肺热炽盛是指邪热内盛于肺，导致肺失清肃而表现的肺经实热证候。也称肺热证或肺火证。

【临床症状】发热，口渴，咳嗽，气喘，鼻扇气灼，胸痛，咽喉红肿疼痛，小便短赤，大便秘结，舌红苔黄，脉数。

【辨证要点】咳嗽、口渴、气喘、胸痛与里实热等症状共见。

肺热炽盛和风热犯肺的区别：两者均属肺热实证，表现以咳嗽为主伴见发热；前者以咳喘高热，舌红苔黄，兼有里实热证；后者咳嗽痰稠色黄，舌尖红苔薄黄，兼有表热证。

7. 痰热壅肺证

痰热壅肺是指痰热互结，壅滞于肺，肺失宣发肃降，所表现出来的肺经实热证。

【临床症状】咳嗽，咳痰黄稠量多，胸闷，气喘息浊，鼻翼扇动，或喉中痰鸣，烦躁不安，发热口渴，或咳吐脓血、腥臭痰，胸痛，大便秘结，小便短黄，舌红苔黄腻，脉滑数。

【辨证要点】咳嗽痰多、气喘息粗与痰热症状共见。

痰热壅肺与肺热炽盛的区别：均有咳嗽和里实热证；前者有痰且多，苔黄腻；而后者无痰或极少痰，苔黄，它主要是一个热证。

8. 痰湿阻肺证

【临床症状】咳嗽痰多，痰质黏稠，或清稀色白，易咯出，胸闷，或喉中痰鸣，舌质淡，苔白腻或白滑，脉滑或濡缓。

【辨证要点】咳嗽、痰多，一般表现为寒痰等症状。

9. 饮停胸胁证

饮停胸胁证是指水饮停于胸胁导致气机受阻，表现为胸胁饱胀，咳唾隐痛的证候。

【临床症状】胸胁胀闷，疼痛，咳喘痛甚，气息短促，或出现眩晕，身体转侧或呼吸时胸胁部有牵引痛，舌苔白滑，脉沉弦。

【辨证要点】胸胁胀满、疼痛，有水饮痰湿等症状表现。

三、脾胃病辨证

脾与胃相表里，脾胃在圆运动模型图中居于中心位置。脾胃本身物质能量不足的虚证有：脾胃气虚、脾胃阳虚、脾气下陷、脾不统血、胃阴虚、脾胃虚寒、肠道津亏、大肠虚寒等；阻滞脾胃升降通道的实证有：寒湿困脾、湿热蕴脾、寒滞胃脘、食滞胃肠、血瘀胃脘、肠道湿热、肠燥津亏、小肠实热、虫积肠道等。

1. 脾胃气虚证

脾气虚证是指脾气不足，运化失职表现出来的虚弱证候，也称脾失健运证。

【临床症状】腹胀纳少，食后胀甚，大便溏薄，肢体倦怠，神疲乏力，少气懒言，形体消瘦，面色萎黄，或肥胖浮肿，舌淡苔白，脉缓弱。

【辨证要点】食少、腹胀、便溏与气虚等症状同时出现。

2. 脾胃阳虚证

脾阳虚证是指脾（胃）阳虚衰，失于温煦，阴寒内生所表现出来的证候。

【临床症状】腹胀纳少，腹痛绵绵，喜温喜按，畏寒肢冷，面色无华或虚浮，口淡不渴，大便稀溏或完谷不化，或肢体浮肿，小便短少，女性可能带下量多清稀色白，舌质淡胖或有齿痕，苔白滑，脉沉迟无力。

【辨证要点】以虚寒症状为主，腹胀腹痛，大便稀溏。

3. 脾虚气陷证

脾虚气陷证是指脾气虚弱，升举无力而反下陷所表现的证候。也称中气下陷，张锡纯称为“大气下陷”。

【临床症状】脘腹重坠作胀，或便意频数，肛门重坠，或久泄不止，脱肛，或小便浑浊如米泔，或子宫下垂，伴见气短无力，倦怠懒言，头晕目眩，面白无华，食少便溏，舌淡苔白，脉缓弱。

【辨证要点】以体弱气虚及内脏下垂为主要特点；凡有出现内脏下垂的，

首先考虑大气下陷的可能。

4. 脾不统血证

脾不统血证是指脾气虚弱，不能统摄血液而导致的血溢脉外所出现的一系列症状，又称气不摄血。

【临床症状】面色萎黄或苍白无华，食少便溏，神疲乏力，气短懒言，并见各种出血，如：便血、尿血、肌衄、鼻衄、齿衄、妇女月经过多、崩漏等，舌淡苔白，脉细弱。

【辨证要点】气虚和各种出血症状同时出现。

5. 寒湿困脾证

寒湿困脾证是指寒湿内盛，脾主升清的功能受到遏制，导致清阳不升，也称寒湿中阻。若湿邪化痰，即为痰湿困脾。

【临床症状】脘腹痞闷，腹痛便溏，口腻纳呆，泛恶欲吐，口淡不渴，头身困重，或肢体浮肿，小便短少，或身目发黄，面色晦黄不泽，或妇女白带过多，舌体淡胖，苔白腻或白滑，脉缓弱或沉细。

【辨证要点】清阳不升，寒湿内盛。

6. 湿热蕴脾证

湿热蕴脾证是指湿热内盛，脾主升清的功能受到遏制，导致清阳不升。也称脾胃湿热或中焦湿热。若湿邪化痰，即为痰湿困脾。

【临床症状】脘腹胀闷，纳呆，恶心欲呕，大便溏泄不爽，肢体困重，渴不多饮，身热或身目俱黄，或皮肤发痒，舌质红，苔黄腻，脉濡数。

【辨证要点】清阳不升，湿热内盛。

7. 胃阴虚证

胃阴虚大致相当于胃液分泌不够，胃阴不足，胃失濡养，胃降功能出现故障。属于胃本身的阴性物质能量不足，也称为胃燥津亏。

【临床症状】胃液分泌不够，胃脘隐隐灼痛，饥不欲食，或胃脘嘈杂，或胃脘不舒，或干呕呃逆，口燥咽干，大便干结，小便短少，舌红少津，少苔或无苔，脉细数。

【辨证要点】胃失和降、津亏失润。

8. 寒滞胃脘证

寒滞胃脘证是指寒邪侵犯胃脘，表现以胃脘部冷痛，恶心呕吐为主症的实寒证候，简称胃寒证。

【临床症状】胃脘冷痛，痛势暴急，遇寒加剧，恶心呕吐，吐后痛缓，口淡不渴，或口泛清水，面白或青，四肢冰凉，舌苔白润，脉弦或沉紧。

【辨证要点】胃脘部冷痛、实寒证。

9. 胃火炽盛证

胃火炽盛证是由于胃气不降，热郁于胃，导致胃中火热炽盛的实热证候。简称胃热证或胃火证。

【临床症状】胃脘灼痛、拒按、渴喜冷饮、消谷善饥、或有口臭、或牙龈肿痛、齿衄，大便秘结、小便短黄，舌红苔黄，脉滑数。

【辨证要点】胃气不降，胃脘灼热疼痛。

10. 食滞胃肠证

食滞胃肠证，顾名思义是由于胃气不降，导致饮食物停滞于胃肠引起的一系列证候。

【临床症状】胃脘胀满疼痛，拒按，嗳腐吞酸，厌食，呕吐酸腐食物，吐后胀痛得减，或肠鸣腹痛，泻下不爽，臭如败卵，或大便秘结，舌苔厚腻，脉滑或沉实。

【辨证要点】胃气不降，脘腹胀满疼痛。

11. 血瘀胃脘证

血瘀胃脘证是指胃脘有瘀血。引起瘀血的原因有寒凝、气滞、气虚、物理损伤等。

【临床症状】胃脘痛如针刺，固定不移，痛处拒按，疼痛于进食后增剧，食少，消瘦，或有吐血，或大便黑色，舌色紫暗有瘀斑，脉涩。

【辨证要点】胃脘刺痛，舌紫，脉涩。

12. 小肠实热证

【临床症状】心烦失眠，渴喜冷饮，口舌生疮，小便赤涩，尿道灼痛，尿血，舌红苔黄，脉数。

【辨证要点】小便赤涩，尿道灼痛。

13. 大肠虚寒证

【临床症状】肠鸣，腹痛绵绵，喜按喜暖，大便溏泄甚至失禁，肛门下坠，脱肛，肢体不温，疲乏无力，小便清长，舌淡苔白，脉沉弱。

【辨证要点】腹泻、便秘与阳虚或虚寒症状共见。

14. 肠道湿热证（大肠湿热证）

【临床症状】腹痛，下利脓血，里急后重，或暴注下泄，色黄而秽臭，肛门灼热，小便短黄，身热口渴，舌质红，苔黄腻，脉滑数。

【辨证要点】下痢、泄泻与湿热症状共见。

15. 肠燥津亏证

【临床症状】大便秘结，干燥难下，数日一行，口干口臭，舌红少津，苔黄燥，脉细涩。

【辨证要点】大便燥结、难以排出与津亏失润共见。

16. 虫积肠道证

【临床症状】胃脘嘈杂，经常腹痛，或喜食异物，大便排虫，面黄形瘦，睡中磨牙，鼻腔或肛门痒，面部可见白色虫斑等症状，无固定舌象及脉象。

【辨证要点】脐腹时痛、面黄体瘦、大便排虫等症状。

四、肝胆病辨证

根据肝胆的生理功能，肝胆病的症状有：情志失调引起的精神抑郁、善太息、急躁易怒，肝风内动引起的头晕目眩、耳鸣耳聋、中风昏厥，气滞血瘀引起的胁肋胀痛、少腹或睾丸胀痛、乳房胀痛、乳癖、癥瘕痞块、月经不调，肝不藏血引起的吐衄、月经过多、崩漏，筋失濡养出现的震颤、麻木、屈伸不利、抽搐、角弓反张等，寒凝筋缩导致的囊缩、疝气等，目失濡养引起干涩，肝火上炎引起目赤肿痛，胆腑相火不降引起口苦，胆汁外溢引起黄疸，胆气不足易惊恐、胆怯、失眠等。

1. 肝气虚证

【临床症状】神疲乏力，气短懒言，郁郁寡欢，或烦躁不安，思维迟钝，多梦惊恐，胸胁满闷，善太息，少腹坠胀，或畏寒肢冷，或纳呆，便溏，女性月经不调、痛经、闭经，舌胖有齿痕，脉弱无力。

【辨证要点】神疲乏力、抑郁寡欢、烦躁不安、胸胁满闷。

2. 肝血虚证

【临床症状】头晕目眩，面色无华，爪甲不荣，视物模糊或夜盲，或肢体麻木，关节拘急不利，手足震颤，妇女月经量少、色淡、甚则闭经，舌淡，脉细。

【辨证要点】筋、眼睛、爪甲失于濡养与其他血虚症状共见。

3. 肝阴虚证

【临床症状】头晕眼花，耳鸣如蝉，两目干涩，视力减退，面部烘热或颧红，口咽干燥，五心烦热，潮热盗汗，或胁肋隐隐作痛，舌红少苔，脉弦细数。

【辨证要点】目眩、目涩、胁肋隐痛与其他阴虚症状共见。

4. 肝郁气滞证

肝郁气滞证是指肝主疏泄的功能出现故障，气机郁滞所表现的证候。又称肝气郁结或肝郁证。

【临床症状】情志抑郁，胸胁或少腹胀满，窜痛，善太息，或咽部异物感（梅核气）、或瘿瘤、瘰疬（甲状腺结节、淋巴结），或胁下痞块。女性乳房胀痛，痛经，月经不调或闭经。舌苔薄白，脉弦或涩。

【辨证要点】情志抑郁、胸胁或少腹胀痛。

5. 肝火炽盛证

肝火炽盛证是指肝经火盛，内扰于肝，气火上逆所表现的一系列症状。也称肝火上炎，简称肝火证。

【临床症状】头晕胀痛，痛势若劈，面红目赤，口干口苦，急躁易怒，耳鸣如潮，或突发耳聋，不寐，或噩梦纷纭，或胁肋灼痛，或吐血衄血，大便秘结，小便短黄，舌红苔黄，脉弦数。

【辨证要点】头目胀痛、烦躁与其他实热症状共见。

6. 肝阳上亢证

肝阳上亢证是指肝肾阴虚于下，水不涵木，阴不制阳，肝阳上扰，阳亢于上。

【临床症状】眩晕耳鸣，头目胀痛，面红目赤，急躁易怒，失眠多梦，腰膝酸软，头重脚轻，舌红少津，脉弦。

【辨证要点】头晕目眩、胀痛、头重脚轻、腰膝酸软等上实下虚症状。

7. 肝风内动证

肝风内动证是对内生之风的病机和症状的概括。《素问·至真要大论》曰："诸风掉眩，皆属于肝。"包括肝阳化风、热极生风、阴虚动风、血虚生风四种情况。

【临床症状】肝阳化风是指肝肾阴亏，肝阳升发亢逆无所制衡，或风阳暴升，气血逆乱所出现的一系列证候。临床表现为眩晕欲仆，头摇，头痛，肢体震颤，项强，语謇，手足麻木，步履不正，舌红，苔白或腻，脉弦细有力。严重的突然昏倒，不省人事，口眼歪斜，半身不遂，舌强不语，喉中痰鸣，即俗称"中风"。

热极生风是指由于邪热炽盛伤津，导致筋脉失养所表现的动风证候。临床表现为高热烦躁，手足抽搐，颈项强直，两目上视，角弓反张，牙关紧闭，神志昏迷，舌质绛红，苔黄燥，脉弦数。

阴虚动风是指由于阴液亏损导致筋脉失养所表现的动风证候。临床表现为手足蠕动，眩晕耳鸣，潮热颧红，口燥咽干，形体消瘦，舌红少津，脉细数。

血虚生风是指由于血虚导致筋脉失养所表现的动风证候。临床表现为手中震颤，肌肉瞤动，肢体麻木，眩晕耳鸣，面色无华，爪甲不荣，舌质淡白，脉细弱。

【辨证要点】以眩晕、震颤、抽搐等动风为主要表现，同时兼见肝阳上亢、肝火炽盛、肝肾阴虚、肝血虚的症状。

8. 寒滞肝脉证

寒滞肝脉证是指寒邪侵袭，凝滞肝经，导致肝经循行的部位有冷痛的症状。又称寒凝肝经，简称肝寒证。

【临床症状】少腹冷痛、阴部坠胀痛，或阴囊收缩引痛，得温则减，遇寒加剧，或见巅顶冷痛，形寒肢冷，舌淡苔白，脉沉紧或弦紧。

【辨证要点】少腹、阴部冷痛，脉紧。

9. 肝胆湿热证

肝胆湿热证是湿热蕴结于肝胆，疏泄功能失职所表现出来的证候。

【临床症状】胁肋灼热胀痛，厌食，腹胀，口苦，泛呕，大便不调，小便短赤，或寒热往来，身目发黄，鲜如橘色，或带下色黄秽臭，阴部瘙痒，或阴囊湿疹，或睾丸热胀作痛，舌红苔黄腻，脉滑数或弦数。

【辨证要点】胁肋胀痛、厌食、腹胀、阴部瘙痒和常见的湿热症状共见。

10. 胆郁痰扰证

胆郁痰扰证是指痰热内扰，胆失疏泄所表现出来的证候。

【临床症状】胆怯易惊，惊悸不宁，失眠多梦，烦躁不安，胸胁闷胀，善太息，头晕目眩，口苦，呕恶，舌红苔黄腻，脉弦数。

【辨证要点】惊悸失眠、眩晕、舌红苔黄腻。

五、肾系病辨证

或因先天禀赋不足，或因后天失养，或因房劳过度，或因久病伤肾，导致肾精亏虚、肾气不足；肾气分阴阳，故有肾阳虚、肾阴虚；肾气不足，降纳无权，故有肾不纳气；肾气不足，封藏固摄失职，故有肾气不固；肾主骨生髓，故有髓海不足、骨失所养；其华在发，开窍于耳，故有发失所养、耳失所充；肾主水，司二便，故有气化失常、二便失司；肾主生殖，故有生殖功能减退；肾主生长发育，故有“五软五迟”、早衰等；肾与膀胱相表里，故有膀胱气化功能失常。

1. 肾阳虚证

肾阳虚证是指肾阳虚衰，温煦失职，气化失权所表现出来的一类虚寒证候。

【临床症状】面色㿠白或黧黑，腰膝酸软，形寒肢冷，下肢为甚，神疲乏力；男子阳痿早泄精冷，女子宫寒不孕性欲减退，或五更泄泻完谷不化，或小便频数清长夜尿多，或尿少周身浮肿，舌淡苔白，脉沉细无力，右尺为甚。

【辨证要点】腰膝酸软、形寒肢冷、生育功能减退、二便失司，虚寒或寒湿症状明显。

2. 肾阴虚证

肾阴虚证指的是肾阴亏虚，失于滋养，导致虚热内生所表现出来的证候。

【临床症状】腰膝酸软而痛，眩晕耳鸣，齿松发落，男子遗精早泄，女子经少闭经或崩漏，失眠健忘，口咽干燥，五心烦热，潮热盗汗，骨蒸发热，午后颧红，形体消瘦，小便黄少，舌红少津，少苔或无苔，脉细数。

【辨证要点】腰膝酸痛、眩晕耳鸣，伴有阴虚或虚热等症状。

3. 肾虚水泛证

肾虚水泛证是指肾阳亏虚，气化失权，导致水湿泛溢所表现出来的证候。

【临床症状】全身浮肿，腰以下为甚，按之没指，畏寒肢冷，腰膝酸冷，腹部胀满，或心悸气短，咳喘痰鸣，小便短少，舌质淡胖，苔白，脉沉迟无力。

【辨证要点】水肿，腰以下肿甚，可能有心悸咳喘，伴有腰膝酸冷、畏寒肢冷等虚寒症状。

4. 肾精不足证

【临床症状】小儿发育迟缓，身体矮小，囟门迟闭，智力低下，骨骼痿软，动作迟缓；男子精少不育；女子经闭不孕或性功能低下；成人早衰，耳鸣耳聋、健忘恍惚、两足痿软，发脱齿摇，神情呆钝，舌淡苔白，脉沉弱。

【辨证要点】小儿发育迟缓，成人生殖功能低下或早衰。

5. 肾气不固证

【临床症状】腰膝酸软，神疲乏力，耳鸣失聪，小便频数清长，尿后余沥不尽，或遗尿，或夜尿频多，或小便失禁，或男子滑精早泄，或女子月经淋漓不尽，带下清稀而量多，或习惯性流产等，舌淡苔白，脉弱。

【辨证要点】肾气不足，不能固摄二便、精关、带脉、冲任、胎元等。

6. 肾不纳气证

【临床症状】呼吸短浅，呼多吸少，喘息短气，动则尤甚，语声低怯，自汗乏力，腰膝酸软，舌淡脉弱；严重者喘息加剧，冷汗淋漓，肢冷面清，脉大无根，是虚阳外浮的危症。

【辨证要点】久病咳喘、呼多吸少，动则加剧，与肺肾气虚的症状共见。

7. 膀胱湿热证

【临床症状】尿频尿急，小腹胀痛，尿道灼痛，小便黄赤短少，或混浊，或尿血，或有砂石，或伴有发热，腰部胀痛，舌红苔黄腻，脉滑数。

【辨证要点】尿频、尿急、排尿时尿道口有灼痛感，与其他湿热症状共见。

六、脏腑兼证

人体是一个整体，一般来说，大部分疾病可能都不是单一的某个脏或腑失常而引起的。在圆运动模型图中，升与降本是一体两面，左边不升则右必不降，右边不降则左升无力。因此，在实际辨证过程中，一定要杜绝单独只看某一脏或某一腑的思维，而应该以整体思维互相联系地看待、分析问题，运用多种辨证方法进行不同角度或层面的分类、分析、归纳、综合。

脏腑兼证是指两个或两个以上的脏或腑同时出现兼病，这是一种在临床中更为常见的现象。本篇所列出的兼证只是极少数较为典型的兼证。

1. 心肾不交证

心在上属火属阳，肾在下属水属阴。圆运动旋转正常，则上下沟通，水火既济，阴阳相交；圆运动旋转失常，则升降失权，阳不入阴，水不济火，导致心火偏亢扰乱心神，肾阴不足虚火内炽，由此引起的一系列证候称为心肾不交。

【临床症状】心烦少眠，惊悸多梦，头晕耳鸣，健忘，腰膝酸软、或遗精、五心烦热、或潮热盗汗，口咽干燥，舌红少苔或无苔，脉细数。

【辨证要点】惊悸失眠、多梦遗精、腰膝酸软，伴有阴虚症状。

2. 心肾阳虚证

心肾阳虚是心肾阳气虚衰，拆开来讲就是心阳虚加肾阳虚。肾阳虚，温运无力，水湿内停，“阳化气”功能出现障碍；心阳不足，血行瘀滞，推动血液循行的力量不够。综合起来就是水饮痰湿加瘀血。

【临床症状】心悸怔忡，形寒肢冷，肢体浮肿，小便不利，神疲乏力，甚者唇甲青紫，舌质暗淡青紫，苔白滑，脉沉细微。

【辨证要点】心悸怔忡、肢体浮肿，兼有常见的虚寒症状。

3. 心肺气虚证

左寸候心，右寸候肺，双寸沉弱即为心肺气虚。心主血脉、主神明，肺主一身之气。心肺气虚，则气血俱虚、精神衰疲。

【临床症状】胸闷心悸，咳喘气短，动辄尤甚，吐痰清稀，头晕神疲，语声低怯，自汗乏力，面色淡白，唇舌淡紫，脉沉弱或结代。

【辨证要点】呼吸系统咳喘气短，心血管系统心悸胸闷，加上气虚的常见症状。

4. 心脾两虚证

脾统管整个消化系统，心统管整个血液循环系统，脾胃之气为中气。脾虚则中气不足、清阳不升、脾失健运，物质能量吸收化生之源不足，圆运动左升功能障碍导致心气心阳能量不足；心气虚心血虚则血行无力，能量运输速度慢或运送不到，心阳不足则右降热能不够导致肾水易寒。

【临床症状】心悸怔忡，失眠多梦，头晕健忘，食欲不振，腹胀便溏，倦怠无力，面色萎黄或淡白，或皮下出血，女子月经量少色淡或淋漓不尽，舌质淡嫩，脉细弱。

【辨证要点】心系的心悸失眠，脾系的食少腹胀，同时有气血亏虚的常见症状。

5. 肝郁脾虚证

肝主疏泄的功能出现障碍导致疏泄通道受阻；脾虚导致消化功能减退；肝属木，脾属土，土湿木郁，木郁侮土。

【临床症状】胸胁胀满窜痛，善太息，精神抑郁，或急躁易怒，纳呆腹胀，便溏不爽，肠鸣矢气，或腹痛欲泻，泻后痛减，或大便溏结不调，舌苔白，脉弦或缓弱。

【辨证要点】肝郁引起的情志抑郁或易怒，脾虚引起的胸胁胀满、腹痛肠鸣、纳呆便溏，两类症状同时出现。

6. 肝肾阴虚证

肾主水，水属阴液；肝藏血，血为阴液。肝肾本同源，肾水生肝木。肝肾阴虚证是指肝肾阴液亏虚，阴不制阳，虚热内扰。

【临床症状】头晕目眩，耳鸣健忘，口燥咽干，失眠多梦，胁痛，腰膝酸软，五心烦热，盗汗颧红，男子遗精，女子月经量少，舌红少苔，脉细而数。

【辨证要点】肾阴虚引起的腰膝酸软、耳鸣遗精，肝血阴虚引起的胁痛、眩晕等症状，与常见的阴虚症状同时出现。

7. 脾肾阳虚证

脾为后天之本，肾是先天之本。脾肾阳虚证是指脾肾阳气亏虚，温化失权。

【临床症状】面色皖白，形寒肢冷，腰膝或下腹冷痛，久泻久痢不止，或五更泻，或完谷不化，或面浮身肿，小便不利，甚者腹胀如鼓，舌质淡胖，苔白滑，脉沉迟无力。

【辨证要点】肾阳虚引起的形寒肢冷、下身冷痛，与脾阳虚引起的大便问题，与常见的阳虚寒湿症状同时出现。

8. 肝火犯肺证

肝火犯肺证是指肝经气火上逆犯肺，使肺失清肃，也称“木火刑金”。

【临床症状】胸胁灼痛，急躁易怒，头胀头昏，面红目赤，烦热口苦，咳嗽阵作，甚则咳血，痰黄黏稠，舌质红，苔薄黄，脉弦数。

【辨证要点】咳嗽或咳血，胸胁灼痛，急躁易怒，以呼吸系统症状为主，原因在肝，有部分肝郁症状。

9. 肝胃不和证

肝属木，胃属土，肝主升清（肝随脾升），胃主降浊；肝木乘土，升降失序。肝胃不和证是指肝气郁结，横逆犯胃，导致胃失和降，又称肝气犯胃。

【临床症状】胃脘、胁肋胀痛或窜痛，呃逆，嗳气，吞酸，嘈杂，饮食减少，情绪抑郁或烦躁易怒，舌淡红，苔薄或薄黄，脉弦。

【辨证要点】胸胁、胃脘胀痛或窜痛，呃逆、嗳气，以消化系统症状为主，原因在肝，有部分肝郁症状。

第四节 综合应用

我们反复讲，学习中医最重要的事情，是建立中医思维。中医思维有几个核心的点：整体思维、天人相应、四诊合参、辨证论治、因人而异，在应用的时候是需要牢牢记住并践行的。有中医哲学思想作为指导，有中医主体理论（脏腑和经络理论）作基础，有中医应用理论（病因病机理论）作框架，掌握了四诊基本技能，能用不同的辨证体系方法去分析判断疾病，理论上来说，已经基本具备了中医诊断能力了。但是在实践中，我们如何运用四诊和辨证方法来诊病断病，却是一个非常复杂的过程。

一、九步诊病法

经过线上线下反复教学实践，以及自己十几年临床经验总结，李太云提出了“九步诊病法”：收集信息→互相印证→提取信息→信息分类→分出主次，抓主要矛盾→对主症次症分别辨证→归纳证型名或病名→选择主方或基础方→对基础方进行加减药味。

第一步：收集信息。收集信息的方法主要是四诊，望闻问切四种方法，但是除此之外，病人提供的影像学资料、检验检测报告等，也都可以作为参考。这第一步收集的信息，越全面越好，越细致越好，越客观越好，目的是建立一个完整的、立体的、系统的“信息库”。比如“十问歌”里面的内容，要基本上全部了解一遍；舌象、脉象等要有详细而准确的记录；其他诊法也要同时运用，以便收集到更多更全面的信息。

第二步：互相印证。这一步是为了排除互相矛盾、彼此干扰的信息。这一过程中，实际上已经运用了辨证方法。比如一个人舌苔白厚滑腻，但是脉象洪数有力，通过简单辨证可知，舌象表示的是寒湿证，而脉象表示的是实热证，那么这二者必有一个是假象，需要我们去进一步验证和排除。

第三步：提取信息。这一步是为了舍去干扰或虚假信息，保留真实有效的信息。比如一个人前来就诊，通过四诊收集了大约 20 个症状，从头到脚，从里到外，症状从轻到重，等等各种信息都有。但事实上，我们不可能一次性为他解决所有症状或问题。怎么办？我们需要排除掉一部分信息，比如明显不重要、暂时可以不用理会的问题，可以舍去，以免干扰我们的判断。在这 20 个症状里，可能还有一些是假象，是不真实的，比如有的患者会说自己有“上火”，但是没有任何证据证明他有“上火”症状，这时候就需要排除掉这种虚假信息。

第四步：信息分类。通过基本判断或简单辨证后，或根据直觉，将有相似病性的、或有相似病因的、或有相似症状的、或在同一病位的、或有相似病机的症状，根据一定的标准分组、分类。比如一个人有 20 个症状，其中属于经络病的有 5 项，属于皮肤（外科）的有 2 项，其他 13 项基本上是属于脏腑（内科）的，那么我们就可以先分为三组，分别为经络病、外科病、内科病。如果这 20 个症状中，以气血阴阳物质能量不足为主要表现的虚证症状有 5 个，属于影响通道通畅的痰瘀浊毒等实证症状有 2 个，那么可以分为三类，分别是虚证、实证、其他。

第五步：分出主次。在众多信息中，根据病人主诉和客观分析，找出最重要、最核心、影响最大、最需要重点解决的那个问题，这就是主症。这个主症有可能是一个症状或一个问题，也可能是一组高度关联的症状或一系列高度相关的问题，它们可以归为一个或一类，意思是当我们解决问题的时候，它们是可以一起解决的。除了主症外，还要根据重要性或优先级排列其他次症的顺序。

第六步：对主症和次症分别进行辨证。首先根据体质进行初步判断，然后综合运用八纲辨证法、病因辨证法、脏腑辨证法等多种辨证体系方法，分别逐一分析判断主症、次症的病因、病机、病性、病位、病程、病态等。本章所学习的内容，主要用于这一步。

第七步：归纳证型或病名。在本章开头讲过，对于某些疾病，可以直接“辨病论治”，所以第六步的时候，可能就已经将主症对应为某一病名了。一般情况下，通过第六步，可能会得出多个辨证结论，这时候需要进一步归纳汇总。首先保留主症辨证的结果，并找出与主症辨证结论相同或相似加以合并；然后找出与主症辨证结论相反相左的辨证结论，确定其真实性和重要性，决定是否保留，如果保留，那么后续组方选药的时候必须考虑它，如果决定舍弃，则无需再考虑。最终得出的辨证结果，应该是 1 至 3 个证型名词。在特别复杂的情况下，可能会有 5 个以上的证型，但是在当下需要解决的问题中，你保留太多证型也没用，因为不可能一个方子解决所有问题。所以我们的核心思路是“抓主要矛盾”。

第八步：选择主方或基础方。根据上一步的最终证型，从古代经典方剂中选择一个最合适、最对证、最能解决问题、最能快速见效的方剂。一般一个病名或一个证型，可能有多个可用经典方剂，这时候需要选择；对于多个证型的，甚至证型相左的，挑选方剂时尤其需要考虑更全面。经典方剂是指《伤寒论》里面的方剂，以及自汉代到新中国成立之前，特别有名的大医、名医、明医创制并被后世医家反复使用的、知名度较高的方剂，比如李东垣的补中益气汤、王清任的血府逐瘀汤、张锡纯的升陷汤等，都属于经典方剂。

第九步：对基础方进行加减。上述经典方剂在使用的时候，有些可以原方原量使用，但大部分时候，是需要根据实际情况进行加减的。经典方剂中，有些原著有注明加减方法，比如《伤寒论》小柴胡汤下详细注明了加减方法，需要依据其指示进行加减。大部分是我们自己根据实际情况进行加减的，这就需要对中药药性和功能主治有较深入的了解。

在某些情况下，可能找不到比较合适的经典方剂，需要我们自己组方，原则也是一样的：先根据第一重要的证型名，找到与它对应的效果最好的一两味药，作为“君药”；然后根据第二重要的证型名，找到与它对应的效果最好的一两味药，作为“臣药”；然后根据君药、臣药和其他证型名，寻找合适的“佐药”，这样一个自己组方的方剂就出来了，然后再看是否有合适的引经药，是否有必要加入一味引经药作为“使药”。

《中医诊断学》的第三部分《诊断综合运用》讲了很多理论性的东西，跟我讲的不太一样，不太具备实用性，但是依然有必要了解一下。这部分包括四个方面的内容：病情资料的综合处理，辨证的思维方法和步骤，辨证与辨病相结合，疾病的概念与辨病的意义。重点是辨证的步骤：第一步探求病因；第二步是落实病位；第三步分辨病性；第四步阐释病机；第五步判断病情；第六步审度病势；最后确定证名。

国家标准证型名称一共有大约 800 条，405 个类别，14 个大类，非常复杂。现实中我们常用的大概不超过 100 个。我一向不支持把简单的事情复杂化，也不支持中医标准化、流程化、现代化、科学化、国际化、产业化。

二、辨证应用举例

初诊日期：2024年12月6日。

姓名：林某，性别：女，年龄：26岁，职业：某酒店大堂经理。

【第一步：收集信息】

问诊：眩晕，痛经，睡眠时间少或入睡难、睡不沉，月经量少，易渴，爱喝水，小便偏黄。

舌诊：舌红少苔。

脉诊：左寸极弱，双寸关沉弦细弱。

经过诊断，患者体瘦，面色苍白，略显苍老（与实际年龄不符），面部有红色痘痘数个；整体神色形态基本正常。

闻诊：声音正常。

触诊：无。

【第二步：互相印证】

患者的四诊信息基本没有出现自相矛盾的情况。

【第三步：提取信息】

有效信息：眩晕，痛经，眠差，月经量少，口渴喜饮、小便黄，体瘦，面色苍白，面部疮痈，舌红少苔，左寸极弱，双寸关沉弦细弱。

【第四步：信息分类】

以血虚为主的症状：眩晕，痛经，月经量少，体瘦，面色苍白；

以阴虚为主的症状：眠差，口渴喜饮，小便黄，体瘦，面部疮痈，舌红少苔；

以心脉异常为主的症状：眩晕，眠差，小便黄，面色苍白，左寸极弱。

【第五步：分出主次，抓主要矛盾】

主要症状：眩晕、痛经、眠差，月经量少，面部疮痈，舌红少苔，左寸极弱。

次要症状：口渴喜饮，小便黄，体瘦，面色苍白，双寸关沉弦细弱。

【第六步：对主症次症分别辨证】

主要症状辨证：心血虚、肝血阴虚；

次要症状辨证：阴血亏虚。

【第七步：归纳证型名或病名】

血虚证、阴虚证。

【第八步：选择主方或基础方】

四物汤。

【第九步：对基础方进行加减药味】

四物汤：生地、当归、生白芍、川芎；

加佐药：桂枝、龙眼肉、酸枣仁、柏子仁、远志，这五味药均以走心经、补心血为主；

使药：柴胡，加柴胡的主要目的是疏通三焦系统，以使心肾相交、水火既济，同时亦可疏肝。

【最终方剂】

生地 30g、当归 30g、生白芍 30g、川芎 15g、桂枝 30g、龙眼肉 30g、酸枣仁 20g、柏子仁 20g、远志 15g、柴胡 15g。

7 剂。

【效果】

2025 年 3 月 17 日，因朋友相邀再次来中约堂。患者自诉上次服药后，睡眠很好，月经量增加，已无痛经，已无眩晕症状，面色红润，脸上光滑无痘痘。诊其脉，六脉调和，已无明显偏差。

【说明】

本案例中，因症状、病因、病机、病性均较为简单，故未使用螺旋状圆运动理论模型进行分析。若遇较复杂问题，应当借助螺旋状圆运动模型图进行分析，则可以事半功倍、一招制敌。

第八章

治则治法

治则是指使用中药或针灸等中医治疗方法进行预防、治疗、康复时，具有普遍指导意义的基本原则和规律。这个定义里面实际已经包含了“治法”，即中医治疗、预防、康复时所运用的主要思路，以及采用的具体措施、方法或技术。

第一节 治则

一、以平为期

即恢复身体阴阳平衡和内环境的稳态，是中医预防、治疗、康复的直接目标和最终目的，也是根本原则。《素问·至真要大论》曰：“谨察阴阳所在而调之，以平为期，正者正治，反者反治。”又云：“夫气之胜也，微者随之，甚者制之，气之复也，和者平之，暴者夺之，皆随胜气，安其屈伏，无问其数，以平为期，此其道也。”简单来说，就是达到阴阳平衡、五脏调和、六腑通畅、气充血足的状态。

二、有病早治

疾病一旦发生，其变化有可能是迅速而复杂的。因此必须抓住时机诊断治疗。很多疾病刚开始的时候可能是最容易治愈的，而一旦错过这个最佳时机，后面可能会变得复杂难愈，甚至无法治愈。

三、既病防变

在治疗过程中，需要随时了解病情发展趋势，掌握其传变规律，以便有效遏制疾病继续发展或传变,防止出现恶化或发生危变。比如《金匮要略》曰:“见肝之病，知肝传脾，当先实脾。”

四、瘥后防复

疾病治愈后，应当注意病后调摄，采取各种措施防止疾病复发。尤其是某些大病久病疑难病，在疾病初愈阶段，症状虽然消失了，或者各项检查指标虽然恢复正常了，但是气血未定，阴阳未平，脏腑功能尚未健旺，正气尚未充足，余邪也可能并未彻底清除，稍有不慎就可能复发。

五、治病求本

本是本质，源是根源，既要认识疾病的本质，又要能从本质上解决问题。《素问·阴阳应象大论》曰:“阴阳者，天地之道也、万物之纲纪、变化之父母、生杀之本始、神明之府也，治病必求于本。”不能头痛医头、脚痛医脚，只看局部、只看症状、只看病名，而应整体辨证论治，从根本上解决问题。

六、扶正祛邪

中医认为正气不足是疾病发生的内在根据，邪气侵犯是疾病发生的重要条件。所以疾病的本质是正气与邪气相互斗争的结果。凡以正气虚弱为主要矛盾的病理变化即为虚证，凡以邪气亢盛为主要矛盾的病理变化即为实证。所以扶正和祛邪是针对虚证和实证的两种不同治则。

七、治标治本

标是现象或症状，本是本质或根源，要分清问题的主要矛盾和矛盾的主要方面。一般情况下,中医治病是以治本为主的,但它不是绝对的。大部分时候，既要治标，更要治本。急则先治其标，缓则治其本。

八、正治反治

正治也称“逆治”，是采用与疾病证候性质相反的方药进行治疗，适用于疾病的本质与症状相一致的病证。正治常用的四种方法：寒者热之，热者寒之，虚则补之，实则泻之。反治也称“从治”，是采用与疾病假象性质相同的方药进行治疗，适用于一些疾病本质与现象不一致的病证。反治法也有四种：热因热用，寒因寒用，塞因塞用，通因通用。

九、调整阴阳

调整阴阳指的是调整阴阳盛衰，将“阴阳失调”的病理状态调到“阴阳平衡”的状态。失调主要是指阴阳偏盛和阴阳偏衰，以及由此而导致的阴阳格拒、阴阳互损、阴阳亡失等。一般通过扶正来补充阴阳之偏衰，通过祛邪来解除阴邪阳邪的偏盛。

十、调理气血

针对气血不足或功能失常，以及气血之间关系失调，通过补气、调理气机或补血、调理血运失常，或补气生血、补气活血、理气活血、补气摄血、益气养血、益气固脱等方法，达到协调气血关系的目的。

十一、调理脏腑

针对脏腑功能失常，包括脏腑自身的生理功能失常和脏腑之间关系的失常，对脏腑气血阴阳失调导致的虚实盛衰变化进行调理。

十二、因时制宜

书上说是根据时令气候节律的特点来制定适宜的治法，我认为除了年、月、日、时辰、子午流注这些节律或规律之外，应该还包括病程，即新病久病、当前处于疾病的某一个阶段的问题，而且这个问题很可能是更重要更现实的问题。

十三、因地制宜

因地制宜是指根据地理环境的特点来制定适宜的治法，包括地域性气候特点、饮食习惯、地势高低、水土品质、地质状况、工业生产、城乡差异等。

十四、因人制宜

患者的年龄、性别、体质，以及性格、脾气、心态、素质涵养、受教育程度和知识结构、生活习惯、作息规律、饮食习惯甚至家庭条件等，都是医者需要考虑的问题。

第二节 治法

中医治法主要包括两大方面的内容：一个是预防、治疗、康复的思路和方法，如解表法、清热法、攻下法、和解法、温里法、补益法、消散法、理气法、理血法、固涩法、开窍法、镇静法等，即一般所说的“中医八法”：汗、吐、下、和、温、清、消、补。关于这部分内容，清陈士铎所著《石室秘录》有非常全面的记载。

第二个是在预防、治疗、康复时所运用的主要工具、具体的措施或技术，以及指导运用这些技术与方法的理论。主要分为内治法和外治法，下文重点介绍这部分内容。

根据治疗时所运用的理论、工具、措施、技术或方法，可以把中医治法分为三大类：

第一类是以《神农本草经》《伊尹汤液经》《论广汤液经》等经典医籍为理论基础，以内服方药为主要治疗手段的中药类。

第二类是以《黄帝内经》《难经》等经典医籍为理论基础，以脏腑经络形体理论为核心，以毫针、艾灸、推拿、拔罐、刮痧、刺血、小针刀、耳针、头针、敷贴、热熨、浸泡、熏洗、涂抹、喷洒等为主要工具或手段的治法。

第三类是以气功、导引、服气、辟谷、祝由、符咒等为主要治疗调养手段的杂治法。

这种分类方法是自古以来几乎所有医书上都不曾提到过的总分类方法，

笔者第一次如此总结并公开发表出来，如有不妥，请方家指正。第一大类和第二大类经常被现代中医混为一谈。事实上，内服方药的理论来源是《神农本草经》，首次系统应用是《伊尹汤液经》，集大成于《论广汤液经》（大致相当于现在的《伤寒论》《金匮要略》二书），并非《黄帝内经》的主要内容。十二经络与内服方药的关系也非常有限，甚至可以认为没有直接关系。这一认识非常重要，是从根本上掌握中药或针灸体系核心精髓的前提。

1. 中药

中药古称本草，是指中医用药，为传统中医特有的药物。目前按加工工艺或加工程度一般可分为中成药、中药材，其中中药材通常包括中药饮片、青草药等。中成药、中药饮片、青草药三者是目前中药治法的主要药物形式。中药治法包括内服和外用等多种形式。内服中药属于前文第一大类治法，主要是利用药物的特有偏性纠正身体的某些偏性。中药外用则基本属于第二大类治法。

2. 针刺

针刺疗法是以前文第二大类理论为指导，运用针刺防治疾病的一种方法。针刺疗法具有适应证广、疗效明显、操作方便、经济安全等优点，深受广大群众和患者欢迎。根据针具的不同形制、用途、刺激方式等，针刺疗法仍在使用的主要有以下几种：毫针疗法、皮肤针疗法、皮内针疗法、耳针疗法、头针疗法、火针疗法、水针疗法、鍉针疗法、电针疗法、圆利针疗法等。

3. 艾灸

艾灸疗法是一种利用艾叶制成的艾条、艾柱等，通过燃烧产生的热力和药力，刺激人体穴位或特定部位，以调整人体的阴阳寒热、气血经络等，从而达到防病治病的目的。其适应证包括寒凝血瘀、中气不足、气血瘀滞、降逆下气、防病保健、淡斑生发等。本人认为，艾灸是人体补充阳气最直接最有效的方法。因此才有“药之不及，针之不到，必须灸之”的说法。

4. 刮痧

刮痧疗法是使用特定的刮痧器具，蘸取一定的介质，在皮肤表面进行反复刮动、摩擦，使皮肤局部出现红色粟粒状或暗红色出血点等“痧”变化，从而达到治疗疾病的目的。刮痧疗法具有活血化瘀、清热解毒、调节阴阳、疏通经络等作用。

5. 拔罐

拔罐法是一种以杯罐作工具，借热力使其中的空气产生负压，吸附于皮肤，造成瘀血现象的一种疗法。古代医家在治疗疮疡脓肿时用它来吸血排脓，后来又扩大应用于一些内科疾病。近些年来，拔罐器具和疗法都有很大发展，进一步扩大了治疗范围，成为针灸治疗中的一种重要疗法。

6. 推拿

推拿疗法是一种基于中医基础理论和经络理论，通过手、肘或辅助设备对身体某些部位进行按摩治疗的方法，从而达到对疾病辅助治疗、促进康复的目的。推拿疗法有促进气血运行、通畅经络、神气安定、脏腑调和的作用。小儿推拿疗法有儿科特定的穴位。推拿与按摩原本同义,但是由于现代“按摩”一词的词义已偏离正常定义，因此已基本不用。

7. 正骨

用推、拽、按、捺等手法治疗骨折、脱臼、关节错位等疾病。正骨对象主要是外力作用所致的骨、关节和软组织的损伤，但也包括同类原因引致的体内脏器损伤。传统意义上，正骨是属于推拿的一个重要组成部分，但是现在人们习惯把它们看作两种不同的治疗方法：一般作用于皮肤、肌肉、软组织的，称为推拿，而作用于骨骼、关节、肌腱的，称为正骨。

8. 小针刀疗法

小针刀疗法是一种介于手术方法和非手术疗法之间的闭合性松解术，是在切开性手术方法的基础上结合针刺方法形成的。小针刀疗法操作的特点是在治疗部位刺入深部到病变处进行轻松的切割，剥离有害组织，以达到止痛祛病的目的。其适应证主要是软组织损伤性病变和骨关节病变。小针刀疗法的优点是治疗过程操作简单，不受任何环境和条件的限制。治疗时切口小，不用缝合，对人体组织的损伤也小，且不易引起感染，无不良反应，病人也无明显痛苦和恐惧感，术后无需休息，治疗时间短，疗程短，患者易于接受。

9. 气功

气功疗法是根据一定的固定程式经过长期反复的锻炼，达到自我入静的状态。气功的功法种类很多，按练功时肢体是否运动可分为静功、动功和动静功三种。肢体不运动的功法称静功，静功有松静功、内养功、强壮功等。肢体运动的功法称动功，动功有太极拳、五禽戏、八段锦、峨眉桩、鹤翔桩等。动静功是将静功和动功有机地结合起来，或先静后动，或先动后静。按练功时的身体姿势来分，可分为卧功、坐功、站功和活步功四种。不论何种功法，练功时要进行三调，即调意、调身和调息。气功可保持、增强人体的生理及心理机能，确保内环境稳态，提高免疫能力，防病治病，延年益寿；气功还可优化人们情绪和性格。

10. 祝由

学术界的标准定义是，祝由疗法是我国古代一种以语言的方式进行说理开导为主的心理疗法。事实上并没有这么简单，很多时候它既是人们口中“玄学”“迷信”的疗法，也是前沿科学“量子纠缠”理论的一种实证和应用。

主要参考文献

[1] 李成文 . 中医史 [M]. 北京：人民军医出版社，2009.

[2] 冯世纶 . 解读《伊尹汤液经》[M]. 北京：学苑出版社，2009.

[3] 罗佳，汪海洪 . 普通天文学 [M]. 武汉：武汉大学出版社，2012.

[4] 田合禄 . 五运六气天文历法基础知识 [M]. 太原：山西科学技术出版社，2016.

[5] 李德新，刘燕池 . 中医基础理论 [M]. 北京：人民卫生出版社，2011.

[6] 王叔和 . 脉经 [M]. 北京：人民卫生出版社，2007.

[7] 李时珍，滑寿 . 濒湖脉学 诊家枢要 [M]. 北京：人民卫生出版社，2007.

[8] 张景岳 . 张景岳医学全书 [M]. 北京：中国中医药出版社，1999.

[9] 黄元御 . 黄元御医学全书 [M]. 太原：山西科学技术出版社，2010.

[10] 孙思邈 . 孙思邈医学全书 [M]. 北京：中国中医药出版社，2009.

[11] 盛增秀，庄爱文 . 中医体质学说十论 [M]. 北京：中国中医药出版社，2015.

[12] 孙广仁，郑洪新 . 中医基础理论 [M]. 北京：中国中医药出版社，2012.

[13] 李灿东，方朝义 . 中医诊断学 [M]. 北京：中国中医药出版社，2021.

[14] 陈家旭 . 中医诊断学图表解 [M]. 北京：人民卫生出版社，2004.

[15] 石学敏 . 针灸学 [M]. 北京：中国中医药出版社，2002.

后　记

2021年8月，泉州蔡宝珍老师邀请我给她的国学班儿童讲中医课。说实话，我当时心里没底，因为我一直是一个不善于表达的人，不敢在公开场合讲话，尤其是从来没有给小孩子上过课，我担心自己可能讲不好，那样的话不但浪费孩子们的时间、辜负蔡老师的一番好意，更重要的是断了这些孩子以后喜欢上中医的可能，那就是造孽了。但是对中医复兴的强烈使命和愿望迫使我必须去尝试——如果我自己都不会宣讲中医，我有什么资格去鼓动别人传播弘扬中医？所以我赶鸭子上架接下了这个任务，每周星期天下午给孩子们讲两个小时的中医课。为了把课讲好，让孩子们觉得有吸引力，我花了很多心思研究课程设计、语言风格、儿童心理等。事实证明，功夫不负有心人，到2022年6月，一个学年下来，来听课的孩子不但没有减少，而且越来越多了，对中医都产生了深厚的兴趣……这一段经历不算长，但是对我未来弘扬中医药文化，起到了非常重要的作用。

2022年5月，首期线上家庭中医养成班开班，紧接着当年10月第二期开班，2023年10月第三期开班，2024年10月第四期开班……每一期线上班学习两年，全部采用线上直播、即时互动的方式授课。从《中医基础理论》《中医诊断学》《中药学》《针灸学》到《伤寒论》《金匮要略》等，循序渐进系统化学习，并且适时进行线下集训，以达到基本掌握中医诊治方法并学以致用的目的。在不断反复进行的教学实践中，我慢慢找到了一套行之有效的教学方法，那就是结合我长期研究的“圆运动”理论，引入大家容易理解的现代数学或物理的方法，来帮助学员快速理解和掌握那些高深复杂的理论，以及那些只可意会不可言传的实践操作。首期学员周新军说：学生猜想，这种模型的建立定是老师多个晚上静思冥想的成果，是老师致力于中医传承事业的一个缩影和体现。事实证明，这一套方法是成功的，如今短短两三年时间，虽然暂时还不敢说桃李满天下，但也培养了不少具有中医思维的家庭中医。

2023 年年底，学生们建议我将讲稿整理出来，方便大家学习，甚至可以减少重复授课的时间。于是刘贵（线上班二期学习委员）和梁辛金（线上班三期学习委员）组织二三十位学员一起努力了将近一年，将上百万字的讲稿整理成约 34 万字的上册初稿。2024 年年底，我拿到初稿后，进行了大量调整，使其符合某种内在逻辑，又在内容上进行了大量删减，确保它是真正能够做到“一本通”的通俗教材，不能过于高深或杂乱，又不至于过于浅显平庸。最终，它成了呈现在您面前的这个样子，只保留了大约 24 万字。我希望这是对您大有帮助或启发的 24 万字。

我是一个民间中医，自己开馆行医，每天要思考各种疑难杂症的诊治之法。坦白说，任何一个中医，都不是天生就什么病都会看，但是每个人解决问题的方法和途径各不相同。对于我来说，是希望找到一个能用最简单的方式解决大部分复杂问题的“公式”，因为我喜欢简单，不喜欢复杂，喜欢思考归纳，而不是把问题拆解复杂化。世间的病千奇百怪，你把所有的医书（包括中医和西医）都读完（何况这根本不可能），也不一定会看所有的病。但是我认为，一定有一种方法，是可以“大道至简”“执简驭繁”的。这就是中医圆运动理论。

我从 2012 年接触圆运动理论，顺着《圆运动的古中医学》找到《黄元御医学全书》，终于算是真正摸进了中医的大门。十多年来，我一边遍览古书，一边深入研究圆运动理论，于 2017—2018 年写下 30 多万字的《中医圆运动悬解》（未出版），2021 年正式提出“中医螺旋状圆运动理论”，在个人公众号“李太云说”发表关于圆运动的原创理论文章数十篇，并在多场学术会议上作“圆运动”专题演讲。“圆运动”理论是目前为止，哲学、物理学和中医学中，最好的理论之一。自从李可老中医推崇“圆运动”以来，逐渐成为当代中医圈内最知名的概念。这几年关于“圆运动”的书越来越多，但是大多局限于在点上突破，一直未能形成一个完整的理论体系。本书试图以“中医螺旋状圆运动理论模型”串起整个中医理论体系。

新冠疫情之后，中医方兴未艾。我在 2022 年底出版了《李太云说中医复兴》一书，全面论述了文化自信、全民健康与中医复兴、民族复兴的相关问题。而传承传播中医的最终目的，是推动人人学用中医，实现中医家庭化、生活中医化。只有中医走入寻常百姓家，成为大家的一种生活方式，才能真正实现全民健康。所以研究中医复兴理论也好，给上面建言献策也好，最终都要落到实处，那就是让更多人加入到自学中医、应用中医的行列。行动，才是实现伟大理想的唯一捷径。

我希望这本书（包括下册）能让想自学中医的朋友，用最少的时间、最低的成本，真正建立正统的中医思维，掌握中医诊疗的基本技能，做一个合格的家庭中医，守护家人的健康，甚至成为一个优秀的民间中医，造福一方。中医不在院校，不在医院，更不在实验室，而是在我们的日常生活之中，我们每一个人都可以学习中医、使用中医，我们每一个人都可能成为明医、大医。

感谢我的贵人蔡宝珍、汪慧，她俩引导我走向传播中医之路；感谢丽君，在这忙碌的平凡日子里给予我的理解与支持；感谢刘贵和梁辛金付出大量的精力和时间，感谢所有参与校对的同学；感谢我的老师王玉生和赵光辉两位老师作序，他们多年来一直无私支持教导我，令学生非常感佩；感谢责任编辑臧兴震老师，将新书做得如此完美；感谢我们现有的所有学员，以及未来的学员和读者，因为我们共同的努力，中医发展向前迈进了一小步……

是为记。

民间中医　李太云

2025 年 4 月 30 日于晋江御纯书院

下册预告

详细治法及其临床应用，请关注下册：

《中医螺旋状圆运动自学一本通（下册）》目录